DIE TUBERKULOSE UND IHRE GRENZGEBIETE
IN EINZELDARSTELLUNGEN
BEIHEFTE ZU DEN BEITRÄGEN ZUR KLINIK DER TUBERKULOSE UND
SPEZIFISCHEN TUBERKULOSEFORSCHUNG
HERAUSGEGEBEN VON
H. WURM-WIESBADEN UND E. GAUBATZ-HEIDELBERG
BAND 10

SEGMENT UND LUNGENTUBERKULOSE

VON

DR. MED. E. HAEFLIGER
PRIVATDOZENT AN DER UNIVERSITÄT ZÜRICH
CHEFARZT UND DIREKTOR DER ZÜRCHER HEILSTÄTTE WALD

UND

DR. MED. G. MARK
FACHARZT FÜR LUNGENKRANKHEITEN, GRAZ
EHEM. ASSISTENT AN DER ZÜRCHER HEILSTÄTTE WALD

MIT 128 ABBILDUNGEN
IN 285 EINZELDARSTELLUNGEN

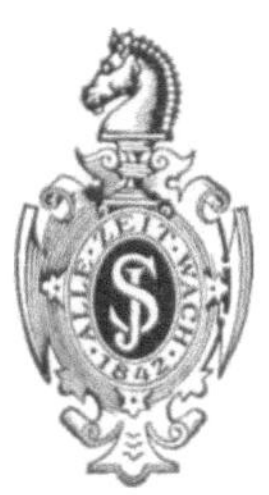

SPRINGER-VERLAG BERLIN HEIDELBERG GMBH

ISBN 978-3-642-88158-9   ISBN 978-3-642-88157-2 (eBook)
DOI 10.1007/978-3-642-88157-2

DRUCK DER UNIVERSITÄTSDRUCKEREI H. STÜRTZ AG., WÜRZBURG

Vorwort.

Über die bronchopulmonalen Segmente liegen umfassende Arbeiten von anatomischer, chirurgischer und klinisch-internistischer Seite vor; eine geschlossene Darstellung der Beziehung und Bedeutung der Segmente bei Lungentuberkulose fehlt. Das Buch stellt sich die Aufgabe, diese Lücke zu füllen. Es wendet sich an jeden mit der Tuberkulose sich intensiver beschäftigenden Arzt. Die eingehendere Behandlung des Segmentproblems machte es notwendig, Anatomie und Physiopathologie der Lunge wenigstens soweit zu berühren, als es für das Verständnis der Klinik bei Lungentuberkulose notwendig erschien. Als klinische Tuberkuloseärzte mußten wir uns auf Arbeiten kompetenterer Autoren stützen. Der speziellen Darstellung der Beziehungen der Segmente zur Lungentuberkulose hingegen liegt das Material unserer Heilstätte zugrunde, das unter dieser Problemstellung seit rund 5 Jahren in klinischer, röntgenologischer, bronchologischer und chirurgischer Hinsicht ausgewertet wurde. Für die anschauliche Wiedergabe des Segmentgeschehens erscheint uns vor allem das Röntgenbild geeignet; die reiche Bilddokumentation ist damit begründet. Aus der Zusammenarbeit mit Herrn Priv.-Doz. Dr. WERNER BRUNNER, Zürich, ergaben sich Einblicke in die Chirurgie des Lungensegmentes, mit Herrn Priv.-Doz. Dr. E. P. STEINMANN, Zürich, in die Bronchologie. Beiden Herren sprechen wir auch an dieser Stelle unseren besten Dank aus.

Es ist uns eine angenehme Pflicht, unserer vorgesetzten Behörde, vor allem Herrn Dr. med. h. c. J. HEUSSER und Herrn Dr. jur. A. FRICK für die Unterstützung dieser Arbeit besonderen Dank abzustatten. Die Förderung des Buches verdanken wir der „Stiftung für wissenschaftliche Forschung der Universität Zürich".

Besonderer Dank gebührt unserer langjährigen Sekretärin Frau HANNAH LASCH. Danken möchten wir auch unserer Röntgenassistentin Schwester FRIDA WEBER. Für die Berücksichtigung unserer Wünsche und die ausgezeichnete Ausstattung sprechen wir dem Verlag unseren verbindlichsten Dank aus.

Wald/Kanton Zürich, im Oktober 1955   E. HAEFLIGER,   G. MARK

Inhaltsverzeichnis.

Einleitung.

Das Segment und der bronchosegmentäre Aufbau der Lunge gewinnen durch die Fortschritte der Bronchologie und Chirurgie immer größere Bedeutung. Das Segment stellt nicht nur eine anatomisch vorgebildete, chirurgisch resezierbare, sondern in erster Linie eine pathogenetische Bronchus-Parenchymeinheit dar, die zur Lungentuberkulose in vielfacher Beziehung steht. Wenn vor allem durch die moderne Behandlungsmethode der Resektion der Blick auf das Segment gerichtet wurde, so muß bei einer Gesamtbetrachtung der Lungentuberkulose die Bedeutung des Segmentes als pathogenetische Einheit im Zentrum stehen. Es waren neben den Erfahrungen der Lungenchirurgie vor allem pathologisch-anatomische, bronchologische und röntgenologische Erkenntnisse, die auf die Bindung von Entstehung und Rückbildung der Lungentuberkulose an das Segment aufmerksam gemacht haben. Viele Erscheinungsformen erweisen sich als eigentliche Segmentprozesse.

Es soll Aufgabe und Zweck dieses Buches sein, in umfassender Weise die Bedeutung der Segmente für die klinische Pathologie der Lungentuberkulose darzulegen. Grundlage unserer Darstellung ist vor allem die röntgen-morphologische Betrachtungsweise. Das Buch gliedert sich in einen allgemeinen Teil, der auf Anatomie und Funktion der Lungensegmente eingeht und einen speziellen Teil, in dem vielfache Beziehungen der Segmente zum tuberkulösen Herd dargelegt werden. Eine geschlossene Untersuchung und Bewertung der Segmentkonzeption bei Lungentuberkulose liegt unseres Wissens noch nicht vor. Dabei kann es sich nicht darum handeln, die vielgestaltige Lungentuberkulose in ein Segmentschema zu pressen. Die Tuberkulose als Allgemeinerkrankung hat sich in ihrer pathogenetischen und formalen Gesetzlichkeit durch die Segmentauffassung nicht geändert, geändert haben sich durch den Erkenntniszuwachs lediglich unsere Anschauungen und unsere Betrachtungsweise. «L'interprétation peut varier, l'observation reste immuable. Les idées et les mots peuvent changer, les faits demeurent» (SERGENT). Die Segmentbetrachtung der Tuberkulose ist erst im Fluß, einzelne Probleme zeichnen sich klar ab, andere zeigen sich erst in ihren Umrissen. Die Geschichte der Tuberkulose lehrt, daß „neuen Lehren" die Überwertung droht. Die klinische Segmentpathologie muß daher im Rahmen einer Gesamtbetrachtung der Tuberkulose gesehen werden.

I. Allgemeiner Teil.

A. Zur Anatomie der Lunge.

Die Untersuchung von Bau und Struktur der Lunge reicht weit zurück, berücksichtigt aber meist nur die Lappengliederung. Erst AEBY (1878, 1880) erforschte Ende des vorigen Jahrhunderts auf phylogenetisch-vergleichender Basis die Aufgliederung des Bronchialbaumes und die den Lappen zusammensetzenden Baueinheiten. Ungefähr zur gleichen Zeit haben HIS (1887) durch embryologische und EWART (1889) durch topographisch-anatomische Untersuchungen ein Grundschema der Verzweigung des Bronchialbaumes festgelegt. EWART ging von Bronchus, Arterie, Vene und deren Aufzweigungen aus und unterschied neun „primäre Bronchialdistrikte" als selbständige anatomische Einheiten. Diese topographisch-anatomische Forschung wurde in den zwanziger Jahren dieses Jahrhunderts vor allem von MELNIKOFF (1923, 1924), FELIX (1920, 1928), später von LUCIEN (1930), LUCIEN und WEBER (1934, 1936) und HERRNHEISER (1934, 1936, 1951) weiterentwickelt. Die Möglichkeit der Darstellung des Bronchialbaumes durch Bronchoskopie, Bronchographie und Tomographie, die Erfahrungen durch die Thoraxchirurgie und ihre Rückschlüsse auf Bau und Funktion der Lunge begründeten eine dritte Epoche mehr anatomisch-funktioneller Betrachtungsweise. Diese Forschungsrichtung wurde von zahlreichen Autoren ausgebaut, so z. B. in Amerika durch KRAMER und GLASS (1932), JACKSON und HUBER (1943), BOYDEN (1949), in Holland von HUIZINGA (1937, 1940), in England von FOSTER-CARTER (1942, 1945), in Frankreich von WAREMBOURG und GRAUX (1947, 1953), PIERRET, COULOUMA, BRETON und DEVOS (1938), SOULAS (1948), SOULAS und MOUNIER-KUHN (1949), in Deutschland von ESSER (1949, 1951) und STUTZ (1949), in Ungarn von KASSAY (1940) und KOVATS und ZSEBÖK (1953). Die Synthese topographisch-anatomischer und bronchologischer Untersuchungsmethodik nahm BOYDEN (1949) vor, indem er Bronchen, Arterien und Venen gemeinsam zu Kriterien seines Segmentsystems machte.

Diese methodisch verschiedenen Wege fanden Ausdruck in unterschiedlichen Terminologien; ihre Vielzahl erschwerte die Verständigung erheblich. Es war naheliegend, daß die entwicklungsgeschichtliche Forschung Bezeichnungen wie „ventral" und „dorsal" bevorzugte, die topographisch-anatomische Richtung „pectoral", „axillär", „paravertebral" und die Bronchologie „anterior", „posterior", „medial" und „lateral".

Die Aufstellung einer einheitlichen Bronchussystematik wird durch die individuelle Variabilität des Lungenaufbaues erschwert. Nach ESSER (1951) „gleicht keine einzige Lunge der anderen" und nach v. HAYEK (1953) ergibt sich in nur annähernd 75% menschlicher Lungen ein typisches Bild der gröberen Verzweigungen des Bronchialbaumes.

Schon 1927 versuchte die „American National Tuberculosis Association" durch eine Vereinheitlichung der Terminologie die Verständigung zu erleichtern.

1947 stellte, zum Teil in Anlehnung an JACKSON, die „Société française de Pathologie respiratoire" für das französische Sprachgebiet eine Nomenklatur auf. Diese Bestrebungen wurden auf internationalem Gebiet fortgesetzt und zu einem gewissen Abschluß gebracht, als ein internationales Komitee mit JACKSON, HOLINGER, BROCK, NEGUS, HUIZINGA, LEMOINE und SOULAS u. a. 1949 am Internationalen Kongreß für Oto-Rhino-Laryngologie in London eine Nomenklatur der Bronchialanatomie ausarbeitete. Diese wurde 1950 von der englischen „Thoracic Society" anerkannt und zur internationalen Benützung empfohlen. Die Orientierung im verschiedensprachigen Schrifttum wurde dadurch erleichtert und auch wir haben uns dieser internationalen standardisierten Nomenklatur bedient.

Tabelle 1. *Bronchus-Parenchymeinheiten der Lunge.*

Parenchymeinheit	Zugehöriger Bronchus
Lungenflügel	Hauptbronchus
Lappen	Lappenbronchus
Segment	Segmentbronchus
Subsegment	Subsegmentbronchus
Lobulus	Bronchus lobularis
Acinus (RINDFLEISCH)	Bronchioli terminales Bronchiolus alveolaris 1., 2., 3. Ordnung
Primary lobule (MILLER) Pulmon (BRAUS)	Ductus alveolaris

Im Aufbau der Lunge können zwei Bauprinzipien unterschieden werden: das eine hat Bronchus und Arterie in ihrem gemeinsamen Verlauf zur Grundlage (broncho-arterielle Baueinheit), das andere hingegen geht von der Vene und namentlich vom Bindegewebsgerüst der Lunge aus (venös-interstitielle Baueinheit). Nach TÖNDURY (1954) „sind die Segmente der menschlichen Lunge ausschließlich broncho-arterielle Baueinheiten. Sämtliche Venen liegen intersegmental und bilden damit gleichzeitig die einzige Grenze zwischen benachbarten Segmenten."

Im Gegensatz zum Lungenlappen überzieht die Pleura das Segment nur partiell.

Für die praktischen Bedürfnisse hat sich eine Gliederung der Lunge, abgestuft nach der Unterteilung des Bronchialbaumes in Äste verschiedener Größenordnung bewährt (Bronchus-Parenchymeinheiten). Wir geben diese in vorstehender Zusammenstellung (Tabelle 1) wieder.

1. Bronchialbaum.

Das internationale Bronchialschema gibt die durchschnittlichen anatomischen Verhältnisse wieder. Variationen von Abgang, Zahl, Lumenweite und Verlaufsrichtung der Lappenbronchen, vor allem aber der Segment- und Subsegmentbronchen komplizieren die Bronchialanatomie wesentlich. Nach HERRNHEISER (1951) kommen Abarten der Aufzweigung durch Separation, Fusion, Dislokation und Transposition von Ästen zustande; Variationen der Zahl sind durch Aplasie, Duplikation und überzählige Astbildungen möglich. Variationen des Kalibers und der Verlaufsrichtung können mit Variationen von Form und Größe der Lappen und Segmente parallel gehen.

Im Versuch, eine „Bronchus-Rangordnung" aufzustellen, haben seinerzeit EWART (1889) und FELIX (1920, 1928) den Hauptbronchus als Bronchus erster Ordnung, den Lappenbronchus als Bronchus zweiter Ordnung, den Segmentbronchus als Bronchus dritter Ordnung usw. bezeichnet. Hauptbronchen werden

Tabelle 2. *Bronchialverzweigungen.*
(Nach v. HAYEK, modifiziert entsprechend der internationalen Nomenklatur.)

Br. principalis	Br. lobaris	Br. segmentalis (sublobaris)	Br. subsegmentalis
		A. Rechte Lunge.	
Br. dexter	Br. lobi superioris	1. Br. apicalis	*1a* apicalis *1b* anterior
		2. Br. posterior (dorsalis)	*2a* apicalis *2b* posterior
		3. Br. anterior (ventralis, pectoralis)	*3a* posterior *3b* anterior
	Br. lobi medii	4. Br. lateralis	*4a* posterior *4b* anterior
		5. Br. medialis	*5a* superior *5b* inferior
	Br. lobi inferioris	6. Br. apicalis (dorsalis)	*6a* medialis *6b* superior *6c* lateralis
		7. Br. mediobasalis (cardiacus)	*7a* anterior *7b* posterior
		8. Br. anterobasalis	*8a* lateralis *8b* basalis
		9. Br. laterobasalis	*9a* lateralis *9b* basalis
		10. Br. posterobasalis	*10a* lateralis *10b* medialis *10c* subapicalis
		B. Linke Lunge.	
Br. sinister	Br. lobi superioris	1. Br. apicalis	*1a* apicalis *1b* anterior
		2. Br. posterior (dorsalis)	*2a* apicalis *2b* posterior
		3. Br. anterior (ventralis, pectoralis)	*3a* posterior *3b* anterior
		4. Br. lingularis superior	*4a* posterior *4b* anterior
		5. Br. lingularis inferior	*5a* superior *5b* inferior
	Br. lobi inferioris	6. Br. apicalis (dorsalis)	*6a* medialis *6b* superior *6c* lateralis
		8. Br. anterobasalis	*8a* lateralis *8b* basalis
		9. Br. laterobasalis	*9a* lateralis *9b* basalis
		10. Br. posterobasalis	*10a* lateralis *10b* medialis *10c* subapicalis

Br. = Bronchus, ( ) = Synonyma.

daher auch primäre Bronchen, Lappenbronchen sekundäre und Segmentbronchen tertiäre Bronchen genannt. Es waren KRAMER und GLASS, welche 1932 den tertiären Bronchen den Namen Segmentbronchen gaben. Die Internationale Nomenklatur hat wohl die Benennung der Segmentbronchen vereinheitlicht, in der Auffassung über die Rangordnung der Bronchen gehen die Ansichten aber noch auseinander. So werden auch die Segmentbronchen als Bronchen erster Ordnung bezeichnet. Unentschieden und sprachlich umstritten ist auch die Unterscheidung der Begriffe Bronchus und Bronchius. Von gewissen Anatomen wird der extrapulmonal gelegene Bronchusanteil als Bronchus, der intrapulmonale hingegen als Bronchius und der intralobuläre Teil als Bronchiolus oder Bronchulus benannt.

Zur Orientierung über die Anatomie des Bronchialbaumes geben wir im folgenden eine Beschreibung von Lage, Richtung und Verlauf der Haupt-, Lappen- Segment- und Subsegmentbronchen im Thoraxraum und des Baues der Bronchuswand. Wir haben uns dabei grundlegender Arbeiten wie von FELIX (1920, 1928) POLICARD (1938), POLICARD und GALY (1945), WAREMBOURG und GRAUX (1947), BROCK (1947), v. MÖLLENDORFF (1949), DI GUGLIELMO (1949), MILLER (1950), ESSER (1951), COCCHI (1951), v. HAYEK (1953), KOVATS und ZSEBÖK (1953) u. a. m. bedient. Zur Veranschaulichung dienen die Abb. 1—9. Nomenklatur und Numerierung der Lappen-, Segment-, Subsegmentbronchen sind in Tabelle 2 zusammengestellt.

a) Rechter Bronchialbaum.

Abb. 1, 2, 3a, 4, 6.

Die Bifurkation der Trachea befindet sich in der Höhe des 5. Brustwirbels. Der rechte Hauptbronchus geht von der Trachea in einem Winkel von 20—45⁰ (v. HAYEK 1953) gegen die Medianebene gemessen ab und verläuft genau frontal, kann daher auf einem einzigen Sagittaltomogrammschnitt dargestellt werden. Er gibt nach einer Länge von $1—2^1/_2$ cm (v. HAYEK 1953) den Oberlappenbronchus ab und setzt sich in den Stammbronchus fort. Der Stammbronchus seinerseits teilt sich durchschnittlich 5 cm unterhalb der Carina und 3 cm unterhalb des Abganges des Oberlappenbronchus in den Mittel- und Unterlappenbronchus.

Der rechte Oberlappenbronchus liegt fast frontal, verläuft nach oben seitlich und gliedert sich in 3 Segmentbronchen, den Br. apicalis (1), den Br. posterioris (2) und den Br. anterioris (3). Der apikale Segmentbronchus (1) geht entweder isoliert oder in Verbindung mit dem zweiten oder dem dritten Segmentast ab, verläuft kaminartig senkrecht nach oben und teilt sich in einen apikalen (1a) und anterioren (1b) Subsegmentbronchus auf. Nach HERRNHEISER (1951) stellt sich der apikale Segmentbronchus am besten im sagittalen Tomogramm dar. Der posteriore (2) Segmentbronchus entspringt meistens isoliert, selten gemeinsam mit dem apikalen oder anterioren Segmentbronchus, zieht leicht schräg seitlich nach hinten und oben und gibt den apikalen (2a) und posterioren (2b) Subsegmentbronchus ab. Der anteriore (3) Segmentbronchus verläuft nach vorne, seitlich und unten und teilt sich in den posterioren (3a) und anterioren (3b) Subsegmentast.

Der Mittellappenbronchus geht von der ventralen Wand des Stammbronchus ab, verläuft ausgesprochen ventral und gabelt sich nach einer kurzen Strecke in 2 Äste, den lateralen (4) und den medialen (5) Segmentbronchus. Der laterale Segmentbronchus zieht seitlich und teilt sich in einen posterioren (4a) und anterioren (4b) Ast, der mediale nach vorn und caudal gegen das Zwerchfell und besitzt einen superioren (5a) und inferioren (5b) subsegmentären Ast.

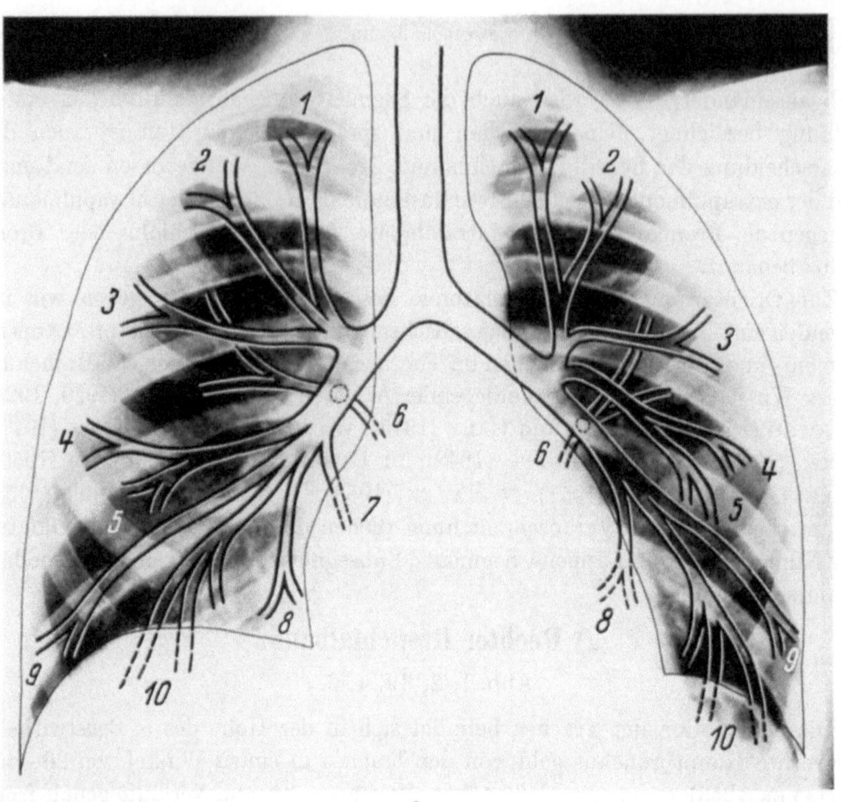
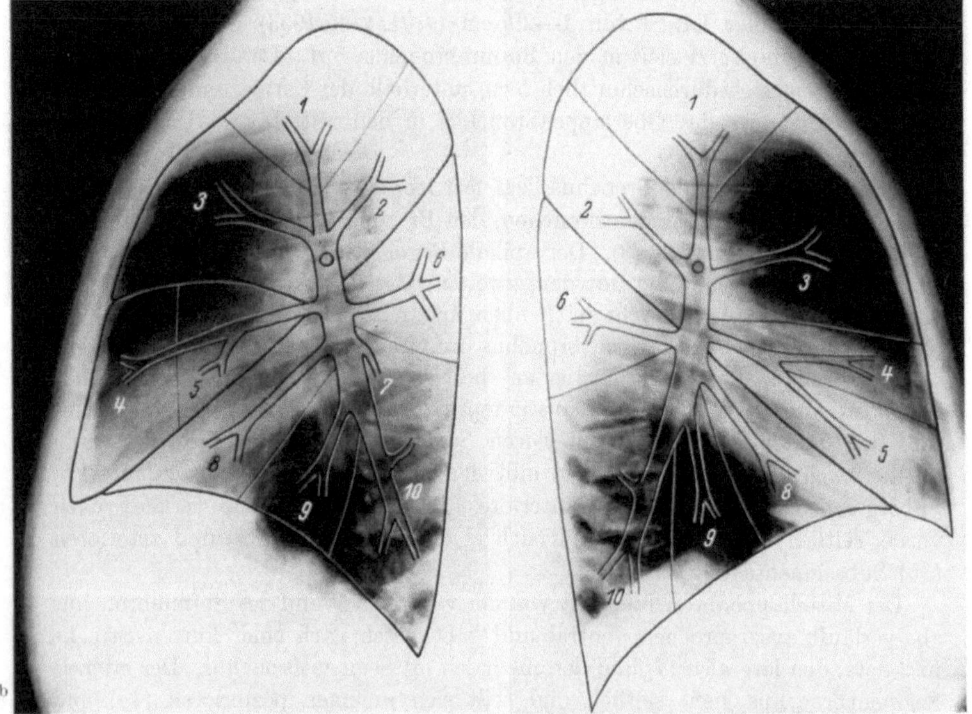

Abb. 1 a—c. Schema des Bronchialbaumes, eingezeichnet in das Thoraxröntgenbild. a Vorderansicht; b Seitenansicht der rechten Lunge: c Seitenansicht der linken Lunge. Numerierung nach internationaler Nomenklatur.

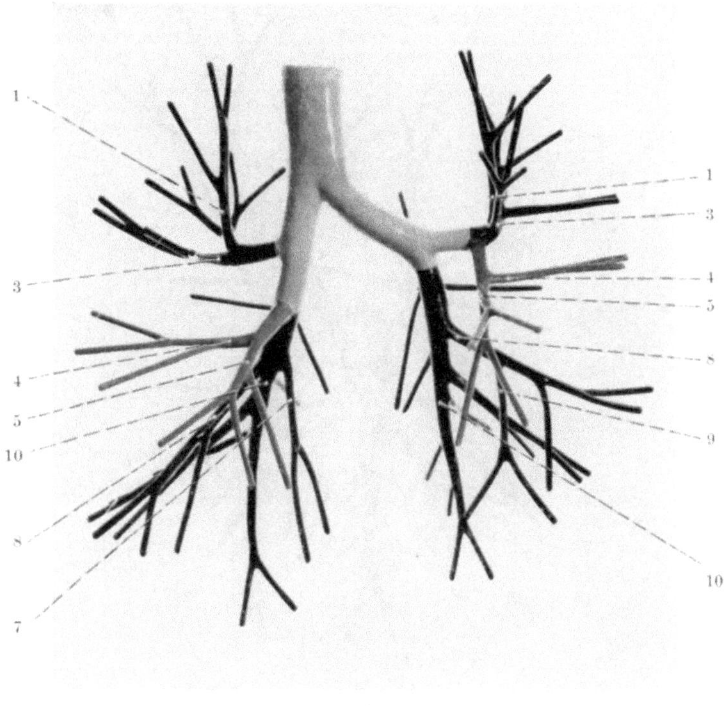

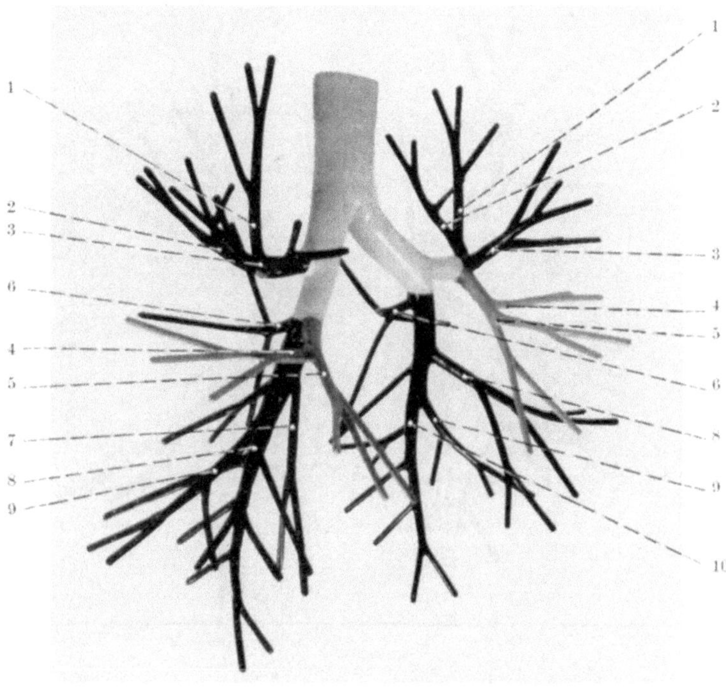

Abb. 2 a u. b. Modell des Bronchialbaumes (Photographie). a Vorderansicht; b Fechterstellung.
Numerierung nach internationaler Nomenklatur.

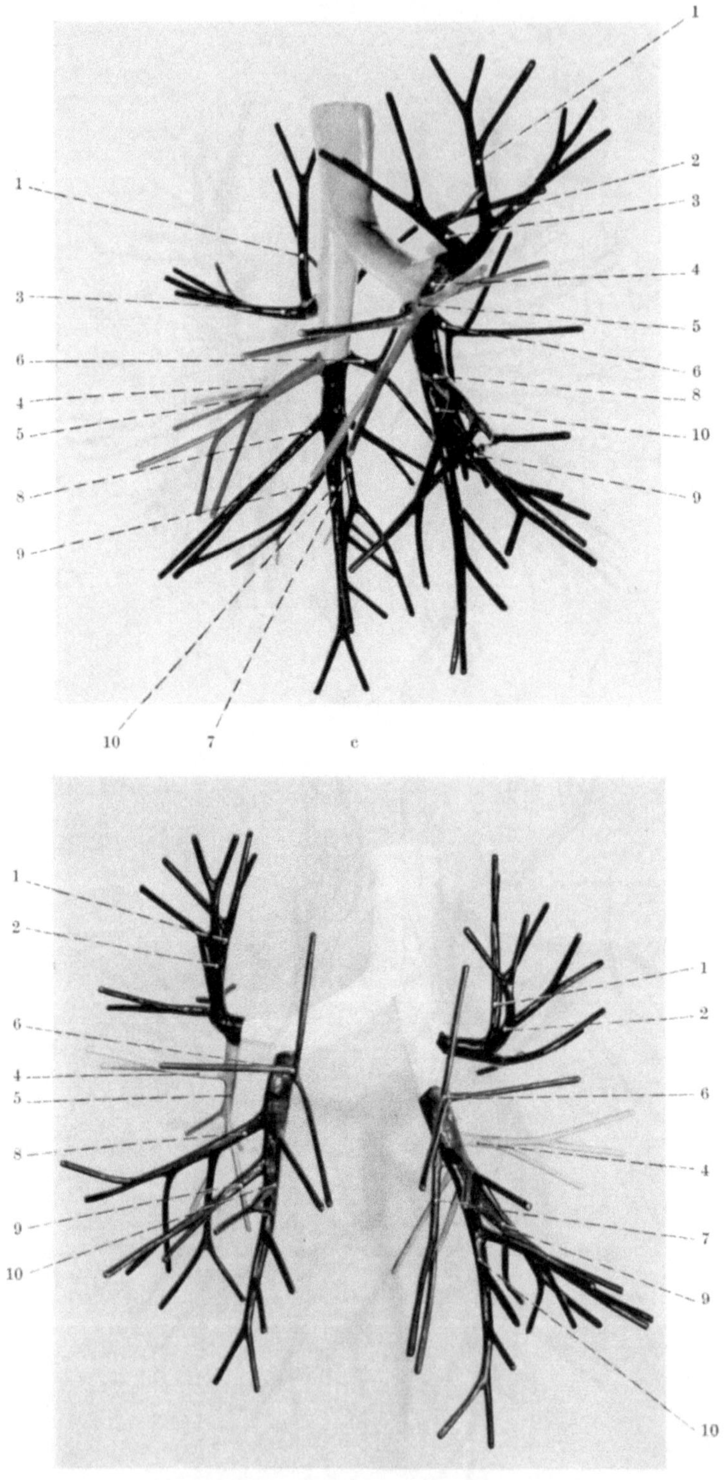

Abb. 2 c u. d. Modell des Bronchialbaumes (Photographie). c Boxerstellung; d Rückansicht.
Numerierung nach internationaler Nomenklatur.

Der rechte Unterlappenbronchus beginnt mit dem Abgang des Mittellappenbronchus, hält die Richtung des Stammbronchus ein, zieht nach seitlich hinten
und unten und gibt 5 Segmentbronchen ab, nämlich den apikalen (*6*), den mediobasalen (kardialen) (*7*) und den anterobasalen (*8*), laterobasalen (*9*), postero-

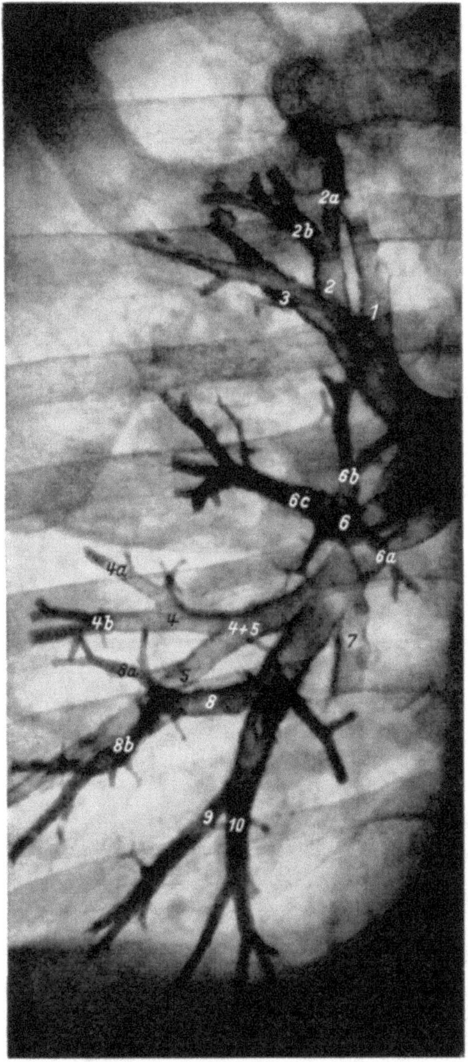
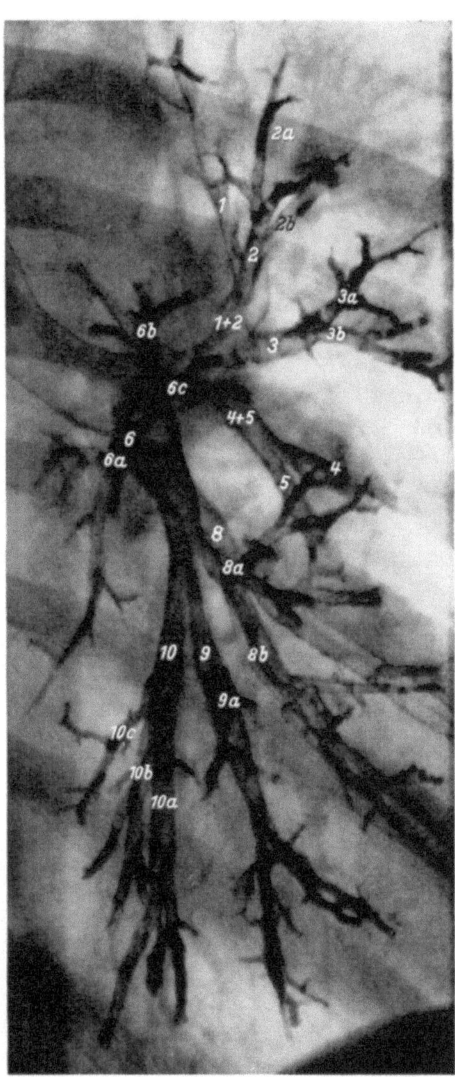

Abb. 3a u. b. a Bronchogramm der rechten Lunge von vorn gesehen. Bezeichnung der Bronchen nach Tabelle 2,
S. 4. b Bronchogramm der linken Lunge von vorn gesehen. Bezeichnung der Bronchen nach Tabelle 2, S. 4.

basalen (*10*) Segmentbronchus. Der apikale Ast (*6*) geht meist genau gegenüber
dem Abgang des Mittellappenbronchus nach dorsal ab und zieht mit leichter
Neigung nach unten horizontal und hinten. Der apikale Unterlappenast teilt
sich nach BROCK (1947) schon nach $^1/_2$ cm in 3 Unteräste, in den medialen (*6a*),
superioren (*6b*) und lateralen (*6c*) Subsegmentbronchus. Der mediobasale oder
kardiale (*7*) Segmentbronchus geht 1—1$^1/_2$ cm unterhalb des Abganges des

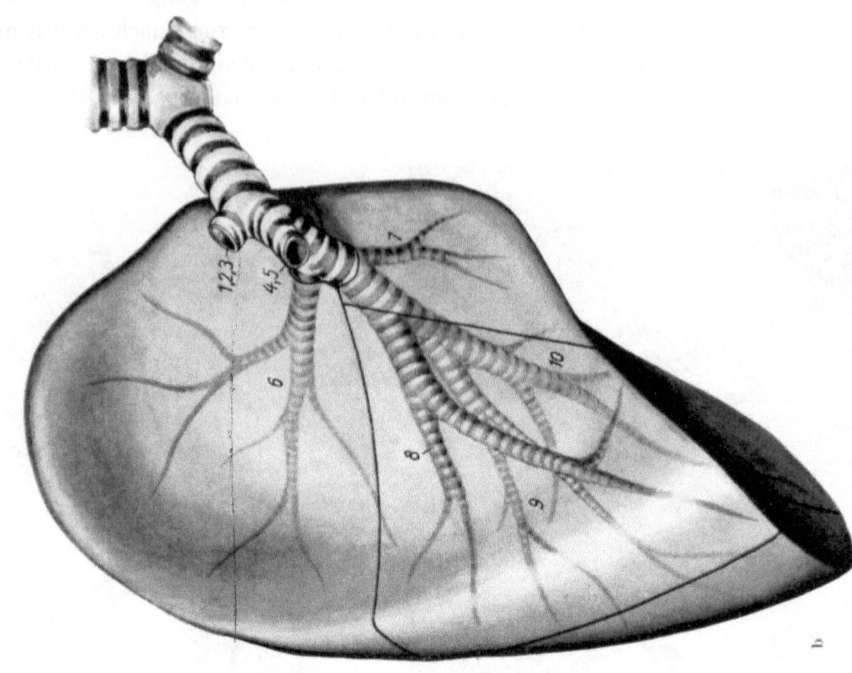

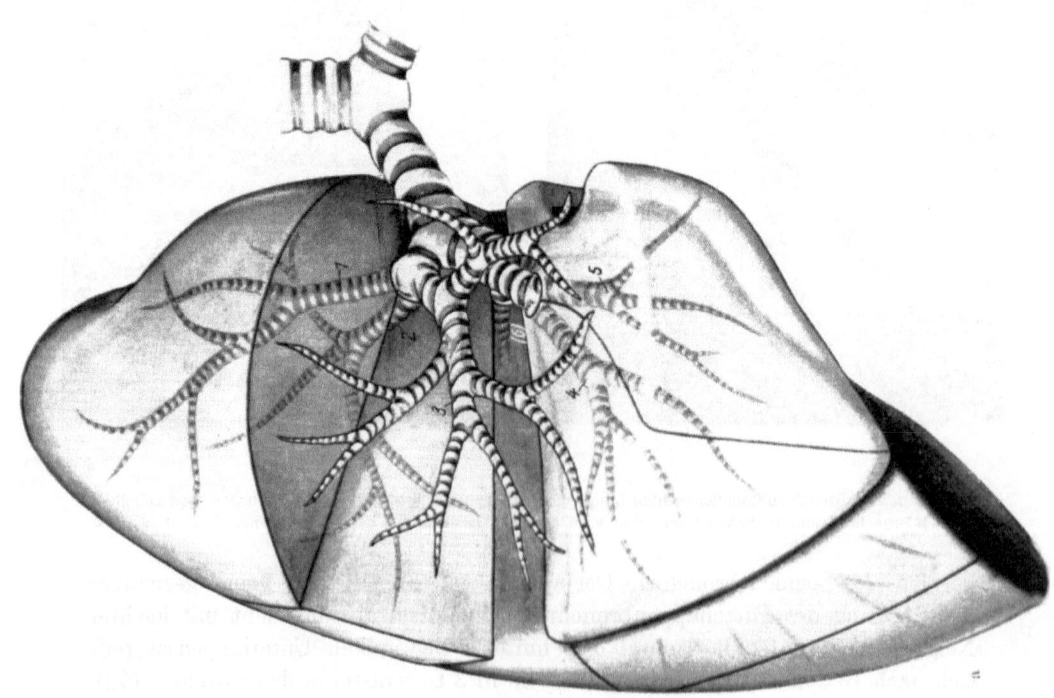

Abb. 4 a u. b. Bronchiale Segmentaufteilungen der rechten Lunge. a Ober-Mittellappen; b Unterlappen. (Nach Lezius 1953.) Numerierung nach internationaler Nomenklatur.

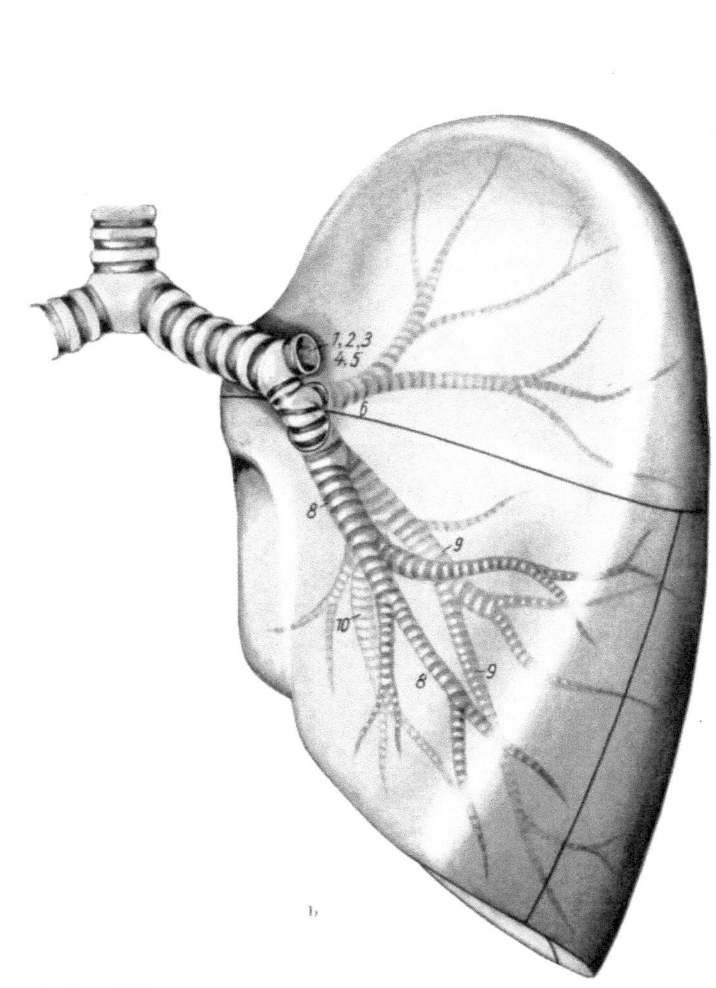

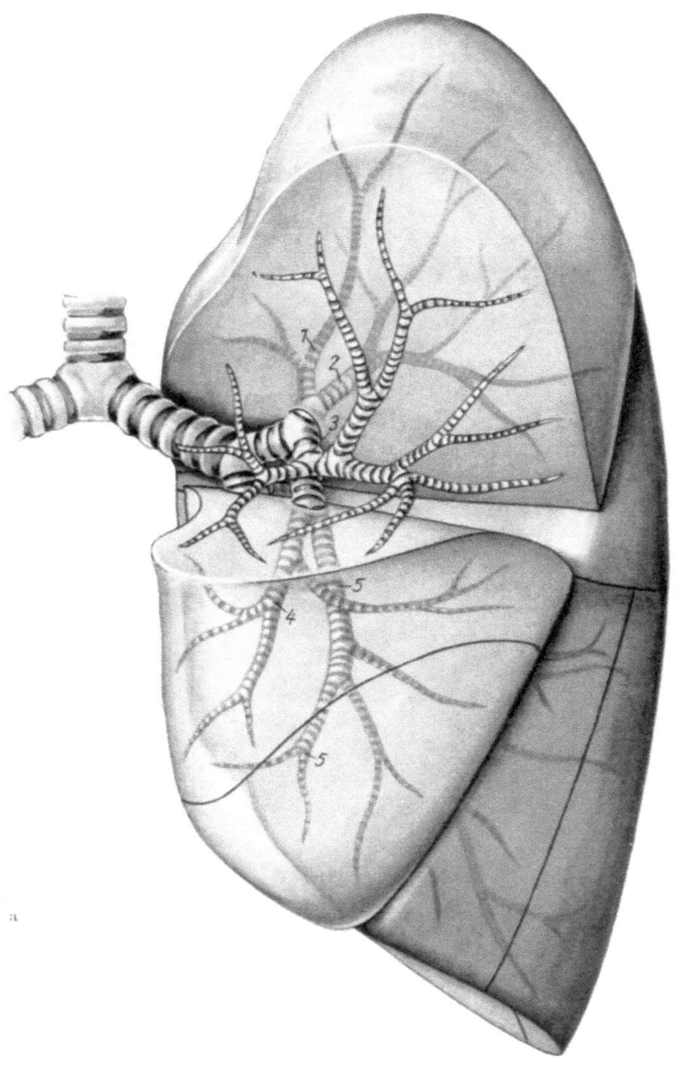

Abb. 5 a u. b. Bronchiale Segmentaufteilungen der linken Lunge. a Oberlappen; b Unterlappen. (Nach LEZIUS 1953.) Numerierung nach internationaler Nomenklatur.

apikalen Segmentbronchus ab (BROCK 1947), verläuft nach medial und unten und weist einen anterioren (*7a*) und posterioren (*7b*) Subsegmentast auf. Der anterobasale (*8*) Segmentbronchus seinerseits zweigt sich 1—2 cm (ESSER 1951) unterhalb des mediobasalen Segmentbronchus ab, zieht nach vorne, seitlich und

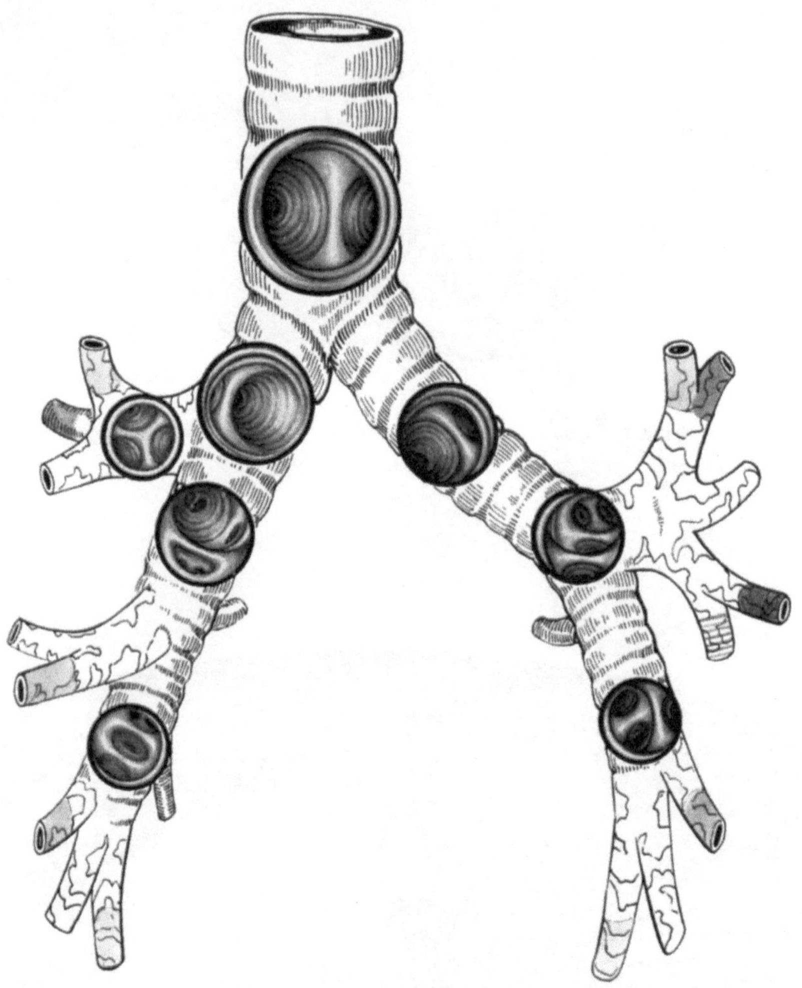

Abb. 6. Schema der Segmentabgänge im bronchoskopischen Bild. (Nach ZENKER und Mitarbeiter 1954.)

unten und gibt einen lateralen (*8a*) und basalen (*8b*) Subsegmentast ab. Nach BROCK (1947) entspringt der laterobasale (*9*) Segmentbronchus $1^{1}/_{2}$ cm unterhalb des anterobasalen und zieht stark seitlich und etwas nach hinten und unten; er nimmt die größte Länge eines Segmentbronchus im rechten Lungenraum ein (ESSER 1951) und gliedert sich in einen lateralen (*9a*) und basalen (*9b*) Subsegmentast. Der posterobasale (*10*) Segmentbronchus bildet die direkte und terminale Fortsetzung des Stamm- und Unterlappenbronchus. Er verläuft ohne seitliche Neigung steil gerichtet nach hinten und abwärts und gibt 3 Subsegmentäste ab, den lateralen (*10a*), den medialen (*10b*) und den subapikalen (*10c*).

Die rechte Lunge weist demnach insgesamt 10 Segmentbronchen auf. Sie teilen sich vorwiegend in 2 Subsegmentäste; nur der apikale (6) und posterobasale (10) Segmentbronchus des Unterlappens gabeln sich in 3 Subsegmentbronchen.

b) Linker Bronchialbaum.

Abb. 1, 2, 3b, 5, 6.

Die Verhältnisse des linken Bronchialbaumes sind dem rechten grosso modo analog; besteht durch den Einbau der Lingula in den Oberlappen auch eine Gliederung in nur 2 Lappen, so besitzt die Lingula jedoch morphologisch eine dem Mittellappen entsprechende selbständige Stellung. Da nach der internationalen Nomenklàtur links der Bronchus mediobasalis (cardiacus) nicht als selbständiger Bronchus anerkannt wird, gliedert sich der linke Bronchialbaum in 9 Segmentbronchen. Die subsegmentären Aufzweigungen sind den rechten analog.

Der linke Hauptbronchus ist länger als der rechte, geht von der Trachea in einem Winkel von 125—150° ab (v. HAYEK 1953), ist also weniger steil gerichtet als der rechte Hauptbronchus, der mit der Trachea einen Winkel von 135—160° bildet (v. HAYEK 1953). Der linke Hauptbronchus verläuft in einer frontalen Ebene und teilt sich 5 cm unterhalb der Carina (v. HAYEK 1953) in den Ober- und Unterlappenbronchus.

Der linke Oberlappenbronchus verläuft ventrolateral und gabelt sich nach einem $1^1/_2$ cm langen Wurzelstück (v. HAYEK 1953) zunächst in den oberen und den unteren Stamm. Der obere teilt sich in das gemeinsame Wurzelstück für die apikalen und posterioren Segmentbronchen und in den anterioren (3) Segmentbronchus. Dieses apikoposteriore Wurzelstück (1 + 2) verläuft schräg nach oben hinten und gabelt sich in den apikalen (1) und posterioren (2) Segmentbronchus. Der apikale (1) Segmentbronchus zieht senkrecht nach aufwärts und teilt sich in den apikalen (1a) und anterioren (1b) Subsegmentast; der posteriore (2) Segmentbronchus hingegen geht nach hinten oben und seitlich und gibt ebenfalls 2 Äste ab, den apikalen (2a), und den posterioren (2b) Subsegmentast. Der anteriore Segmentbronchus (3) verläuft ventralwärts und aufsteigend, geht ungefähr 1 cm nach Abgang des Oberlappenwurzelstückes ab (ESSER 1951) und verzweigt sich in einen posterioren (3a) und anterioren (3b) Subsegmentast.

Das Lingulawurzelstück ist 1—2 cm lang, nach ventrocaudal und lateral gerichtet (ESSER 1951) und teilt sich in den superioren (4) und inferioren (5) Lingulasegmentbronchus. Der obere Lingulaast weist einen mehr horizontalen und nach lateral gerichteten Verlauf auf und gibt einen posterioren (4a) und anterioren (4b) Subsegmentbronchus ab; der untere Ast hingegen verläuft ziemlich steil nach unten vorne und gabelt sich in einen superioren (5a) und inferioren (5b) Subsegmentast.

Der linke Unterlappenbronchus beginnt höher als der rechte, nach ESSER (1951) 4—6 cm unterhalb der Carina; er ist länger als der rechte, verläuft schräg nach hinten unten und teilt sich in folgende Segmentbronchen: Br. apicalis (6), Br anterobasalis (8), Br. laterobasalis (9) und Br. posterobasalis (10). Der apikale (6) Segmentbronchus geht 1 cm unter dem Unterlappenbronchusabgang ab, verläuft nach dorsal und besitzt, wie rechts, den medialen (6a), den superioren (6b) und den lateralen (6c) Subsegmentbronchus. Der anterobasale (8) Segmentbronchus zweigt sich 2 cm unterhalb des apikalen ab (BROCK 1947), zieht nach vorne, seitlich und unten; er gabelt sich in einen lateralen (*8a*) und basalen (*8b*) Subsegmentast. Der latero-basale (*9*) Segmentbronchus geht nach lateral und unten und hat einen lateralen (*9a*) und basalen (*9b*) Ast. Der posterobasale (*10*) Segmentbronchus verläuft in der Richtung des Unterlappenbronchus etwas lateral nach hinten und unten und zweigt sich in einen lateralen (*10a*), medialen (*10b*) und subapikalen (*10c*) Ast auf.

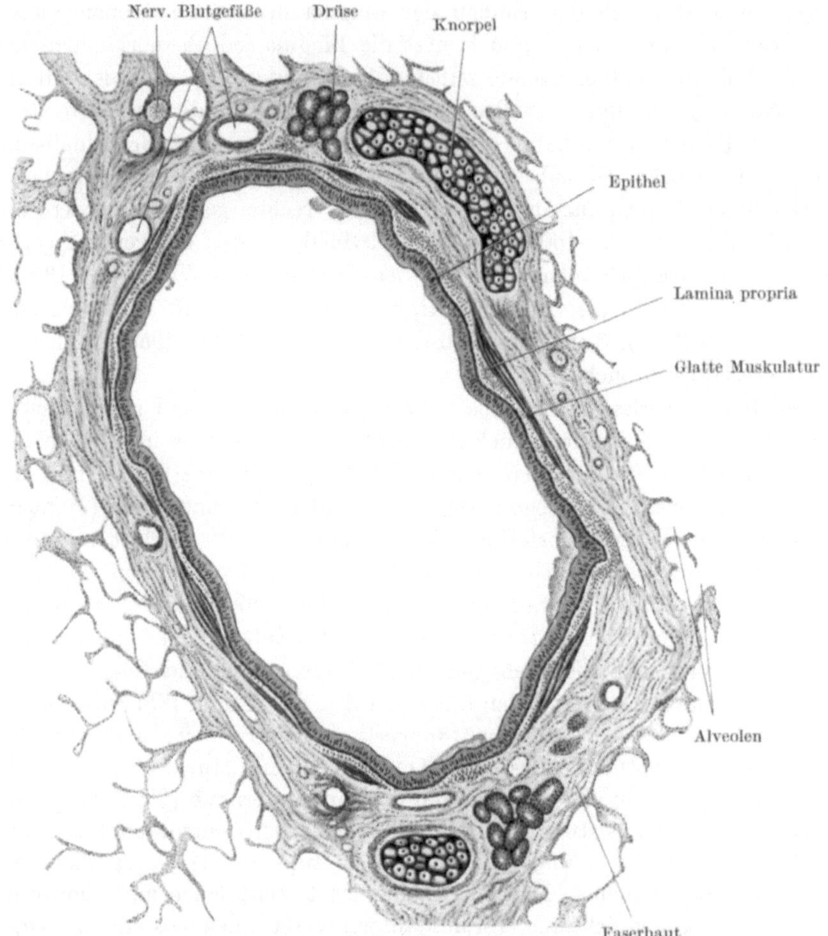

Abb. 7. Querschnitt eines 2 mm dicken Bronchialastes eines Kindes. 30mal vergrößert. (Nach V. MÖLLENDORFF 1949.)

c) Bronchuswand.

In der Struktur der Bronchuswand können histologisch 3 Schichten unterschieden werden: die Innenschicht der Mucosa, die Mittelschicht der Tunica fibrocartilaginosa und die Außenschicht des Peribronchium (Abb. 7).

Die Mucosa besitzt ein mehrschichtiges Flimmerepithel, Becherzellen, eine Basalmembran, auf welcher die Epithelzellen aufsitzen, und die Tunica propria, die ein Venengeflecht, Lymphgefäße, eine elastische Längsfaserschicht, die wichtige Membrana elastica interna (POLICARD und GALY 1945, POLICARD 1950) und Muskulatur enthält. Die mittlere Schicht, die Tunica fibrocartilaginosa, besitzt Knorpeleinlagerungen, Drüsen und ein Netz elastischer Fasern. Der

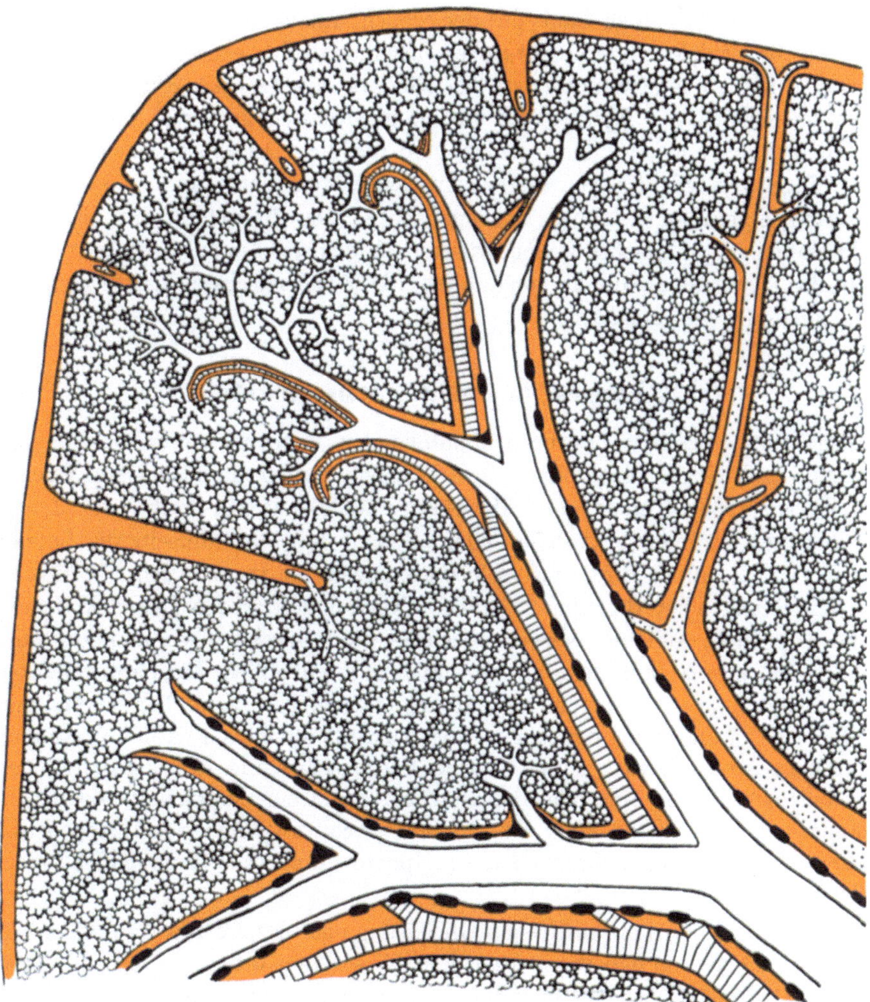

Abb. 8. Schema der Läppchengliederung der Lunge und der Anordnung des interstitiellen Gewebes. (Nach V. HAYEK 1953.)

Begriff des „Peribronchium" wurde von POLICARD (1938) eingeführt und von V. HAYEK (1953) übernommen. Es stellt ein lockeres, faserreiches Bindegewebe dar, das Äste der Bronchialarterien und -venen, ein reiches Lymphgefäßnetz und Nerven enthält. Das Peribronchium spielt eine wichtige funktionelle Rolle im Gesamtspannungssystem der Lunge. Das peribronchiale Gewebe reicht vom Hilus den Bronchen und Bronchien entlang bis zu den Bronchioli, steht in Zusammenhang mit dem perivasculären Gewebe und findet entlang den Venen Verbindung zu den interlobulären Gewebssepten. Die Septa interlobularia hängen ihrerseits mit dem subpleuralen Bindegewebe zusammen. Nach POLICARD (1938) und v. HAYEK (1953) bildet das peribronchiale, perivasculäre, interlobuläre und subpleurale Bindegewebe in seiner Gesamtheit das Interstitium der Lunge (Abb. 8); ihm kommt eine spezielle Stütz- und Gleitfunktion zu.

Der Bau der Bronchialwand richtet sich nach der Größe der Äste. v. HAYEK (1953) unterscheidet einen Bautypus der großen, mittleren und kleinen Bronchen und der Bronchiolen; die strukturellen Übergänge der einzelnen Typen sind fließend. Die großen Bronchialäste besitzen wie die Trachea Ringknorpel und meist mehrschichtiges Epithel, die mittleren enthalten größere, unregelmäßige Knorpelteile, eine eigene Muskelschicht und reichlich Drüsen, die kleinen Bronchen hingegen wenig Drüsen, stark entwickelte Muskulatur und in der Tunica fibrocartilaginosa ausgedehnte Venengeflechte. Die Bronchioli enthalten nur mehr einschichtiges Epithel, weder Drüsen noch Knorpelelemente, die Muskulatur ist in das elastische Fasernetz eingewoben, die Wand gleichsam in das alveoläre Lungenparenchym eingebaut.

2. Lappen, Segmente, Subsegmente.

Der heutige Begriff des bronchopulmonalen Segmentes wurde 1932 von KRAMER und GLASS eingeführt. In Übereinstimmung damit wiesen LUCIEN und Weber (1934), PIERRET und Mitarbeiter (1938) auf den Aufbau der Lunge aus kleineren, autonomen Anteilen oder „Zonen" hin, die ihrerseits die Lappen bilden. FELIX (1920, 1928) unterschied seinerzeit im Lappen den Lappenstiel mit den eintretenden Bronchen, Gefäßen, Nerven, weiter den Lappenkern, der große Bronchen, Gefäße, Nervengeflechte, Bindegewebe, Lymphknoten und mehr rudimentäres Lungengewebe enthält, und schließlich den Lappenmantel. Dieser trägt hauptsächlich das vollentwickelte respiratorische Parenchym und gliedert sich in die Zonen der Innen- und der Außenläppchen (Abb. 9). Ähnlich wie FELIX grenzt ENGEL (1950) unter Berücksichtigung des konzentrischen Aufbaues der Lappen eine hiläre, eine zentrale und eine subpleurale Zone voneinander ab. Die hiläre Zone ENGELs entspricht ungefähr dem Lappenstiel, die zentrale dem Lappenkern und die periphere subpleurale Zone dem Lappenmantel von FELIX.

Im Gegensatz zur konzentrischen Gliederung nach FELIX und ENGEL berücksichtigt die Lehre von den Segmenten den hiliradiären Aufbau der Lunge. KRAMER und GLASS (1932) charakterisieren das bronchopulmonale Segment folgendermaßen: "This unit, the bronchopulmonary segment, is a subdivision of a pulmonary lobe. Each segment occupies a definite constant position in the pulmonary architecture and thoracic cavity and is supplied by a constantly placed bronchus, whose orifice is situated in a large lobar bronchus". Nach HUIZINGA und SMELT (1949) zeichnet sich das bronchopulmonale Segment durch die Konstanz des zugehörigen Bronchus und durch die Form eines Kegels aus, dessen Spitze am Hilus, dessen Basis an der Lungenoberfläche liegt. In diesem Sinne schreibt HUIZINGA (1949): "that the structure of the pulmonary segment is generally wedge-shaped, the point being directed centrally, while the base lies on the surface of the lung and appears to be projected on the thoracic wall". Das Segment ist also der einem Segmentbronchus zugehörige Parenchymbezirk.

Den Segmenten entsprechende oder zumindest gleichgeordnete Einheiten stellen die durch das Bindegewebssystem abgrenzbaren „Sublobi" von BACKMAN (1937) dar. Nach v. HAYEK (1953) ist der Sublobus durch ein Bindegewebsseptum mit eingelagerter Vene (V. intersublobaris) von seinem Nachbarabschnitt abgegrenzt. Nach ihm sind Lobi, Sublobi und Lobuli Abschnitte, „die von außen her an der Lunge darstellbar sind, während die ‚Segmente' erst erkennbar werden, wenn die zugehörigen Bronchi einzeln injiziert werden, um das zugehörige Lungengewebe zu kennzeichnen. Die Segmente dagegen sind in ihrer Anordnung nur im Sinne der Verteilung der Atmungsluft vom Bronchialbaum her zu erklären".

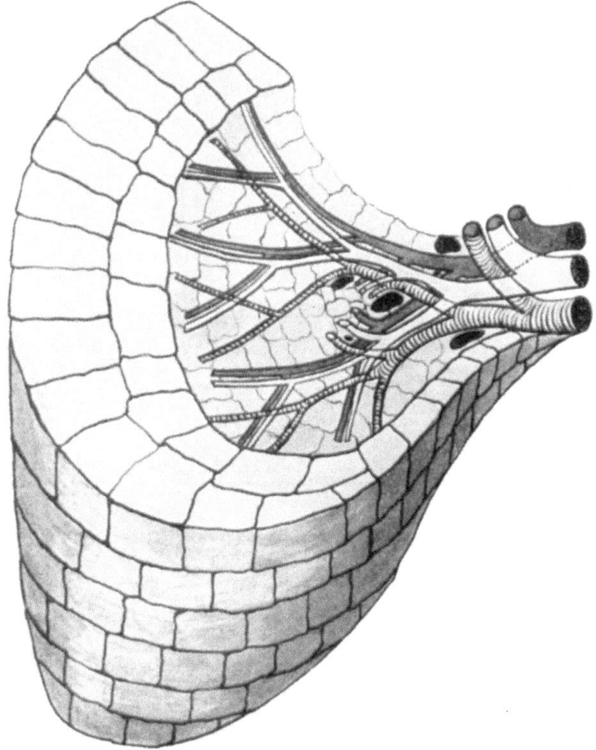

Abb. 9. Schema der FELIXschen Gliederung des Lungenlappens. Lappenhilus, Kern- und Mantelabschnitt eines Lappensegmentes sind dargestellt. Arterien dunkel, Bronchen hell, Venen gestreift, Lymphknoten schwarz. (Aus HERRNHEISER 1951.)

Dem Begriff Segment synonym sind die „Zonen" (zones pulmonaires, zone polmonari). Der Ausdruck Zone wird im anatomischen, klinischen und röntgenologischen Sinne vor allem in den romanischen Ländern verwendet. Nach PIERRET, COULOUMA, BRETON und DEVOS sind Zonen «des territoires parenchymateux autonomes, possédant un pédicule broncho-vasculaire propre, qui, accolées les unes aux autres, se trouvent séparées par des cloisons conjonctivo-élastiques interzonaires, homologues des scissures» (zit. nach WAREMBOURG und GRAUX 1953). Im Bestreben nach Vereinheitlichung und Verständigung hat sich der von anglo-amerikanischen Autoren vorgeschlagene Begriff „Segment" immer mehr durchsetzen können, und so werden die Bezeichnungen „zonite", „zonectomie" durch „segmentite" und „segmentectomie" ersetzt und verdrängt.

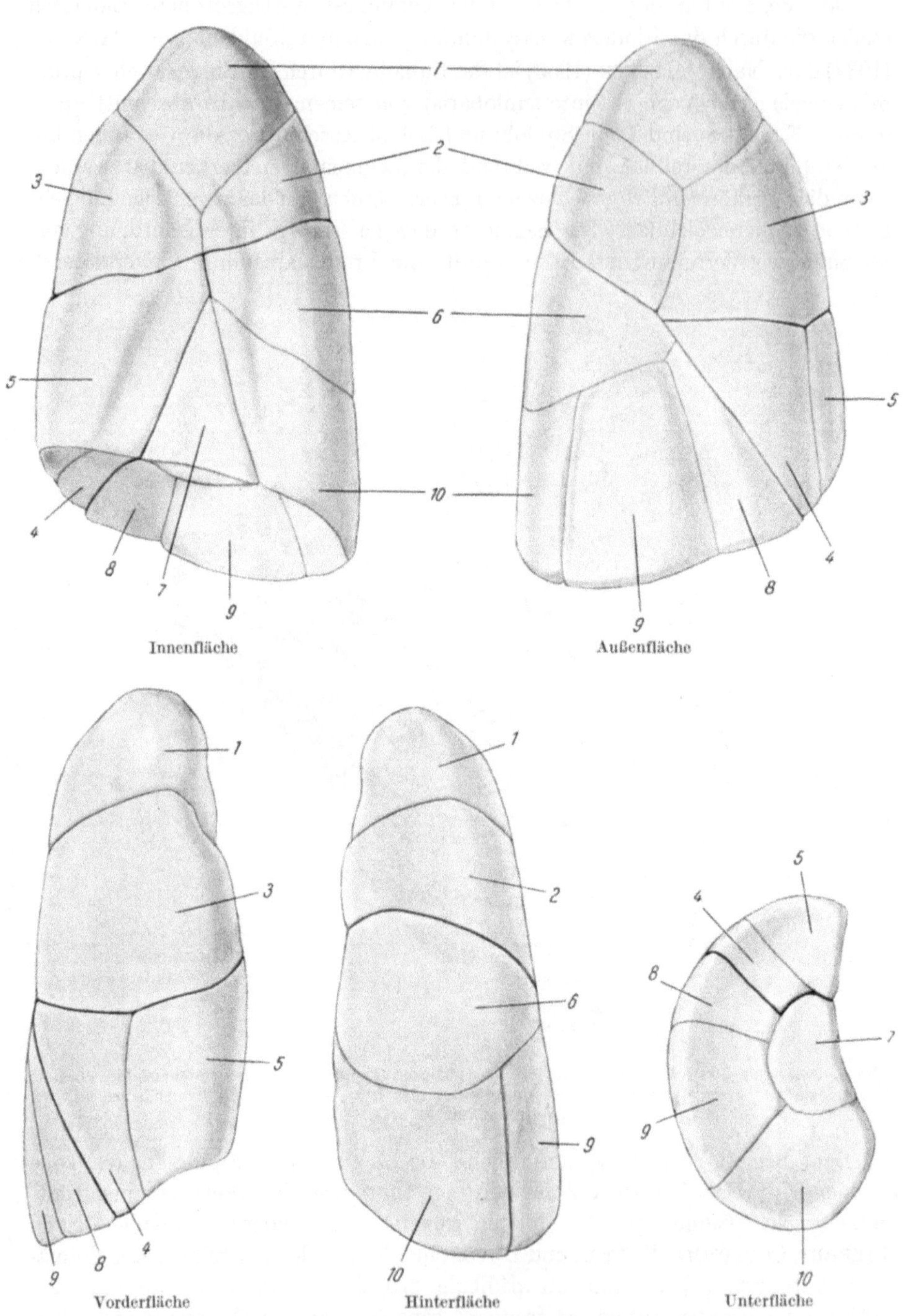

Abb. 10. Lappen und Segmente der rechten Lunge. (Nach Modell gezeichnet.)

1 apikales
2 posteriores } OL-S
3 anteriores

4 = laterales
5 = mediales } ML-S

6 apikales
7 mediobasales
8 anterobasales } UL-S
9 laterobasales
10 posterobasales

(OL-S = Oberlappensegment; ML-S = Mittellappensegment; UL-S = Unterlappensegment).

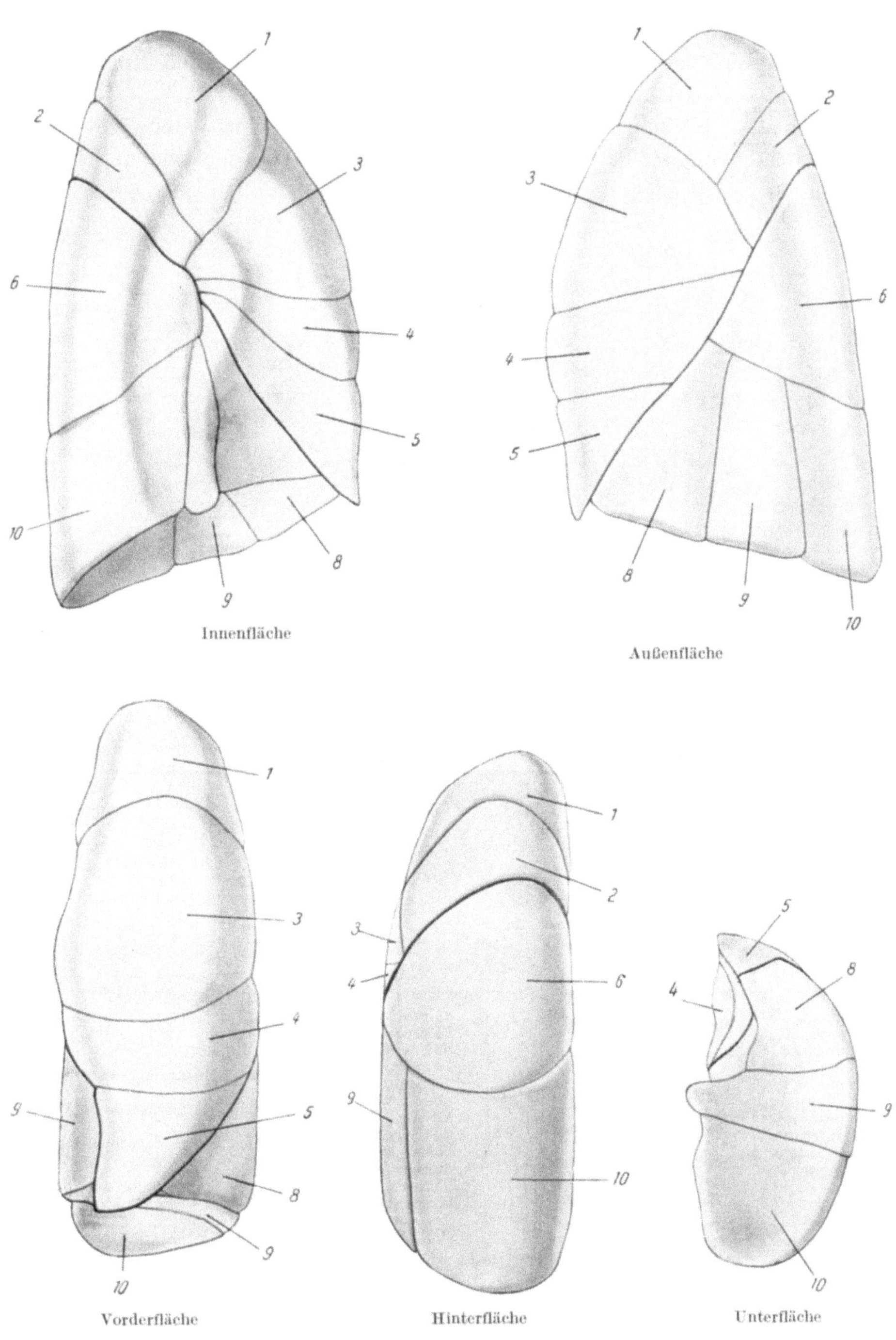

Abb. 11. Lappen und Segmente der linken Lunge. (Nach Modell gezeichnet.)

1 apikales
2 posteriores } OL-S
3 anteriores

4 = superiores } L-S
5 = inferiores

6 apikales
8 anterobasales } UL-S
9 laterobasales
10 posterobasales

(OL-S = Oberlappensegment; L-S = Lingulasegment; UL-S = Unterlappensegment).

Der Teilung des Segmentbronchus in Subsegmentäste entsprechend können innerhalb der Segmente Subsegmente unterschieden werden. Sie sind großer Variabilität unterworfen und wohl daher in der internationalen Nomenklatur noch nicht berücksichtigt.

Der heutige Segmentbegriff bezieht sich auf die Bronchus-Parenchymeinheit. Die bronchopulmonale Segmentgliederung muß daher vom metameren Segmentaufbau der Lunge nach REINHARDT (1934, 1935, 1941) und KALBFLEISCH (1941,

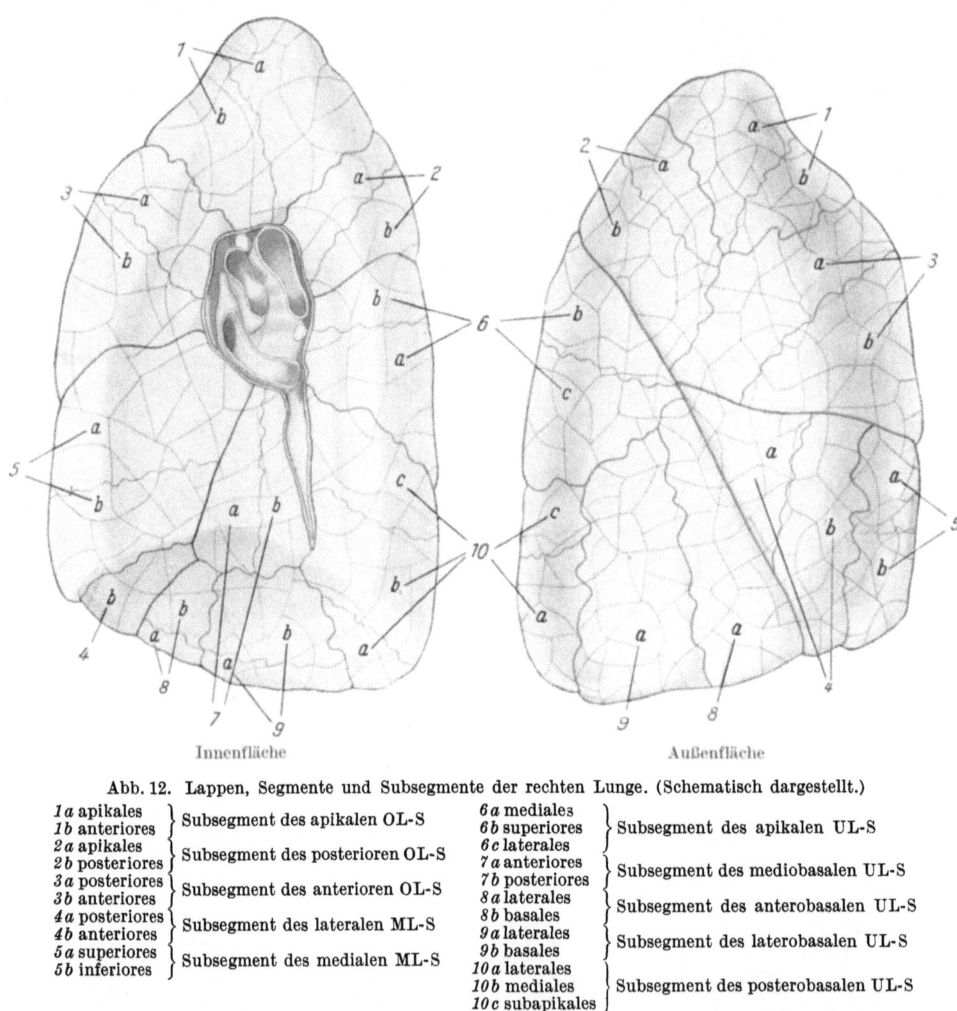

Abb. 12. Lappen, Segmente und Subsegmente der rechten Lunge. (Schematisch dargestellt.)

1a apikales	Subsegment des apikalen OL-S	*6a* mediales	Subsegment des apikalen UL-S
1b anteriores		*6b* superiores	
2a apikales	Subsegment des posterioren OL-S	*6c* laterales	
2b posteriores		*7a* anteriores	Subsegment des mediobasalen UL-S
3a posteriores	Subsegment des anterioren OL-S	*7b* posteriores	
3b anteriores		*8a* laterales	Subsegment des anterobasalen UL-S
4a posteriores	Subsegment des lateralen ML-S	*8b* basales	
4b anteriores		*9a* laterales	Subsegment des laterobasalen UL-S
5a superiores	Subsegment des medialen ML-S	*9b* basales	
5b inferiores		*10a* laterales	Subsegment des posterobasalen UL-S
		10b mediales	
		10c subapikales	

1942, 1947, 1949/50) unterschieden werden. Nach der Hypothese dieser beiden Autoren weist die Lunge einen scheiben- oder etagenförmigen, horizontal durch das Lungengewebe hindurchziehenden Aufbau auf. Die metameren Lungensegmente sind durch die nervale Bindung von Lungenabschnitten an Rückenmarkssegmente bedingt. STURM (1948, 1951) legt die neurosegmentären Zonen REINHARDTs und KALBFLEISCHs als pathogenetische Einheiten seiner klinischen Pathologie der Lunge zugrunde und erklärt zahlreiche Lungenprozesse auf neuralpathologischer Basis. Von ESSER (1949) ist darauf hingewiesen worden, daß die nervalmetameren Lungensegmente REINHARDTs und KALBFLEISCHs ohne besondere

Schwierigkeiten der bronchosegmentären Lungengliederung zugeordnet werden können. HEIN und STEPF (1952) lehnen die Existenz einer rückenmarkssegmentalen Innervation „funktionaler" Lungensegmente ab, H. W. WEBER (1950) bezweifelt sie.

Der rechte Lungenflügel besteht aus 3, der linke aus 2 Lappen. Entsprechend der Gliederung des Bronchialbaumes enthält die rechte Lunge 10, die linke 9 Segmente. Die einzelnen Lungensegmente werden nach ihren zugehörigen Segmentbronchen benannt.

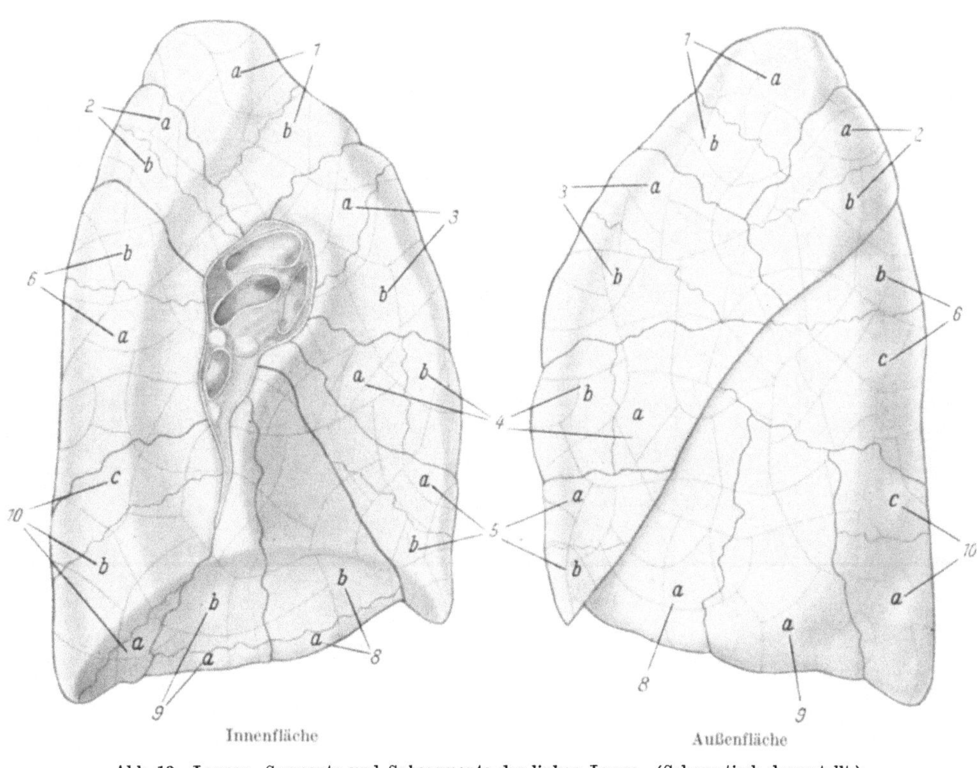

Abb. 13. Lappen, Segmente und Subsegmente der linken Lunge. (Schematisch dargestellt.)

1a apikales *1b* anteriores	} Subsegment des apikalen OL-S	*6a* mediales *6b* superiores *6c* laterales	} Subsegment des apikalen UL-S	
2a apikales *2b* posteriores	} Subsegment des posterioren OL-S	*8a* laterales *8b* basales	} Subsegment des anterobasalen UL-S	
3a posteriores *3b* anteriores	} Subsegment des anterioren OL-S	*9a* laterales *9b* basales	} Subsegment des laterobasalen UL-S	
4a posteriores *4b* anteriores	} Subsegment des superioren L-S	*10a* laterales *10b* mediales *10c* subapikales	} Subsegment des posterobasalen UL-S	
5a superiores *5b* inferiores	} Subsegment des inferioren L-S			

Wir besprechen zunächst Form, Lage, Projektion auf die Thoraxwand und röntgenologisches Erscheinungsbild der Lappen, Segmente und Subsegmente der rechten, danach die besonderen Verhältnisse der korrespondierenden Abschnitte der linken Lunge. Zur Veranschaulichung dienen die Abb. 10—19.

a) Rechte Lunge.

Abb. 10, 12, 14—17.

α) Lappen.

Der rechte Oberlappen umfaßt etwa $^2/_6$ der rechten Lunge; er enthält 3 Segmente und wird gegen den Unterlappen durch die Incisura interlobaris obliqua

(„große Incisur") begrenzt, die, auf die Thoraxwand projiziert, vom 4. Intercostalraum hinten paravertebral schräg nach vorne zur Knochen-Knorpelgrenze
der 6. Rippe bzw. zum Schnittpunkt des unteren Lungenrandes mit der Mammillarlinie reicht. Gegen den Mittellappen setzt er sich durch die Incisura interlobaris horizontalis („kleine Incisur") ab, die ungefähr horizontal, in Höhe der
Ansatzstelle des 4. Rippenknorpels am Sternum verläuft. Totalverschattungen
des rechten Oberlappens stellen sich röntgenologisch im sagittalen Strahlengang

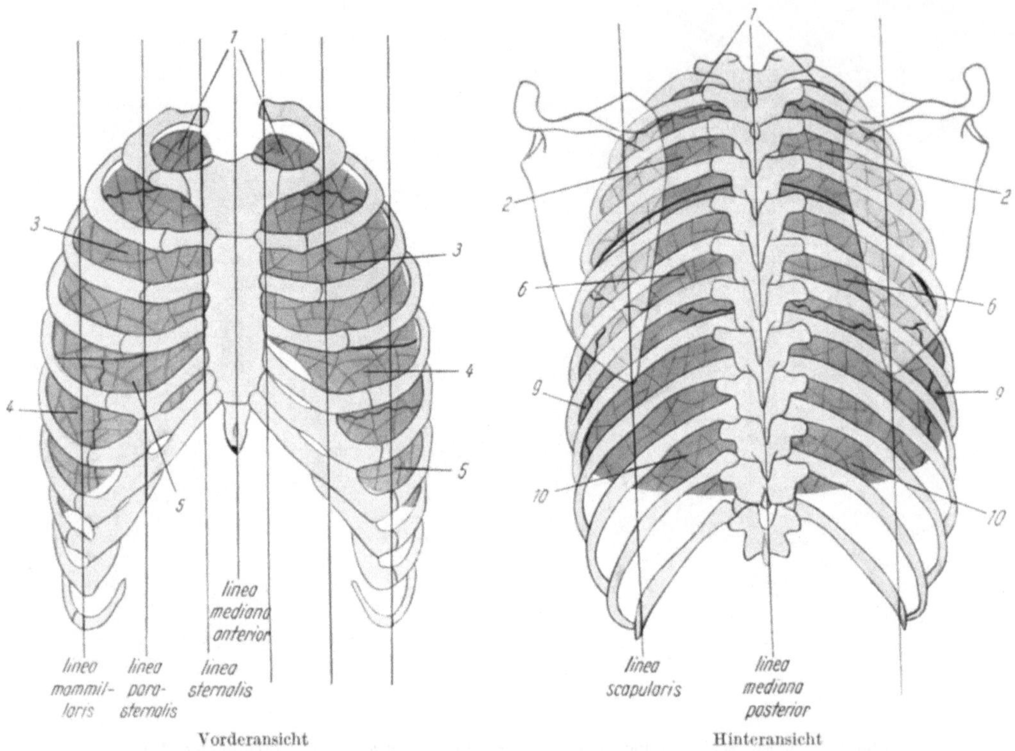

Abb. 14. Beziehungen der Lappen und Segmente zur vorderen und hinteren Thoraxfläche.

Vorderansicht: rechte Lunge: *1* apikales ⎫ OL-S
                      3 anteriores ⎬ OL-S
                      4 laterales ⎫ ML-S
                      5 mediales ⎬ ML-S
      linke Lunge: *1* apikales ⎫ OL-S
                      3 anteriores ⎬ OL-S
                      4 superiores ⎫ L-S
                      5 inferiores ⎬ L-S

Hinteransicht: *1* apikale ⎫ OL-S
                  2 posteriore ⎬ OL-S
                  6 apikale ⎫ UL-S
                  9 laterobasale ⎬ UL-S
                  10 posterobasale ⎭ UL-S

als massive Verschattungen des Ober- und Mittelfeldes bis ungefähr zur Höhe
der 3.—4. Rippe vorn dar. Ihre untere Grenzlinie ist meist konkav eingezogen,
scharf abgesetzt und verläuft, je nach Schrumpfungszustand, horizontal oder
schräg nach oben. Auf der Frontalaufnahme ist die untere Begrenzung stumpfwinklig und wird dorsal vom Ober-Unter-, ventral vom Ober-Mittellappenspalt
gebildet.

Der Mittellappen nimmt etwa $^1/_6$ des Lungenvolumens ein, besteht aus
2 Segmenten und ist in seiner Größe, neben der Lingula, der variabelste aller
Lappen (v. HAYEK 1953). Vom Oberlappen wird er durch die Incisura interlobaris horizontalis, vom Unterlappen durch den vorderen Anteil der Incisura

interlobaris obliqua getrennt. Verschattungen des Mittellappens liegen parakardial und sind annähernd dreieckförmig. Sie setzen sich nach oben in Höhe der 4. Rippe scharf, nach unten lateral ansteigend unscharf ab und lassen das laterale Unterfeld meist frei. In der Frontalaufnahme stellt sich der Mittellappen als Dreieckschatten dar, dessen Basis zur vorderen unteren Thoraxwand, dessen Spitze zum Hilus gerichtet ist.

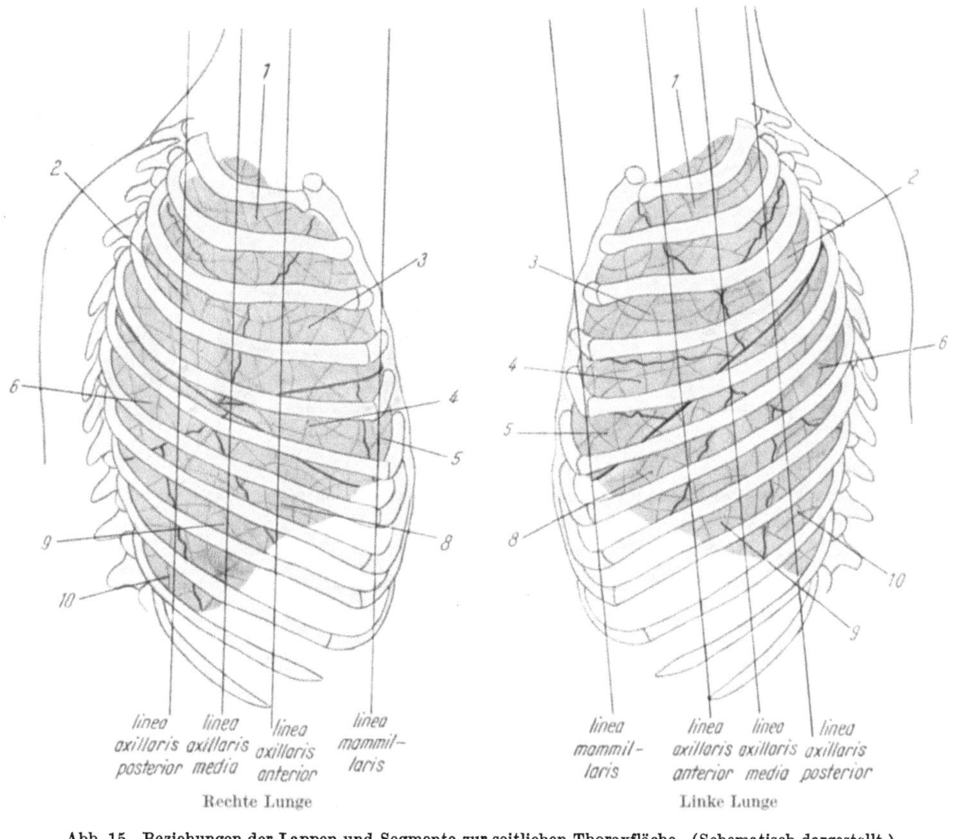

Abb. 15. Beziehungen der Lappen und Segmente zur seitlichen Thoraxfläche. (Schematisch dargestellt.)

Rechte Lunge: *1* apikales, *2* posteriores, *3* anteriores } OL-S   *4* laterales, *5* mediales } ML-S   *6* apikales, *8* anterobasales, *9* laterobasales, *10* posterobasales } UL-S

Linke Lunge: *1* apikales, *2* posteriores, *3* anteriores } OL-S   *4* superiores, *5* inferiores } L-S   *6* apikales, *8* anterobasales, *9* laterobasales, *10* posterobasales } UL-S

Der rechte Unterlappen umfaßt etwa $^3/_6$ des Lungenflügels, begrenzt sich gegen Ober- und Mittellappen mit der Incisura interlobaris obliqua und enthält 5 Segmente. Er projiziert sich bei Verschattung röntgenologisch auf der Sagittalaufnahme in das Mittel- und Unterfeld mit unscharfer, nach lateral ansteigender oberer Grenze, auf der Frontalaufnahme als intensive dreieckförmige Basalverschattung, deren obere Grenze sich scharf absetzt und, im Sinne der Linea interlobaris obliqua, diagonal durch den rechten Hemithorax vom vorderen Phrenikocostalwinkel zum 4.—5. Brustwirbelkörper geht.

Die Lappenspalten der rechten wie auch der linken Lunge sind nicht immer durchgehend ausgebildet, so daß die Lappen vor allem im perihilären Gebiet oft nur durch interlobäre Septen getrennt sind. Nach v. HAYEK (1953) sind die Abgrenzungen zwischen Ober- und Mittellappen am wenigsten konstant und die Incisura interlobaris horizontalis selten vollständig ausgebildet; Ober- und Unterlappen hängen dorsokranial sehr häufig zusammen. Lappen können also durch Parenchymbrücken partiell fusionieren. Der funktionelle bronchiale Versorgungsbezirk bleibt dabei segmentär begrenzt und erhalten.

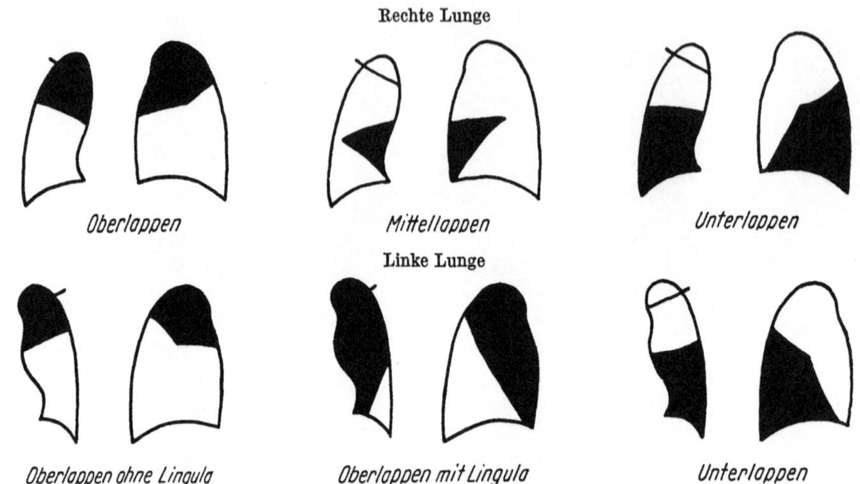

Abb. 16. Schematische Darstellung der Verschattung der Lappen im Röntgenbild in sagittaler und seitlicher Projektion.

β) Segmente und Subsegmente.

Der rechte Oberlappen setzt sich aus dem apikalen, posterioren und anterioren Segment zusammen. Das apikale Segment (*1*) nimmt das kraniale Drittel des Oberlappens ein und wird in ein apikales (*1a*) und anteriores (*1b*) Subsegment unterteilt. Die untere Hälfte des Segmentes hat die Form eines frontal stehenden Keiles, der sich von oben zwischen das vordere und hintere Nachbarsegment einschiebt. Die obere Segmenthälfte ist der Keilbasis kalottenförmig aufgesetzt und in die Thoraxkuppel (dôme pleurale) eingefügt; sie stellt die eigentliche anatomische Lungenspitze, d. h. den über die Zirkumferenz der ersten Rippe hinausragenden Lungenteil dar. Die Vorderfläche des apikalen Segmentes liegt dem anterioren, die Rückfläche dem posterioren Segment an; die mediale Fläche ist rhomboid geformt und dem oberen Mediastinum benachbart. An ihr ziehen, durch Impressionen der V. cava superior, V. anonyma und A. subclavia vorgebildet, die Sulcus cavae, anonymae und subclaviae über die vordere mediastinale Lungenkante nach oben und biegen auf die apikale Oberfläche um; an der unteren medialen Segmentfläche findet sich die Impression des Bogens der V. azygos. Auf die Thoraxwand projiziert, verläuft die parietale untere Grenze des apikalen Segmentes ungefähr in Höhe des 1. Intercostalraumes und wird vorne von der Fossa supraclavicularis, rückwärts zum Teil von der Fossa supraspinata bedeckt: die GOLDSCHEIDERschen Spitzenfelder korrespondieren ungefähr mit diesem Segment. Röntgenologisch stellt sich ein selektiv das apikale Segment befallender atelektatischer Prozeß als schmaler, steilgestellter Dreieckschatten dar, der im sagittalen Strahlengang paratracheal dem Mittelschatten dicht anliegt, im seitlichen Bild vom Hilus vertikal zum Apex zieht.

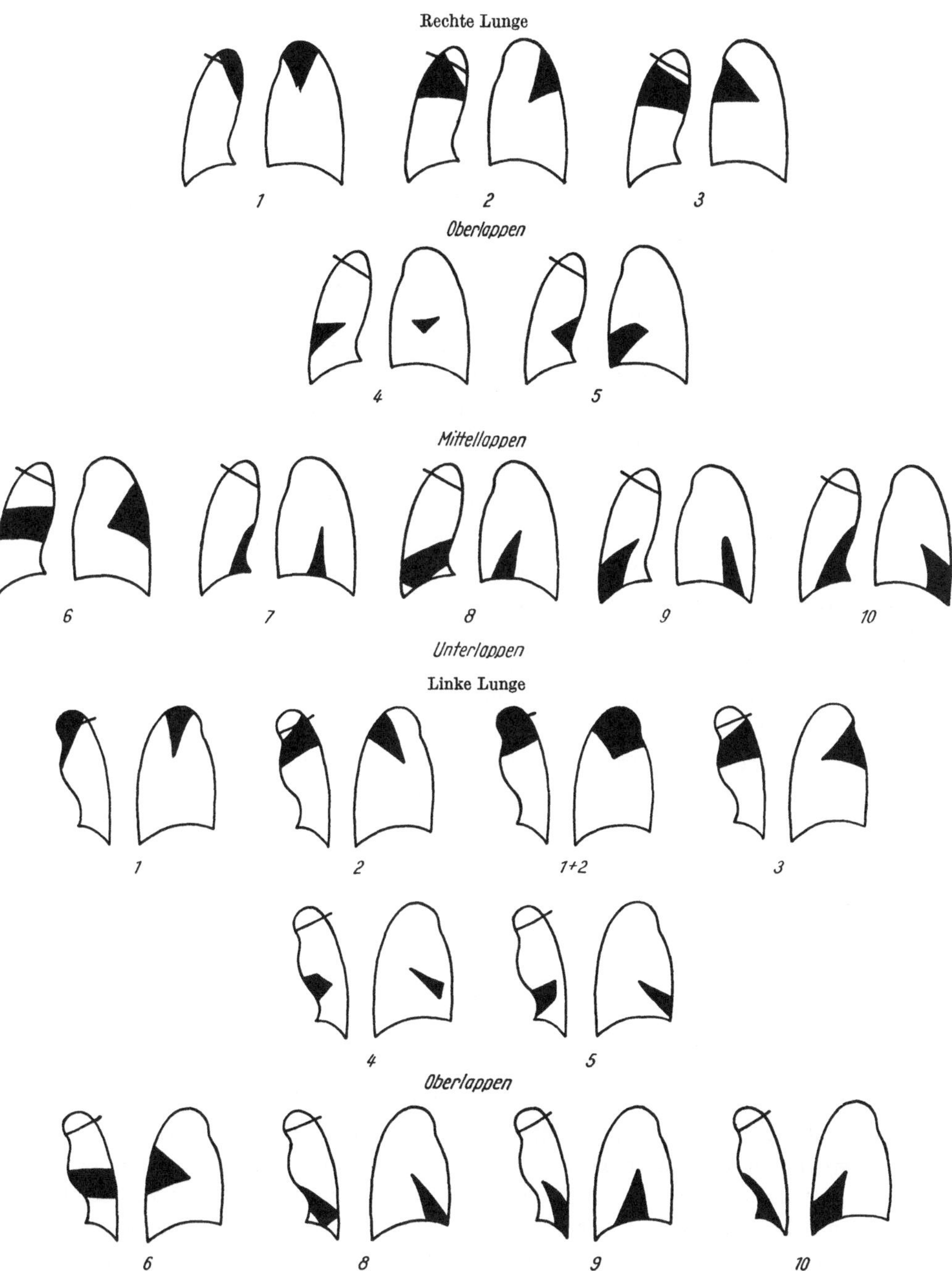

Abb. 17. Schematische Darstellung der Verschattung der Lappen und Segmente im Röntgenbild in sagittaler und seitlicher Projektion.

Rechte Lunge:
1 apikales
2 posteriores
3 anteriores
} OL-S

4 laterales
5 mediales
} ML-S

6 apikales
7 mediobasales
8 anterobasales
9 laterobasales
10 posterobasales
} UL-S

Linke Lunge:
1 apikales
2 posteriores
1 + 2 apikoposteriores
3 anteriores
} OL-S

4 superiores
5 inferiores
} L-S

6 apikales
8 anterobasales
9 laterobasales
10 posterobasales
} UL-S

Das posteriore Segment (*2*) bildet das hintere und basale Dritteil des rechten Oberlappens; es wird in ein apikales (*2a*) und posteriores (*2b*) Subsegment unterteilt und liegt mit seiner Unterfläche dem apikalen Unterlappensegment auf. Das Segment hat die Form eines dorsal abgerundeten, der hinteren Thoraxwölbung eingeformten, steil stehenden Rhomboeders, dessen caudale Kante frontal und in Höhe des oberen Hilus steht. Die schräg gestellte Unterfläche bildet mit der pleuralen Gegenfläche des apikalen Unterlappensegmentes das Ober-Unterlappen-Interlobium. Die Vorderfläche steht annähernd frontal und liegt dem anterioren Segment an; die mediale Fläche ist dem oberen hinteren Mediastinum zugekehrt und weist eine Rippen-Wirbeleinbuchtung und eine Impression durch die V. azygos auf. Die Projektion auf die Thoraxwand ergibt für dieses Segment die parietale obere Begrenzung in Höhe und längs des 1. Intercostalraumes; die untere parietale Begrenzung verläuft schräg caudal, korrespondiert mit der Incisura interlobaris obliqua und geht vom 4. Intercostalraum paravertebral zum 5. Intercostalraum in der mittleren Axillarlinie. Am Rücken fällt die Projektion des dorsalen Segmentes zum Teil in das Gebiet der Fossa supraspinata, am lateralen Thorax in das der hinteren Axilla. Röntgenologisch stellen sich atelektatische oder infiltrative Prozesse dieses Segmentes im sagittalen Strahlengang als homogene Band- oder Dreieckschatten dar, deren meist scharfe Basisbegrenzung in Höhe des 2. Intercostalraumes vorne innen bzw. des oberen Hiluspoles horizontal oder flach ansteigend nach außen verläuft. Die obere Grenze ist wegen der Überlagerung durch die Nachbarsegmente unscharf, und kreuzt, im Verlauf der 1. Rippe nach lateral ansteigend, meist die Clavicula. Ähnliche Konfiguration zeigt die Verschattung des anterioren Oberlappensegmentes; sie liegt jedoch im ganzen caudaler, ihre untere horizontale Begrenzung verläuft in Höhe des 3. Intercostalraumes vorne innen und kreuzt bei normaler Position die Clavicula meist nicht. Differentialdiagnostisch geben seitliche Übersichtsbilder oder Tomogramme im frontalen und schrägen Strahlengang Aufschluß. Sie zeigen bei posterioren Segmentprozessen eine vom Hilus nach dorsal, bei anterioren eine nach ventral gerichtete Dreieckverschattung.

Das anteriore Segment (*3*) nimmt das vordere Dritteil des rechten Oberlappens ein. Es enthält ein posteriores (*3a*) und anteriores (*3b*) Subsegment und hat die Form eines stumpfen Keiles, dessen Schneide frontal steht und zum Hilus reicht. Die Keilbasis bildet die Vorderfläche des Segmentes und ist der vorderen Thoraxwölbung eingefügt; sie geht nach lateral mit flacher Krümmung in die axillare Segmentoberfläche über. Die konkav geformte mediale Segmentfläche liegt dem vorderen oberen Mediastinum an; an ihr zeichnet sich als Impression der V. cava superior der Sulcus cavae superior ab. Der N. phrenicus dexter kreuzt auf seinem Weg zum Zwerchfell diese Segmentfläche. Die kraniale Begrenzungsfläche ist schräg nach hinten unten geneigt und liegt den apikalen und posterioren Nachbarsegmenten an. Die Unterfläche ruht dem Mittellappen auf und bildet mit diesem die Incisura interlobaris horizontalis (Ober-Mittellappen-Interlobium). In der Projektion auf die vordere Thoraxwand reicht das anteriore Segment vom 1. Intercostalraum bis zur 4. Rippe, nimmt also die infraclaviculäre Region und den oberen Teil der Regio mammalis ein. PIERRET, COULOUMA, BRETON und DEVOS (1938) haben dieses Segment daher als „le segment sous-claviculaire" bezeichnet, DI GUGLIELMO (1949) als „zona sopramammaria". Lateral projiziert es sich von der mittleren Axillarlinie zur vorderen Axilla. Röntgenologisch stellen sich Verdichtungen dieses Segmentes, wie oben erwähnt, im sagittalen Strahlengang als dreieckiger oder bandförmiger Schatten dar, dessen untere Begrenzung, korrespondierend mit dem Ober-Mittellappenspalt, meist scharf abgesetzt ist und horizontal und in Höhe der 4. Rippe vorne verläuft; die obere Begrenzung ist weniger scharf und steigt vom Hilus nach lateral bis unter die Clavicula an. In der Frontalprojektion kommt das anteriore Segment als gut begrenzter Dreieckschatten mit der Spitze am Hilus und der Basis an der vorderen oberen Thoraxwand zur Abbildung.

In der internationalen Terminologie als isoliertes Segment nicht anerkannt, in vielen Fällen jedoch zweifellos vorhanden — die Angaben in der Literatur schwanken zwischen 10 und 50% — ist das sog. axilläre Segment (LUCIEN und WEBER 1934, GRANDGÉRARD und WEBER 1936, WAREMBOURG und GRAUX 1953, STUTZ und VIETEN 1955). Es wird entweder durch einen selbständigen axillaren Segmentbronchus oder von den benachbarten Subsegmentbronchen des posterioren und anterioren Segmentes versorgt. Das axillare Segment stellt sich als eine dreieckige, häufiger viereckige Pyramide an der Basis des Oberlappens dar, die zwischen anteriorem und posteriorem Segment eingeschaltet und gegen die Axilla gerichtet ist. Das röntgenologische Erscheinungsbild gibt in der Sagittalaufnahme einen Dreieckschatten, in der Frontalaufnahme einen ungefähr in Hilushöhe sich projizierenden Schatten. Röntgenologisch kann sich bei Verdichtung ein analoges Bild durch isolierten Befall der beiden benachbarten Subsegmente des anterioren und posterioren Oberlappensegmentes ergeben.

Der Mittellappen ist aus dem lateralen und medialen Segment zusammengesetzt, die durch ein vertikales, vom Hilus radiär zur vorderen Axillarlinie ziehendes intersegmentäres Septum getrennt sind. Das laterale Segment (4) bildet die hintere äußere Partie des Mittellappens und besteht aus einem posterioren (4a) und einem anterioren (4b) Subsegment. Es hat die Form einer dreieckigen Pyramide, deren Spitze juxtahilär und deren Basis, abgerundet und der Thoraxwand angeformt, lateral und subaxillar liegt. Seine horizontale kraniale Fläche bildet mit der Gegenfläche des anterioren Oberlappensegmentes den dorsalen Teil des Ober-Mittellappen-Interlobiums. Die Hinterfläche liegt dem anterobasalen und mediobasalen Unterlappensegment an und bildet mit diesem den ventralen Teil des Mittel-Unterlappen-Interlobiums (Incisura interlobaris obliqua). Ein schmaler Segmentteil sitzt dem Zwerchfell auf. Die Vorderfläche berührt das mediale Mittellappensegment. Das laterale Mittellappensegment schiebt sich also in den Winkel zwischen Ober- und Unterlappen ein. Die Projektion des lateralen Mittellappensegmentes auf die Thoraxwand ergibt ein Dreieck, dessen Seiten ventral durch die vordere Axillarlinie, kranial von der Linea interlobaris horizontalis, hinten unten vom ventralen Teil der Linea interlobaris obliqua gebildet werden. Die sagittale Röntgenprojektion des verschatteten lateralen Mittellappensegmentes stellt einen an die laterale Thoraxwand reichenden band- bis dreieckförmigen Schatten im lateralen Mittelfeld dar. Die obere Begrenzung ist scharf (Ober-Mittellappenspalt) und die caudale unscharf. Bei seitlicher Aufnahme ist der Dreieckschatten mit der Spitze hilär, mit der Basis ventral gerichtet, seine oberen und unteren Konturen sind entsprechend den Lappenspalten sehr scharf, die vordere, zum medialen Mittellappensegment gekehrte Kontur ist meist unscharf.

Das mediale Mittellappensegment (5) bildet die vordere innere Hälfte des Mittellappens und enthält ein superiores (5a) und inferiores (5b) Subsegment; das Segment hat die Form einer viereckigen Pyramide, mit der Spitze gegen den Hilus und der Basis zur vorderen Thoraxwand. Die Vorderfläche geht an der vorderen Lungenkante in die mediale, dem vorderen Mediastinum anliegende Fläche über, die die Impressio cardiaca (rechter Vorhof) aufweist. Die obere Fläche ist in Kontakt mit dem anterioren Oberlappensegment, die untere mit dem Zwerchfell, die seitlich hintere mit der Vorderseite des lateralen Mittellappensegmentes. In der Projektion auf die Thoraxwand stellt sich dieses Segment als Viereck dar, das von der 4. und 6. Rippe und der Parasternal- und Medioclavicularlinie begrenzt wird, es projiziert sich also ungefähr in die Regio inframammalis. Die röntgenologische Darstellung von atelektatischen Prozessen dieses Segmentes zeigt im sagittalen Strahlengang einen im mittleren Unterfeld gelegenen parakardialen Schatten, der das phrenikocostale und das phrenikokardiale Unterfelddreieck frei läßt. Seine obere Begrenzung ist scharf, seine untere und äußere meist unscharf. In der sagittalen Projektion ist das Bild einem den ganzen Mittellappen erfassenden Prozeß sehr ähnlich. Zur Differenzierung sind — da außerdem Größenvariationen des Mittellappens häufig vorkommen — seitliche Aufnahmen erforderlich. In der frontalen Projektion ist der Schatten des medialen Mittellappensegmentes ein scharf begrenztes Dreieck, dem die hiläre Spitze, die dem lateralen Segment zugehört, fehlt; es füllt den Raum zum vorderen Phrenikocostalwinkel aus.

Der rechte Unterlappen umfaßt 5 Segmente, die in 2 Etagen angeordnet sind. Die obere Etage wird vom apikalen Segment gebildet, das sich mit einem ungefähr horizontal oder schräg caudal geneigten intersegmentären Septum von der unteren Etage abgrenzt; die basale Etage ist durch 2 radiäre, nach lateral und lateraldorsal verlaufende Septen in das anterobasale, laterobasale und posterobasale Segment unterteilt; ihnen liegt an der inneren Zirkumferenz das mediobasale Segment an.

Das apikale Unterlappensegment (6), im anglo-amerikanischen Schrifttum nach seinen Beschreibern auch NELSON-FOWLER-Segment genannt, bildet die kranialste Partie, d. h. den Spitzenabschnitt des Unterlappens, und wird nach DÉVÉ (1900) in 20% von einem kompletten, nach BOYDEN (1949) in 36% von einem inkompletten Lappenspalt abgegrenzt. Es wird in das mediale (6a), superiore (6b) und laterale (6c) Subsegment unterteilt. Das apikale Segment nimmt ungefähr $\frac{1}{4}$—$\frac{1}{3}$ des Unterlappens ein und hat die Form eines stumpfen Keiles, dessen Schneide horizontal und juxtahilär steht und dessen dorsale abgerundete Basis in die paravertebrale und laterale Thoraxwölbung eingefügt ist. Die obere Segmentfläche bildet mit der Gegenfläche des posterioren Oberlappensegmentes den Ober-Unterlappenspalt; die untere Segmentfläche stellt eine horizontale, dorsal und lateral geneigte Ebene dar und ist in Kontakt mit den Basalsegmenten. Die schmale mediale Fläche ist dem Mediastinum zugekehrt, grenzt sich gegen die dorsale Segmentfläche durch die hintere Lungenkante ab und kann einen Sulcus azygi von der V. azygos enthalten, die über den rechten Stammbronchus hinweg in die V. cava superior einmündet. Auf die Thoraxwand

projiziert sich das apikale Segment als paravertebrales Dreieck mit den Eck-
punkten 4. Rippe paravertebral, 7. Rippe paravertebral und Schnittpunkt
6. Rippe mittlere Axillarlinie. Das apikale Segment wird zum größten Teil von
der Fossa infraspinata der Scapula bzw. dem mittleren Drittel der Regio scapu-
laris bedeckt und reicht mit einem vorderen Zwickel in den hinteren Axillabereich.
Röntgenologisch bildet das apikale Unterlappensegment bei Verdichtung in der
sagittalen Übersichtsaufnahme (am besten in vorgeneigter Haltung) einen dreieckigen bis bandförmigen Mittelfeldschatten mit scharfer oberer Begrenzung in
Höhe der 3.—4. Rippe vorne und unscharfer unterer Begrenzung. Prozesse dieses
Segmentes liegen tomographisch in den dorsalen Schnitten (etwa 3—6 cm), das
trennende Ober-Unterlappen-Interlobium stellt sich auf ihnen als horizontale oder
geschweifte Linie meist gut dar. Die günstigste Projektion sowohl für Tomogramme
wie für Übersichtsaufnahmen ergibt sich im seitlichen und schrägen Strahlengang.
Das Segment bildet sich auf ihnen als scharf begrenzter Dreieckschatten ab,
dessen Basis zur Wirbelsäule und dessen Spitze gegen den Hilus gerichtet ist.

Die rechte basale Unterlappenetage umfaßt $^2/_3$ des Unterlappens und enthält
4 Segmente. Die Unterlappenbasis hat die Form eines Kegelstumpfes, dessen
Basisfläche konkav ist und der Zwerchfellkuppel aufsitzt. Die Vorderseite des
Kegelstumpfes ist abgeplattet, steht frontal und bildet mit der Gegenfläche des
Mittellappens den Mittel-Unterlappenspalt. Die obere, annähernd horizontale,
leicht lateral und dorsal geneigte Fläche korrespondiert mit der Unterfläche des
apikalen Unterlappensegmentes. Die laterale und dorsale Fläche ist der Thoraxwand entsprechend abgerundet. An der Innenseite, die dem Mediastinum anliegt, finden sich Impressionen der Wirbelsäule und des Oesophagus (Sulcus
oesophageus).

Das mediobasale Unterlappensegment (*7*) liegt an der Innenseite des Unterlappens. Sehr häufig, nach Rektorzik (1861) in 30%, wird es durch eine mehr
oder weniger vollständige überzählige Lappenspalte abgetrennt und bildet dann
einen akzessorischen Lappen (Lobus accessorius inferior, ,,lobe infracardiaque").
Das mediobasale Unterlappensegment hat die Form eines spitzen Kegels, dessen
Basis dem Zwerchfell, dessen Spitze dem Hilus zugekehrt ist, und enthält das
anteriore (*7a*) und das posteriore (*7b*) Subsegment. Die Innenfläche ist exkaviert,
liegt der V. cava inferior an und führt den N. phrenicus dexter. Das Segment
wird an seiner mediastinalen Fläche ventral durch den Mittel-Unterlappenspalt,
dorsal durch den Sulcus oesophageus begrenzt. Die diaphragmale Fläche liegt
sichelförmig an der inneren Zirkumferenz des Unterlappens. Sie tangiert vorne
den Mittellappen und das anterobasale Unterlappensegment, seitlich das laterobasale, rückwärts das posterobasale Unterlappensegment. Das mediobasale
Segment hat keine Beziehung zur Thoraxwand und ist auskultatorisch und
perkussorisch daher nicht erfaßbar. Atelektatisch projiziert es sich in der
sagittalen Übersichtsaufnahme in Form eines schmalen, der Herzkontur anliegenden oder durch sie verdeckten vertikalen Streifenschattens, der, im Gegensatz zum medialen Mittellappensegment, den Herz-Zwerchfellwinkel ausfüllt;
im frontalen Strahlengang bildet es ein senkrechtes, vom Hilus zur Zwerchfellkuppel ziehendes schmales Schattendreieck mit der Spitze zum Hilus.

Das anterobasale Unterlappensegment (*8*) enthält ein laterales (*8a*) und ein
basales (*8b*) Subsegment; es hat die Gestalt eines frontal stehenden Rhomboeders,

dessen vordere Fläche, in der Neigung der Incisura obliqua, mit der Gegenfläche des lateralen Mittellappensegmentes den Mittel-Unterlappenspalt bildet. Die rückwärtige Fläche steht annähernd vertikal und korrespondiert mit der Vorderfläche des laterobasalen Nachbarsegmentes. Die schmale Oberfläche grenzt an das apikale Segment des Unterlappens, die konkave Unterfläche liegt dem Zwerchfell auf. Die schmale Außenfläche berührt die Thoraxwand, die Innenfläche korrespondiert mit dem mediobasalen Segment. An der Thoraxwand stellt sich die Projektion des anterobasalen Segmentes als ein schmales Rechteck dar, das in der Achse des 6. Intercostalraumes liegt. Die Röntgenprojektion im sagittalen Strahlengang ergibt bei Verdichtung eine Verschattung im lateralen Unterfeld, die das phrenikokardiale Dreieck und den lateralen Sinus frei läßt. Die Verschattung zieht sich dreieckförmig vom Phrenikocostalwinkel diagonal zum unteren Hiluspol. Im Frontalbild stellt sich ein mit der Spitze gegen den Hilus reichendes, der vorderen Zwerchfellkuppe aufsitzendes Dreieck dar, dessen vordere Längsseite mit dem Mittel-Unterlappen-Interlobium korrespondiert. Nach Esser (1951) wird der Raum über dem lateralen Sinus des Zwerchfelles vom Parenchym dieses Segmentes ausgefüllt.

Das laterobasale Unterlappensegment (9) liegt an der lateralen Seite der Thoraxwand. Es wird in 2 Subsegmente, das laterale (9a) und das basale (9b) unterteilt und hat die Form eines Keiles mit der Schneide zum Hilus und der Basis an der lateralen Thoraxwand. Die vordere Fläche ist dem anterobasalen Segment, die rückwärtige Fläche dem posterobasalen Segment benachbart. Die dreieckige kraniale Fläche ist in Kontakt mit dem apikalen Unterlappensegment, die caudale Fläche ist, entsprechend der Wölbung des Zwerchfelles, konkav und nach lateral und caudal geneigt. Die Außenfläche korrespondiert mit der Thoraxwand und projiziert sich auf sie als Viereck, ungefähr im Raum zwischen mittlerer und hinterer Axillarlinie, unterem Lungenrand und Horizontallinie in Höhe der 6. Rippe medioaxillar. Der röntgenologische Aspekt des verschatteten Segmentes in der sagittalen Projektion stellt sich als ein Dreieck dar, das, im Gegensatz zum anterobasalen Segment, bis in den lateralen Phrenikocostalwinkel hinabreicht. Im frontalen Strahlengang stellt sich das verdichtete laterobasale Segment als vertikaler, vom Hilus zur Zwerchfellkuppe ziehender Schatten dar, also ähnlich dem mediobasalen Segment. Zur Differenzierung dient die Sagittalaufnahme, auf der sich das erstere im lateralen, das letztere im medialen Unterfeld abbildet. Die Bronchialäste dieses Segmentes sind nach Esser (1951) die längsten im ganzen rechten Thoraxraum.

Das posterobasale Unterlappensegment (10) ist das größte Basalsegment und enthält 3 Subsegmente, das laterale (10a), das mediale (10b) und das subapikale Subsegment (10c). Das posteriore Basalsegment hat die Form eines abgeschrägten Halbzylinders, dessen schräg nach hinten und seitlich geneigte kraniale Oberfläche mit der unteren Fläche des apikalen Unterlappensegmentes korrespondiert; seine exkavierte schräge Unterfläche sitzt dem hinteren Zwerchfell auf und bildet mit der, der paravertebralen Thoraxwand anliegenden konvexen Hinterfläche, den hinteren, in den Recessus posterior reichenden Lungenrand. Die vertikale, von schräg hinten außen nach vorn innen, im zweiten schrägen Durchmesser verlaufende Vorderfläche bildet die intersegmentäre Gegenfläche zum laterobasalen Segment. An ihrem Übergang zur medialen Fläche berührt sie das mediobasale

Segment; die Innenfläche selbst steht in Beziehung zum Oesophagus (Sulcus oesophageus) und zur V. azygos. Auf die Thoraxwand projiziert sich dieses Segment ungefähr in die Regio infrascapularis und bildet ein Rechteck, das von der Linea paravertebralis und der hinteren Axillarlinie, der 7. Rippe und dem unteren Lungenrand in Höhe des 11. Brustwirbeldornfortsatzes begrenzt wird. Segmentfüllende atelektatische Prozesse des posterobasalen Segmentes bilden sich im sagittalen Röntgenbild, ähnlich denen des Mittellappens und des mediobasalen Segmentes, als parakardiale Dreieckschatten ab. Im Gegensatz zum Mittellappen füllen Verschattungen des posterobasalen Segmentes im sagittalen Röntgenbild den Herz-Zwerchfellwinkel aus. Die Frontalaufnahme ergibt differentialdiagnostisch bei Mittellappenprozessen den Dreieckschatten zur vorderen unteren Thoraxwand, bei mediobasalen Prozessen senkrecht zur Zwerchfellkuppe, beim posterobasalen Segment nach dorsal gerichtet und in den Recessus posterior reichend.

b) Linke Lunge.

Abb. 11, 13—17.

α) Lappen.

Die beiden Lappen der linken Lunge sind ungefähr gleich groß und durch die Incisura interlobaris obliqua getrennt. Diese liegt links meist $1—1^1/_2$ Intercostalräume höher als rechts und zieht von der 3.—4. Rippe hinten zur Knochen-Knorpelgrenze der 6. Rippe schräg nach vorn unten. Der Oberlappen enthält 5 Segmente, das apikoposteriore *(1 + 2)*, das anteriore *(3)* Segment und die Segmente der Lingula *(4, 5)*, wobei der Größenanteil der Lingula, analog dem Mittellappen, variiert. Verschattungen des ganzen Oberlappens sind links nicht so häufig wie rechts. Sie füllen die oberen zwei Drittel des linken Hemithorax aus, die nach lateral und unten durch eine Linie ungefähr von der Kuppe des Zwerchfelles zur lateralen Thoraxmitte begrenzt werden. Frontal setzt sich die Oberlappenverschattung gegen den Unterlappen, diagonal vom vorderen Phreniko-costalwinkel zum 4. Brustwirbelkörper ziehend, im Sinne der Linea interlobaris obliqua ab. Häufiger als totale sind Teilverschattungen, z. B. der Segmente 1 + 2 und 3 oder der Lingula.

Der verdichtete linke Unterlappen stellt sich im sagittalen Röntgenbild analog zur rechten Seite als breite, nach oben unscharf begrenzte Mittel-Unterfeldverschattung, frontal als dreieckige, scharf begrenzte Verschattung dar. Der linke Unterlappen enthält nur 4 Segmente; nach der internationalen Nomenklatur kommt ihm ein eigenes mediobasales Segment nicht zu. Das apikale und die 3 basalen Segmente bilden wie rechts eine obere und untere Etage.

β) Segmente und Subsegmente.

Der linke Oberlappen enthält, entsprechend der Zweiteilung des Oberlappenbronchus in einen oberen und unteren Ast, die kraniale Segmentgruppe und die Segmente der Lingula. Der obere Ast stellt meist das gemeinsame Wurzelstück für den apicoposterioren und anterioren Segmentbronchus dar. Das apicoposteriore Segment *(1 + 2)* bildet das obere und hintere Drittel des Oberlappens. Den der Teilung des apicodorsalen Segmentbronchus entsprechenden apikalen und posterioren Parenchymeinheiten kommt funktionell die Stellung von selbständigen Segmenten zu, obwohl sie in der Rangordnung der Bronchialaufzweigungen Subsegmenten entsprechen würden. Apikales (*1*) und posteriores (*2*) Segment sind in Form, Lage, Projektion auf die Thoraxwand und röntgenologischen Erscheinungsbildern analog den korrespondierenden Segmenten in der rechten Lunge und enthalten ein apikales (*1a*) und anteriores (*1b*) bzw. apikales (*2a*) und posteriores (*2b*) Subsegment. An der Innenfläche des apikalen Segmentes findet sich kranial der Sulcus anonymae und subclaviae, caudal ein Teil des Sulcus arcus aortae. Die beiden Segmente sind infolge der engen Bronchialbeziehung häufig gemeinsam erkrankt. Das röntgenologische Erscheinungsbild atelektatischer Prozesse des apicoposterioren Oberlappensegmentes (*1 + 2*) bildet sich in der sagittalen Übersichtsaufnahme in Form einer nach unten horizontalen, nach lateral außen bis unter die Clavicula ansteigenden, scharf begrenzten Oberfeldverschattung ab, die in der Frontalaufnahme dreieckförmig vom Hilus gegen dorsal und apikal reicht und im Bereiche des Oberlappens nur das Gebiet des anterioren Nachbarsegmentes frei läßt.

Das anteriore Segment (*3*) ist größer als das korrespondierende Segment der rechten Seite, liegt im vorderen Drittel des linken Oberlappens, ist keilförmig und mit der stumpfen Schneide dem Hilus, mit der gewölbten Basis der vorderen Thoraxwand zugekehrt; Untereinheiten sind das posteriore (*3a*) und das anteriore (*3b*) Subsegment. Seine obere, schräg von der 1. Rippe vorn nach dem Hilus ziehende Fläche bildet die Gegenfläche zum apicoposterioren Segment, seine horizontal gestellte Unterfläche, analog dem Ober-Mittellappenspalt der rechten Lunge, ein intersegmentäres Septum mit dem superioren Lingulasegment. An seiner Innenfläche findet sich der Sulcus für Arcus aortae und Aorta descendens und eine Impression der A. pulmonalis. Der N. phrenicus sinister kreuzt dieses Segment knapp vor dem Hilus. Die Projektion des anterioren Segmentes auf die Thoraxwand begrenzt sich analog zur rechten Seite, mit der 1. und 4. Rippe vorn und reicht von der Parasternallinie bis zur mittleren Axillarlinie, liegt also ebenfalls infraclaviculär und teilweise in der Axilla. Die Röntgenprojektion von Segmentverdichtungen bildet wie rechts einen dreieckig- oder bandförmigen Schatten, der im sagittalen Strahlengang vom Hilus nach lateral bis unter die Clavicula und in frontaler Projektion vom Hilus zur vorderen Thoraxwand reicht.

Die Lingula entspricht entwicklungsgeschichtlich und anatomisch dem Mittellappen der rechten Lunge; sie bildet das vordere untere Drittel des linken Oberlappens. Nach WAREMBOURG und GRAUX (1953) finden sich selten (2%) vollständige, häufiger (10%) unvollständige, die Lingula separierende, überzählige Lappenspalten. Die Segmente der Lingula sind, im Gegensatz zum Mittellappen, etagenförmig übereinander angeordnet. Die Lingula enthält ein superiores (*4*) und ein inferiores (*5*) Segment. Das superiore Lingulasegment (*4*) enthält ein posteriores (*4a*) und anteriores (*4b*) Subsegment und liegt parakardial. Es hat die Form einer dreiseitigen Pyramide, deren Spitze hiluswärts, deren Basis ventral gerichtet und der vorderen Thoraxwand angelegt ist; seine obere Fläche liegt horizontal, steht in Höhe der 4. Rippe vorn und ist dem anterioren Oberlappensegment benachbart. Die Unterfläche des superioren Lingulasegmentes bildet im vorderen Anteil die Gegenfläche zum inferioren Lingulasegment, im hinteren Anteil zum anterobasalen Unterlappensegment, ist also dorsal durch einen Teil der Incisura interlobaris obliqua begrenzt. An der konkaven medialen, dem Herzen zugekehrten Seite findet sich der obere Teil der Fossa cardiaca. Das superiore Lingulasegment projiziert sich auf die vordere Thoraxwand als horizontales, von der 4.—5. Rippe reichendes Rechteck, das seitlich durch die Linea interlobaris obliqua begrenzt wird. Röntgenologisch stellt sich das verdichtete superiore Lingulasegment auf der sagittalen Übersichtsaufnahme als parakardiale, meist unscharf begrenzte Dreieckverschattung dar, die den linken Herz-Zwerchfellwinkel frei läßt; bei frontaler Projektion liegt es ventral.

Das inferiore Lingulasegment (5) bildet den basalen Lingulateil; es besitzt ein superiores (5a) und inferiores (5b) Subsegment und hat die Form einer dreieckigen Pyramide, deren Spitze juxtahilär und deren Basis der vorderen unteren Thoraxwand zugekehrt ist. Die obere Fläche steht in Beziehung zum superioren Lingulanachbarsegment, die untere Fläche bildet, als Gegenfläche zum anterobasalen Unterlappensegment, einen Teil des Ober-Unterlappenspaltes und hat die Richtung der Incisura interlobaris obliqua. Die Innenfläche hat Kontakt zum Mediastinum und besitzt eine Exkavation für den mittleren Teil der Impressio cardiaca. Auf die Thoraxwand projiziert, bildet sich dieses Segment als Dreieck mit den Seiten Parasternallinie, unterer Rand der 5. Rippe und Linea interlobaris obliqua ab. Seine Projektion fällt also ungefähr in die Regio inframammalis. Röntgenologisch stellt sich das verdichtete Segment sagittal ebenfalls als parakardialer Dreieckschatten dar, der auf der Frontalaufnahme mit der Basis der vorderen unteren Thoraxwand anliegt.

Das apikale Unterlappensegment (6) bildet die obere Etage des Unterlappens und ist in Form, Lage, Thoraxwandprojektion und Röntgendarstellung vom korrespondierenden Segment der rechten Seite nicht wesentlich verschieden. Seine untere intersegmentäre Fläche zu den basalen Unterlappensegmenten besitzt gegenüber rechts eine stärkere caudallaterale Neigung; wie rechts können auch links komplette und inkomplette Lappenspalten vorhanden sein. Die mediale Fläche tritt in Beziehung zur Aorta descendens. Das Segment wird in ein mediales (6a), superiores (6b) und laterales (6c) Subsegment unterteilt. Die sagittale Röntgenprojektion seiner Verdichtung zeigt eine parahiläre Band- oder Dreieckverschattung mit unscharfer Begrenzung nach unten und lateral. Verwechslung mit Hilusvergrößerung oder perihilärer Infiltrierung ist möglich. Auf der frontalen Kontrollaufnahme projiziert sich das Segment jedoch deutlich in den spitzen Winkel zwischen Wirbelsäule und Linea interlobaris obliqua.

Die basale Etage des Unterlappens mit ihren 3 Segmenten (8, 9, 10) füllt ungefähr $^1/_3$—$^1/_4$ des linken Hemithorax aus. Gegen die Lingula grenzt sie sich durch den vorderen unteren Anteil der Incisura interlobaris obliqua ab; die beiden intersegmentären Septen der Unterlappenbasis stehen frontal und ziehen nach lateral bzw. laterodorsal. An der Innenfläche der basalen Etage finden sich der hintere Anteil der Fossa cardiaca und, vom Ligamentum pulmonale und der hinteren mediastinalen Lungenkante begrenzt, der Sulcus oesophageus und Sulcus aortae.

Das anterobasale Unterlappensegment (8) enthält ein laterales (8a) und ein basales (8b) Subsegment. Es hat die gleiche Form, Lage, Thoraxwandprojektion wie rechts. Seine Innenfläche wird von der Incisura interlobaris obliqua, dem Ligamentum pulmonale und dem Margo inferior begrenzt und bildet einen Teil der Fossa cardiaca (linker Ventrikel). Die Vorderfläche liegt der Lingula, die Rückfläche dem laterobasalen Nachbarsegment, die konkave Unterfläche dem Zwerchfell an.

Das laterobasale (*9*) Segment mit seinem lateralen (*9a*) und basalen (*9b*) Subsegment projiziert sich an die laterale Thoraxwand subaxillar.

Das posterobasale (*10*) Segment enthält wie rechts ebenfalls 3 Subsegmente, das laterale (*10a*), das mediale (*10b*) und das subapikale (*10c*). Lage, Form, Projektion an die Thoraxwand und röntgenologisches Erscheinungsbild sind gegenüber rechts nicht verschieden.

3. Lobulus, Acinus, primary lobule, Pulmon, Alveolen.

Der feinere Lungenaufbau steht wie die großen Parenchymeinheiten in Abhängigkeit von den beiden Bauprinzipien des Bronchial- und Bindegewebssystems. Makroskopisch noch abgrenzbare Einheiten des Lungenbaues stellen die Läppchen oder Lobuli dar. Sie sind nach v. HAYEK (1953) die kleinsten Abschnitte des Lungenparenchyms, die von außen her an der Lungenoberfläche erkannt und präparativ dargestellt werden können. FELIX (1920, 1928) und v. MÖLLENDORFF (1949) betrachten die Lobuli als kleinste klar definierbare architektonische Einheit der Lunge. Nach POLICARD (1950) haben sie gewöhnlich prismatische, seltener Pyramidenform und weisen in der subpleuralen Schicht eine Höhe von 21—27 mm und eine Breite von 9—20 mm, in den tieferen Schichten von 15 und 11 mm auf. Die Lobuli werden von einer Läppchengrenzmembran umgeben. Die Septa interlobularia sind läppchentrennende Bindegewebseinschnitte des Interstitiums. Die Läppchen sind im Bereich der Septa interlobularia gegeneinander verschiebbar (v. HAYEK 1953). Der Bronchus lobularis tritt, von der A. lobularis begleitet, an dem dem Hilus zugewendeten Läppchenstiel in den Lobulus ein. Die Vv. lobulares sind von Br. und A. lobularis getrennt und liegen selbständig in den Septa interlobularia. Bronchi lobulares, Aa. lobulares und Vv. lobulares liegen in interstitiellem Bindegewebe eingebettet. Der Bronchus lobularis versorgt das Lungenläppchen und zweigt sich, meist dichotom, innerhalb des Lobulus in die Bronchioli auf. Die Nomenklatur der intralobulären Bronchiolenverzweigung ist wenig übersichtlich. MILLER (1950) z. B. gebraucht termini, die sich an die alte Basler Nomenklatur (BNA) von 1895 anlehnen. Danach geben die Bronchioli ihrerseits Bronchioli respiratorii ab, die sich in Ductuli alveolares aufteilen. Diesen schließen sich die Atria, die Sacculi alveolares und schließlich die Alveolen an.

Nach v. HAYEK (1953) sind die ersten intralobulären Bronchialäste die Bronchioli terminales. Sie sind nach ihm frei von Drüsen und Knorpelelementen und „der letzte Abschnitt des Bronchialbaumes, der noch eine kontinuierliche Auskleidung aus prismatischen Epithelzellen besitzt". Die Bronchioli terminales verzweigen sich durch drei aufeinanderfolgende dichotome Teilungen in 8 Bronchioli alveolares, so daß von Bronchioli alveolares 1., 2. und 3. Ordnung gesprochen werden kann. Die Bronchioli alveolares ihrerseits teilen sich ebenfalls dichotomisch in Ductus alveolares, die nach abermaliger dichotomer Teilung in mit Alveolen besetzten Blindsäcken (Sacci alveolares oder Infundibula) endigen.

Die Alveolen stellen die eigentlichen Atmungskammern dar. Ihre Wand ist dünn und besteht aus elastischen Fasern, die Innenfläche ist von glatten, kern-

losen Epithelzellen ausgekleidet; der Außenwand liegt ein dichtes Capillarnetz
an. Bronchiolus alveolaris, Ductus alveolares und Sacculi alveolares bilden einen
Fächer- oder Kugelbaum; einem Ductus alveolaris sind ungefähr 300 Alveolen
angeschlossen. Die Alveolen haben nach Policard (1950) einen Durchmesser
von ungefähr 0,1—0,3 mm und werden durch Alveolarsepten des interstitiellen
Systems getrennt. Die menschliche Lunge enthält ungefähr 700 bis 800 Millionen
Alveolen (Policard 1950) mit einer Gesamtoberfläche von 90 m² (v. Möllendorff 1949).

Der pathologische Anatom Rindfleisch (1878) beschrieb seinerzeit als struk-
turelle Einheit des Feinbaues der Lunge den Acinus. Nicol (1914) und Aschoff
(1917) sahen im Acinus eine kon-
stante pathogenetische Einheit in
der Pathologie der Lungentuberkulose. Die Acini sind kleinere Baueinheiten als die Lobuli und von
submakroskopischer Größe. Nach
Rindfleisch stellen 3—5 von einem
Alveolargang gebildete Bäumchen
einen Acinus dar. Laguesse (1898),
Loeschcke (1921), Husten (1921),
Braus u. a. verstanden, davon ab-
weichend, unter Acinus von den
Bronchioli alveolares 1. bis 3. Ordnung, Grethmann (1935) von einem
Ductus alveolaris determinierte Baueinheiten. Nach Braus machen
12—18 Acini einen Lobulus aus;
nach Engel (1950) ist der „große
Acinus" der von einem Bronchiolus
terminalis versorgte Lungenbezirk
und setzt sich aus mehreren, den

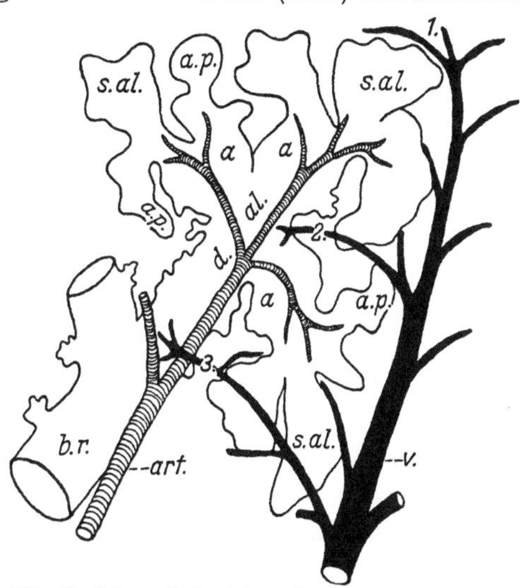

Abb. 18. Schematischer Längsschnitt durch das „primary
lobule". *b.r.* bronchiolus respiratorius; *d.al.* ductulus alveolaris; *a.a.a.* atria; *s.al. s.al.* sacculi alveolares; *a.p., a.p.* alveoli pulmonum; *art.* arteria pulmonalis mit Ästen zu den
atria und sacculi; *v.* vena pulmonalis mit Ästen aus der
Pleura (*1*), dem ductulus alveolaris (*2*) und dem bronchiolus
respiratorius (*3*). (Nach Miller 1900.)

Bronchioli alveolares zugehörenden, „kleinen oder terminalen Acini" zusammen.

Miller (1950) sieht im sog. „primary lobule" die kleinste Baueinheit der
Lunge. Dieser ist von mikroskopischer Größe und stellt den von einem Ductus
alveolaris versorgten Parenchymbezirk dar; er ist die Gesamtheit eines Ductus
alveolaris und der ihm zugehörigen Atrien, Sacculi alveolares, Alveolen, Blut-
gefäße, Lymphgefäße und Nerven: "The ensemble of ductulus alveolaris, atria,
sacculi alveolares, and alveoli, together with their accompanying blood vessels,
lymph vessels, and nerves, form a primary lobule" (Abb. 18). Dem „primary
lobule" annähernd analog ist das von Braus beschriebene Pulmon.

Lobulus, Acinus und primary lobule sind also in ihrer Größe und Stellung im
Feinbau der Lunge Einheiten verschiedener Rangordnung.

4. Blut- und Lymphgefäße.

Die A. pulmonalis dexter zieht nach ihrem Abgang vom Hauptstamm, den
Stammbronchus ventral kreuzend, unterhalb des rechten Oberlappenbronchus
(Br. eparterialis) in flachem Bogen nach rechts und legt sich dem Stammbronchus

lateral an. Die A. pulmonalis sinister steigt nach dorsal und links auf und verläuft, den linken Hauptbronchus ventral kreuzend, im Bogen über den linken Oberlappenbronchus (Br. hyparterialis) nach caudal an die laterale Seite des Bronchus.

Der weitere Verlauf und die Arborisation der Pulmonalarterien in Segment-, Subsegment- und Lobulusarterien, ihre Beziehung zu den analogen Bronchen sind relativ übersichtlich; sie ziehen nach dem Abgang von der rechten und linken A. pulmonalis bis in die peripheren Verzweigungen mit den Bronchen gemeinsam und werden durch das Interstitium zu bronchoarteriellen Einheiten verbunden. Die Ähnlichkeit der Topographie von Arterien und Bronchen führten HERRNHEISER (1934, 1936), der seinerzeit von der Aufzweigung des Arterienbaumes ausging, fast zur gleichen Segmenteinteilung wie BROCK (1947), der die Bronchialaufteilung berücksichtigte. Bronchen und Arterien treten am Segmentstiel in die Segmente ein und bilden gleichsam ihre Achse.

Die Venen folgen nach BACKMAN (1924) „nicht den Artebronchen, am allerwenigsten ist das der Fall in den peripheren Teilen, erst im Hilusgebiet der Lunge liegen die Venen den Bronchen und Arterien dicht an". Sie ziehen, aus der Peripherie kommend, selbständig im interlobulären und intersegmentären Bindegewebe hiluswärts, liegen also mittelständig zwischen Bronchen und Arterien. Auf die intersegmentale Lage aller Segmentvenen hat neuerdings TÖNDURY (1954) hingewiesen. Auch BOYDEN (zit. nach ZENKER und Mitarbeiter 1954) betont, „daß die Intersegmentebenen fast immer von Intersegmentvenen durchzogen werden". Die Intersegmentvenen verlaufen somit an der Oberfläche des Segmentes und markieren die Grenze benachbarter Segmente. Für die chirurgische Resektion haben sie große Bedeutung, „weil sie die Lage der die einzelnen Segmente trennenden Ebenen in der Regel genau bezeichnen" (ZENKER und Mitarbeiter 1954). Die intersegmentäre Lage bedingt, daß sie ihr Blut aus 2 Segmenten bzw. dem segmentalen Versorgungsbezirk zweier Arterien beziehen (BACKMAN 1924). Die Intersegmentvene darf daher bei Segmentresektionen nicht unterbunden werden, da es sonst zu Abflußbehinderung, Stauung und funktioneller Beeinträchtigung des Nachbarsegmentes kommen kann.

Die Venen gehen — nach v. HAYEK (1953) — in radiärer Richtung meist „durch den Teilungswinkel eines Bronchus oder einer Arterie hindurchziehend" zum unteren Hiluspol, wo sie beidseits zu je einer oberen und unteren V. pulmonalis zusammenmündend, in den linken Vorhof eintreten.

Im Lungenhilus liegen die Bronchen dorsal, die Arterien ventral und kranial, die Venen ventral und caudal. Zur Charakterisierung der topographischen bronchovasculären Beziehungen im Hiluskerngebiet der Lappen hat FELIX (1920, 1928) eine „Uhrzeigerregel" angegeben. In beiden Oberlappen liegt die Arterie medial, der Bronchus in der Mitte und die Venen sind lateral gelegen. Für den Mittel- und Unterlappen der rechten Seite verschiebt sich die Gruppierung von Arterien, Venen und Bronchen entgegen dem Sinne des Uhrzeigers, d. h. die Arterie liegt lateral, der Bronchus in der Mitte, die Venen medial, für die linke Seite im Sinne des Uhrzeigers, so daß sich auch hier die Arterien lateral, und die Venen medial vom Bronchus befinden.

Die Nomenklatur der Segmentarterien und -venen geht aus einer, dem internationalen Segmentschema angepaßten Zusammenstellung von HERRNHEISER (1951) hervor:

Tabelle 3. *Segmentarterien und -venen.* (Nach HERRNHEISER 1951; modifiziert.)

	Segment-Arterien	Segment-Venen
	Rechte Lunge	
Oberlappen	1. A. apicalis	1 a V. subpleuralis
	2. A. posterior	1 b + 2. V. apicoposterior
	3. A. anterior	3. V. anterior
Mittellappen	4. A. lateralis	4. V. lateralis
	5. A. medialis	5. V. medialis
Unterlappen	6. A. apicalis	6. V. apicalis
	7. A. mediobasalis	7. meist durch einen Ast der Vene 8 substituiert
	8. A. anterobasalis	8. V. anterobasalis
	9. A. laterobasalis	9. V. laterobasalis
	10. A. posterobasalis	10. V. posterobasalis
	Linke Lunge	
Oberlappen	1. A. apicalis	1 a inkonstant
	2. A. posterior	1 b + 2. V. apicoposterior
	3. A. anterior	3. V. anterior
Lingula	4. A. superior lingulae	4. V. superior lingulae
	5. A. inferior lingulae	5. V. inferior lingulae
Unterlappen	6. A. apicalis	6. V. apicalis
	7. A. mediobasalis	7. meist durch einen Ast der Vene 8 substituiert
	8. A. anterobasalis	8. V. anterobasalis
	9. A. laterobasalis	9. V. laterobasalis
	10. A. posterobasalis	10. V. posterobasalis

Variationen des Gefäßverlaufes können sich durch die Verschiedenheit des Teilungstypus ergeben; grundsätzlich wird der magistrale oder „Baumtypus", bei dem von einem Hauptast kleinkalibrige Seitenäste hervorgehen, vom zerstreuten oder „Strauchtypus" unterschieden. Andererseits sind Variationen des Verlaufes, Abweichungen im Ursprung und der Aufzweigung, Astverdoppelung, accessorische Astbildungen, Astverlagerungen usw. möglich. Im allgemeinen sind die Teilungsverhältinsse der Venen komplizierter und variantenreicher als die der Arterien.

Das Lymphgefäßsystem ist eng an das Interstitium gebunden und begleitet das peribronchiale, perivasculäre, subpleurale, interlobuläre und intersegmentäre Bindegewebe. Die Alveolarwände enthalten keine Lymphgefäße. Die Lymphgefäße nehmen im peribronchiolären und perivasculären Bindegewebsnetz der Lobuli und in den interlobulären Septen ihren Ausgang und führen in die hilären und mediastinalen Lymphknoten. ROUVIÈRE (1932) unterscheidet ein oberflächliches subpleurales und ein tiefes im Parenchym gelegenes Lymphgefäßnetz, das den Bronchen und Blutgefäßen zum Hilus folgt und mit dem subpleuralen Plexus in Verbindung steht.

Nach BÖHM und HUZLY (1955) können entlang der peripheren Bronchien kleinste Lymphknötchen vorkommen. Von v. HAYEK (1953) wird das Vorhandensein echter, innerhalb des Parenchyms gelegener Lymphknoten bezweifelt. Die ersten Lymphknoten liegen in den Astwinkeln der Segment- und Lappenbronchen, also im Kerngebiet der Lunge und werden als bronchopulmonale oder hiläre Drüsen (im engeren Sinne) bezeichnet. Nach ihrer Beziehung zum Quellgebiet der Lappen kann eine obere, mittlere und untere Gruppe unterschieden werden. Zu den Drüsen des Hilus (im weiteren Sinne) gehören außerdem die Lymphknoten am rechten und linken Tracheobronchialwinkel (tracheobronchiale Drüsen), im Bifurkationswinkel (Bifurkationsdrüsen), die Drüsen am Arcus Aortae und Lig. Botalli (ENGELsche Drüsengruppe) und beidseits der Trachea (paratracheale Drüsen). Der Abflußweg des linken Oberlappens (ohne Lingula) geht nach ROUVIÈRE (1932) über die aortale Drüsengruppe und die linksseitig aufsteigende paratracheale Drüsenkette, während der Abflußweg der rechten Lungenlappen direkt, der des linken Unterlappens und der Lingula nach Kreuzung in den Bifurkationsdrüsen zur rechtsseitigen tracheobronchialen Lymphknotenkette führt.

5. Nerven.

Über die nervale Versorgung der Lungen sind die Kenntnisse noch ungenügend und widersprechend. «Beaucoup reste encore a préciser sur le problème de l'innervation pulmonaire» (POLICARD 1950). Es bestehen efferente Bahnen für die Schmerzempfindung in der Pleura, den Bronchen, für den Hustenreiz und die Drüsensekretion, afferente Bahnen zur glatten Muskulatur der Gefäße und Bronchen. Die zur Lunge ziehenden Fasern des vegetativen Systems werden zum Teil in intrapulmonalen Ganglien unterbrochen. Der N. vagus führt sowohl parasympathische wie auch sympathische Fasern, im N. phrenicus laufen neben den motorischen auch vegetative Fasern (GROSSE-BROCKHOFF 1950). Die glatte Muskulatur der Bronchen wird wahrscheinlich vom Parasympathicus im erregenden, vom Sympathicus im erschlaffenden Sinne innerviert.

6. Muskulatur.

Die glatte Muskulatur des Lungenparenchyms ist bei Klinikern und Anatomen Gegenstand lebhafter Diskussion. Klinisch kommt der Parenchymmuskulatur wegen der von BRONKHORST und DIJKSTRA (1940), STURM (1948, 1951) u. a. postulierten aktiven Contractilität der Lunge und ihrer Fähigkeit zur Bildung von Kontraktions- und Reflexatelektasen größte Bedeutung zu. Nach BALTISBERGER (1921) ist die Muskulatur in der Lunge sehr ausgesprochen und kann sowohl in der Pleura, den Interlobularsepten, im Interstitium wie auch in den Ductus und Sacci alveolares nachgewiesen werden. Nach ENGEL (1950) hingegen tritt die glatte Muskulatur wenig in Erscheinung und bildet nur einen Teil des engen Geflechtes von elastischen und reticulären Fasern des interstitiellen Systems der Lunge. Für die meisten Autoren handelt es sich bei den Ergebnissen BALTISBERGERs um einen Zufallsbefund bei hypertrophischer Lungenmuskulatur. So konnte z. B. BEHRENS (1950) unter 13 menschlichen Lungen nur einmal Befunde ähnlich denen von BALTISBERGER erheben: „die Rolle, die dieser Lungenmuskulatur von klinischer Seite für die Entwicklung der Atelektase zugemessen wird, entspricht nicht den anatomischen Tatsachen". Nach v. HAYEK (1950) dagegen läßt sich glatte Muskulatur nicht nur in den Ductus alveolares, sondern auch in den Alveolarsepten der Sacci alveolares nachweisen, und nach v. MÖLLENDORFF (1949) finden sich glatte Muskelbündel, welche Lymphgefäßen zugeordnet sind, auch in der Pleura und in den Septa interlobularia. Ist die glatte Muskulatur der Lungen auch wechselnd stark und in den meisten Lungen nur spärlich ausgebildet, so kommt v. HAYEK im ganzen doch zu der Auffassung BALTISBERGERs, daß „kein Quadratmillimeter Lungengewebe ohne ausgedehnte Muskulatur" ist.

B. Funktionelles.

1. Das Spannungssystem der Lunge.

Die Lunge ist ein elastischer Körper, dessen Spannung durch die Druckdifferenz zwischen intrapleuralem und alveolärem Raum und durch das gewebliche Gesamtspannungssystem (v. MÖLLENDORFF 1949) aufrechterhalten wird. Lobuli, Septen, Bronchen, Arterien und Venen bilden ein elastisches Gerüst, das zwischen Pleura visceralis und Hilus bzw. zwischen Pleura lobaris und Lappenkern ausgespannt ist.

Die Arterien sind relativ locker in das Spannungssystem eingefügt und in ihrer Weite vom Spannungszustand des umgebenden Lungengewebes weitgehend unabhängig. Die Arteriolen und Venen hingegen sind fest in das elastische Lungengerüst eingebaut und den Spannungsänderungen bei der Atmung direkt unterworfen (v. HAYEK 1953); Intersegmentvenen werden bei der Einatmung erweitert (TÖNDURY 1954).

Ähnlich den Interlobärspalten stellen die aus lockerem Bindegewebe gebildeten Interlobulärsepten Gleiteinrichtungen dar (v. HAYEK 1953), die dem lobulären Spannungssystem gestatten, den respiratorischen Größenschwankungen zu folgen.

Die Tunica fibrocartilaginosa der Bronchen besitzt die Funktion eines Spannfutters („mandrin rigide", POLICARD und GALY, 1945) und unterstützt das Offenhalten des Bronchialbaumes. Sie ist nach v. HAYEK (1953) „das wichtigste Längsspannungssystem der Bronchialwand, das, durch den atmosphärischen Luftdruck in Spannung gehalten, die Spannungen des Lungenparenchyms über die Bronchioli auffängt und auf die Trachea und damit den Kehlkopf überträgt". Eine wesentliche Rolle im elastischen Spannungssystem der Lunge spielt nach POLICARD und GALY (1945) die Membrana elastica interna. Sie ist imstande, einerseits der respiratorischen Streckung und Zusammenziehung der Bronchen zu folgen (dispositif élastique à la traction); andererseits vermag sie endobronchiale Drucksteigerungen (forcierte Expiration, Husten) und Bronchuskompressionen (exspiratorisch peribronchiale Druckerhöhung, Bronchuskontraktionen) aufzufangen und ihnen einen elastischen Widerstand entgegenzusetzen (dispositif élastique à la compression). Die Membrana elastica interna besitzt somit eine Bremsfunktion gegenüber bronchialen Druckeinwirkungen und kann die Bronchialwand nach funktionellen Kaliberschwankungen in die Mittellage zurückführen.

Dem elastischen Gewebe ist die Muskulatur der Bronchen anatomisch und funktionell eingefügt (myoelastisches Spannungssystem der Lungen). Durch die Bronchusmuskulatur kann die Weite der Bronchuslichtungen reguliert werden. Kontraktionen führen zu Verengerung der Bronchuslichtung, die Schleimhaut wird wie ein zugezogener Beutel in Falten gelegt (POLICARD und GALY 1945), so daß beträchtliche Verengerungen des Bronchiallumens möglich werden. Die Anschauung über die Wirkung der Muskulatur der Bronchioli alveolares, Ductus alveolares und Alveolareingänge sind divergierend. Nach O. A. M. WYSS (1952) beeinflußt die Bronchialconstriction in synergetischer Weise die Entfaltung des Lungenparenchyms und unterstützt die dilatierende Wirkung der inspiratorischen

Kräfte auf Alveolen und Capillaren. v. HAYEK (1953) seinerseits nimmt an, daß in der Folge der isolierten Kontraktion eines Ductus alveolaris die von ihm versorgten Alveolen verkleinert, die Nachbaralveolen dagegen erweitert werden. Nach der Kontraktion der Muskulatur mehrerer benachbarter Ductus alveolares hingegen sollen alle in ihrem Bereich gelegenen Alveolen verkleinert werden. Auf diese Weise wäre die Entstehung von Kontraktionsatelektasen erklärbar. Nach v. GEHLEN (1940) tragen die tangential in den Alveolareingangsring einstrahlenden Muskelfasern zum Offenhalten des Alveolarringes bei und regulieren die Spannung im elastischen Gewebe der Lobuli.

v. NEERGAARD (1930) schreibt der Oberflächenspannung der Alveolen eine bedeutende Rolle im Spannungssystem der Lunge zu. Nach ihm setzt sich die Retraktionskraft der Lungen einerseits aus der Gewebselastizität des Lungengewebes, andererseits aus der Oberflächenspannung an der Grenzfläche Alveolarepithel-Alveolarluft zusammen. Die Oberflächenspannung ist 2—3mal so groß wie die Gewebselastizität. Die Größe der Oberflächenspannung ist abhängig vom Krümmungsradius der Alveolen. Je kleiner der Krümmungsradius, desto größer ist die Oberflächenspannung und damit die Retraktionskraft. Die an den Alveolarringen tangential angreifenden Muskelfasern sind nach v. GEHLEN (1940) imstande, den Krümmungsradius der Alveolen zu variieren. Damit ergibt sich eine aktive Regulierung der Oberflächenspannung der Alveolen und der Spannung im Gesamtspannungssystem. Zweifellos unterliegt die Steuerung dieser Regulationsmechanismen nervalen Einflüssen, wodurch das Zustandekommen reflektorischer Kontraktionsatelektasen erklärbar ist.

2. Atemmechanismus.

Die Atmung ist ein komplexer Vorgang, bei dem der periodische Wechsel von Lungenluft und Außenluft (äußere Atmung) und der Gasaustausch zwischen Gewebe und Capillaren des Lungen- und Körperkreislaufes (innere Atmung) ineinandergreifen. Im Rahmen dieser Arbeit beschränken wir uns auf die Erörterung des Vorganges der äußeren Atmung. Die äußere Atmung kommt durch den periodischen Wechsel der beiden Atmungsphasen, der Inspiration und der Exspiration, zustande.

Die Inspiration ist ein aktiver Vorgang und setzt sich aus dem costosternalen Mechanismus (Hebung der oberen Rippen und Vorstoßbewegung des Sternums) zur Lüftung des Oberlappens und dem costodiaphragmalen Mechanismus (Hebung, Vor- und Seitenstoßbewegung der unteren Rippen, konsekutive Erweiterung des costalen Diaphragmaansatzringes und Senkung des Zwerchfelles) zur Lüftung des Unterlappens zusammen. Nach ASCHOFF (zit. nach H. H. WEBER 1934) bildet meist die 6. Rippe die Grenzlinie der beiden funktionellen Atemmechanismen, bei denen die Entfaltung des Oberlappens vorwiegend durch die Hebung der oberen Rippen, die Entfaltung des Unterlappens vorwiegend durch das Tiefertreten des Zwerchfelles zustande kommt. Ober- und Unterlappen gleiten an den interlobären Flächen gegeneinander; diese atemmechanischen Bewegungsphänomene wurden vor allem von H. H. WEBER (1932, 1934, 1951) röntgenkymographisch untersucht. Die inspiratorische Hebung und Erweiterung des Thorax kommt durch die Tätigkeit der Mm. intercostales externi und Mm.

intercartilaginei zustande, während die Mm. intercostales interni die Intercostalräume versteifen. Bei forcierter Atembewegung treten die sog. auxiliäre Atemmuskulatur (Mm. sternocleidomastoidei, latissimi dorsi, scaleni, serrati, subclavii)
und die Streckung bzw. die Krümmung der Wirbelsäule unterstützend in Funktion. Die Abwärtsbewegung des Zwerchfelles entsteht aktiv durch Tonuserhöhung,
passiv durch die Weitung seines Ansatzringes. POLGAR (1946) nimmt nur eine
passive inspiratorische, von der Rippenbewegung mitgeteilte Zwerchfellbewegung an. Der wesentliche Anteil der Zwerchfellatmung an der Gesamtatmung
geht aus dem funktionellen Ventilationsausfall nach Phrenicuslähmung hervor,
der nach A. BRUNNER (1924) z. B. bei der rechten Lunge $^1/_3$ bis $^1/_6$ (800—400 cm^3)
ihrer Vitalkapazität beträgt.

Die Exspiration ist ein passiver Vorgang und kommt vor allem durch Erschlaffung der inspiratorisch kontrahierten Atemmuskulatur zustande. Synchron
damit verliert das Zwerchfell seinen inspiratorischen Tonus und wird durch zusätzliche intraabdominelle Drucksteigerung gehoben. Aktiv wirken bei der
Exspiration die Kontraktion der muskulären und die Retraktion der elastischen
Komponenten des myoelastischen Lungengerüstes und die Zunahme der Oberflächenspannung der Alveolen mit.

Den respiratorischen Volumenschwankungen des Thorax parallel gehen Än-
derungen der intrapulmonalen und intrapleuralen Spannungsverhältnisse. Da
der Alveolarraum auf dem Tracheobronchialweg mit der äußeren Atmosphäre
kommuniziert, schwanken die intrapulmonalen Druckwerte bei der Atmung um
den Atmosphärendruck; sie werden bei der Einatmung negativ, bei der Ausatmung positiv. Der intrapulmonale Druck wird beim MÜLLERschen Versuch
(maximale Inspiration bei geschlossener Glottis) zugleich mit dem Blutdruck
und der Spannung in den Arterien extrem erniedrigt, beim VALSALVAschen Versuch (maximale Exspiration bei geschlossener Glottis) extrem erhöht. Im intrapleuralen Raum herrscht a priori durch die fetale und postfetale Wachstums-
differenz von Thorax und Lunge ein schwach negativer Druck (intrapleuraler
oder DONDERscher Druck). Dieser stellt die Resultante des Alveolardruckes
(etwa Atmosphärendruck) minus der elastischen Retraktionskraft der Lunge dar
und beträgt im Mittel etwa —6 bis —8 mm Hg. Bei der Inspiration erfährt der
intrapleurale Druck mit der Erweiterung der Thoraxhöhle und der Zunahme des
elastischen Lungenzuges eine Erhöhung auf normal —8 bis —10 mm Hg, extrem
auf —30 mm Hg, bei der Exspiration eine Verminderung auf —5 bis —3 mm Hg.
Im VALSALVAschen Versuch kommt es zu einer extremen Verminderung des
elastischen Lungenzuges, wodurch der intrapleurale Druck positiv wird; im
MÜLLERschen Versuch mit seiner extremen Erhöhung des elastischen Lungenzuges hingegen wird der intrapleurale Druck extrem negativ. Die intrapleurale-
intrapulmonale Druckdifferenz bzw. das Übergewicht des intrapulmonalen
Atmosphärendruckes über den negativen intrapleuralen Druck ist also die
Hauptursache, daß die Lunge als Hohlkörper in Spannung gehalten wird.

Normalerweise sind die Atembewegungen beider Lungen synchron, symme-
trisch und synergistisch. Das Volumen der rechten und linken Lunge verhält
sich wie 10:8,5, die Vitalkapazität ist rechts daher etwas größer und beträgt auf
Grund broncho-spirometrischer Untersuchungen rechts etwa 55%, links 45% vom
Gesamtwert.

Die Elastizität und respiratorische Ausdehnung der Lunge ist nicht in allen Teilen gleich, da die dehnenden Kräfte auf sie in unterschiedlicher Stärke einwirken. Im allgemeinen wird der Lappenmantel stärker gedehnt als der Lappenkern, die peripheren Teile der Läppchen stärker als die zentralen. Nach ENGELHARDT (1941) werden nicht alle Alveolen gleichzeitig belüftet, ein Teil ist temporär von der Belüftung ausgeschaltet; erst nach 10—12 Inspirationen wurden alle Alveolen ventiliert. Bronchographische Untersuchungen von STUTZ (1949, 1950, 1951), STUTZ und VIETEN (1955) zeigen, daß die Unterlappen stärker ventiliert werden als Ober- und Mittellappen. In den Oberlappen werden die anterioren Segmente und die Lingula am ausgiebigsten, das posteriore und apikale Segment am geringsten belüftet. Im Unterlappen wird das posterobasale am stärksten, das anterobasale am schwächsten ventiliert. Für die bronchogene Metastasierung der Tuberkulose spielen diese segmentgebundenen Ventilationsmomente eine wesentliche Rolle.

Unter pathologischen Bedingungen kann die Koordination des Atemmechanismus und die Belüftung der Lunge und ihrer segmentären Bronchus-Parenchymeinheiten beeinträchtigt sein. Die Herabsetzung des inspiratorischen Soges segmentärer Lungenbezirke ist bronchographisch oft durch Verlangsamung und Hemmung des Füllungsvorganges zu erkennen. H. H. WEBER hat darauf hingewiesen, daß sich bei Verwachsungen der interlobären Gleitflächen der vom Zwerchfell ausgehende Dehnungszug bis in die Lungenspitzen auswirken kann. Die Behinderung der Entfaltung der Komplementärräume führt zu Ventilationseinschränkungen basaler Unterlappensegmente. Pleuraverschwartungen können durch Incarcerierung der Lunge die Lungenentfaltung wesentlich behindern oder unmöglich machen und zu beträchtlichem ventilatorischem Funktionsverlust führen. Dehnungsgröße und Lungenventilation sind auch in infiltriertem und destruiertem Lungengewebe und im Kollapszustand der Lunge herabgesetzt.

Segmentäre oder subsegmentäre Lungenabschnitte können auch unter erhöhter Sogwirkung stehen. Bronchographisch stellt sich dann eine beschleunigte und intensivere, meist bis in die peripheren kleinsten Bronchien reichende Füllung dar. Die erhöhte Sogwirkung kann z. B. dadurch zustande kommen, daß ein Lungenbezirk infolge Raumverkleinerung eines oder mehrerer Nachbarabschnitte (durch Atelektase oder Schrumpfung usw.) unter einem erhöhten Druckgefälle zu seiner Umgebung steht; andererseits kann es bei Verengerung eines Bronchuslumens, z. B. durch Schleimhautschwellung, bei gleichbleibendem inspiratorischem Sog, zur Beschleunigung des Luftstromes und damit zu einer Intensivierung der Füllung kommen.

Unter pathologischen Bedingungen kann das Gleichgewicht im Druck- und Spannungsverhältnis zwischen rechter und linker Lunge aufgehoben werden. Bei paradoxer Zwerchfellbewegung („Waagebalkenphänomen") z. B. durch Phrenicuslähmung, ist die Synergie beider Zwerchfelle gestört. Ungleiche Druckverhältnisse bei atelektatischen Prozessen führen zur Verlagerung des Mediastinums; die inspiratorisch-exspiratorischen Veränderungen der Druckdifferenz in kranker und gesunder Thoraxseite bedingen das sog. Mediastinalpendeln („HOLZKNECHT-JACOBSONsches Phänomen"). Kurze, forcierte Inspirationsbewegungen, wie z. B. beim Schnupfversuch nach HITZENBERGER, zeigen diese Bewegungen des Mediastinums röntgenologisch besonders deutlich.

3. Bronchomotorik.

Dem Atmungsvorgang gehen Bewegungen der Bronchen parallel. Sie haben für die Physiopathologie des Bronchialbaumes große Bedeutung. Lange Zeit herrschte die Anschauung von der sog. Starre des Bronchialrohres; bronchographische und bronchoskopische Exploration des Bronchialbaumes hat diese Auffassung jedoch erschüttert. Untersuchungen über die Bewegungen des Tracheobronchialbaumes wurden anatomisch von MACKLIN (1925, 1929), bronchoskopisch von v. SCHROETTER (1906) BRÜNINGS und ALBRECHT (1915), bronchographisch von HUIZINGA (1940, 1949) und STUTZ (1950, 1951), STUTZ und VIETEN (1955) kymographisch von H. H. WEBER (1932, 1934) u. a. m. vorgenommen.

Wir besprechen zunächst die respiratorischen Bewegungen der Trachea, dann die Längen-, Winkel- und Lumenveränderungen der Bronchen. Mitgeteilte Bewegungen von seiten des Oesophagus (Schluckakt) und des Herzens (Pulsation) sind möglich, spielen jedoch nur eine untergeordnete Rolle. Manche Forscher nehmen eine echte Bronchusperistaltik an (REINBERG 1925, DI RIENZO 1949, 1952); sie wird von anderen Autoren bezweifelt oder negiert (POLICARD und GALY 1945, STUTZ 1949, 1951, 1953).

Die Trachea erfährt bei extremer Beugung und Streckung eine Längsdehnung um ungefähr 50%; ihre Länge beträgt bei maximaler Beugung etwa 8,75 cm und bei maximaler Streckung 12,5 cm (HUIZINGA und SMELT 1949). Zu dieser Längenveränderung ist sie infolge der Scherengitteranordnung ihrer Fasern befähigt. Das Lumen der Trachea verändert sich mit der Respiration ebenfalls und beträgt im Durchschnitt bei Inspiration 18,2 mm, bei Exspiration 16,9 mm (v. HAYEK 1953). Die Carina der Tracheabifurkation steht bei der Inspiration etwa 2 cm tiefer als bei der Exspiration, wird also während der Atmung in der Längsrichtung verschoben. Sie erfährt unter normalen Verhältnissen während der Inspiration keine Seitenverschiebung. Ist jedoch unter pathologischen Bedingungen (Bronchostenose, Atelektase usw.) das respiratorische Gleichgewicht beider Hemithoraces aufgehoben, so kann die Carina bronchoskopisch nach der Seite mit erhöhter respiratorischer Sogwirkung bewegt werden. Daß die inspiratorische Sogdifferenz der beiden Pleuraräume für die Richtung der inspiratorischen Carinabewegung maßgebend ist, geht auch aus folgender Beobachtung hervor. Bei einer Patientin mit linksseitigem Pneumothorax wurde die Pneumothoraxnachfüllung bei liegendem Bronchoskop vorgenommen. Der intrapleurale Anfangsdruck betrug −8 bis −2 cm Wassersäule und stieg nach Einfüllung von 300 cm³ Luft auf +6 bis +5 cm. Die Carina bewegte sich zu Beginn der Füllung, während im linksseitigen Pneumothoraxraum noch negative Druckverhältnisse herrschten, inspiratorisch nach links, also nach der Seite des größeren Soges. Während der Nachfüllung nahm diese Linksbewegung zusehends ab und hörte mit dem Erreichen positiver intrapleuraler Druckwerte vollkommen auf; die Carina blieb dann in exspiratorischer Medianstellung. E. P. STEINMANN (1949) sieht ein wesentliches Moment für die Richtung der Carinabewegung im Zustand der Pleura. Bei freiem Pleuraspalt erfolgt inspiratorisch die Verschiebung der Carina, im Sinne des HOLZKNECHT-JACOBSONschen Phänomens, nach der erkrankten Seite, bei ausgedehnter Obliteration der Pleura hingegen zur kontralateralen Seite.

Der Bronchialbaum erfährt inspiratorisch eine Auffächerung, Verlängerung und Lumenerweiterung, exspiratorisch eine Entfächerung, Verkürzung und Lumenverengerung seiner Äste. Diese Bewegungsphänomene wurden von MACKLIN (1925) schematisch dargestellt (Abb. 19).

Der Bronchialbaum wird bei der Inspiration, korrespondierend mit der Vor- und Seitenstoßbewegung der Rippen und dem Tiefertreten des Zwerchfelles, nach ventral, lateral und caudal aufgefächert. Nach STUTZ (1949) geht die inspiratorische Auffächerung mit einer Winkelbewegung der Bronchen einher. Diese kann im Bronchogramm an allen Bronchusaufteilungen beobachtet werden. Inspiratorische Vergrößerung eines Astwinkels weist auf Querdehnung, Verkleinerung auf Längsdehnung des Lungengewebes hin. Auf Grund exakter Ausmessungen fand STUTZ (1949), daß das apikale Oberlappensegment und das posterobasale Unterlappensegment vorwiegend in kraniocaudaler, das anteriore Oberlappensegment in dorsoventraler Richtung und das anterobasale Unterlappensegment in frontaler Richtung gedehnt werden. Die inspiratorische Längsdehnung der Bronchen kann vor allem in den peripheren Verzweigungen beträchtlich sein. Die größte inspiratorische Bronchusverlängerung beträgt 78%; am meisten gedehnt wird das posterobasale Unterlappensegment (STUTZ 1949). Zur elastischen Streckung und Verkürzung sind die Bronchen nach MILLER (1950) vor allem durch die spiralige Anordnung der myoelastischen Faserzüge befähigt. Die Längsdehnung geschieht passiv durch die

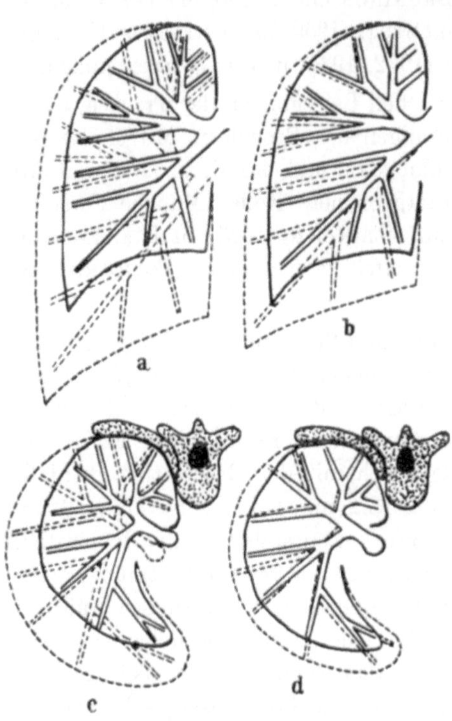

Abb. 19 a—d. Auffächerung des Bronchialbaumes bei Inspiration. [Nach MACKLIN (1925), aus POLICARD und GALY (1945).] a, c normale Lunge (Längsschnitt und Querschnitt); b, d indurierte Lunge (Längsschnitt und Querschnitt).

Dehnung der Lunge; parallel mit ihr vollzieht sich auch eine Dehnung und Streckung der Lungengefäße. Die Verkürzung erfolgt teils passiv durch die Entspannung, teils aktiv durch die Kontraktion des myoelastischen Systems. Die peripheren kleinen Bronchien verkürzen sich stärker als die großen zentralen.

Die inspiratorische Streckung und exspiratorische Verkürzung geht mit einer inspiratorischen Erweiterung und exspiratorischen Verengerung des Bronchuskalibers einher. Die Koppelung von Längsdehnung und Lumenweitung bzw. Verkürzung und Lumenverengung der Bronchialäste ist an das elastische System der Bronchuswand geknüpft. Die respiratorischen Kaliberschwankungen sind im bronchoskopischen Bild deutlich zu sehen und tomographisch und bronchographisch darstellbar (Abb. 20a und b). Nach STUTZ (1949) kann der Durchmesser maximal verdoppelt, d. h. der Querschnitt vervierfacht werden.

Die Fähigkeit der Bronchen zur Kaliberveränderung ist auf verschiedene Weise erklärbar. STARLING (1933) stellte die These von der aktiven exspiratorischen Kontraktion der Bronchusmuskulatur auf. ELLIS (1936) zeigte, daß respiratorische Kaliberschwankungen jedoch auch nach Entnervung der Lunge eintreten. WESTERMARK (1952) schloß aus bronchographischen Serienaufnahmen, daß die Kaliberveränderungen der Bronchialwand passiv und nicht kontraktorisch zustande kommen und eine direkte Folge der respiratorischen Änderung der

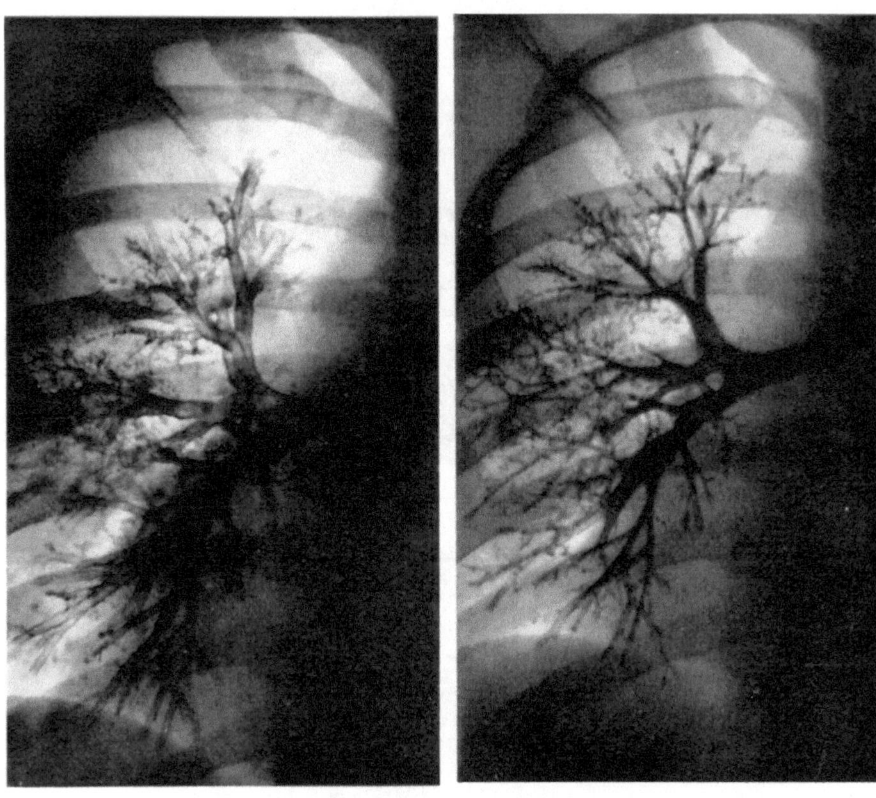

Abb. 20 a.   Abb. 20 b.

Abb. 20a. 3. 9. 53. Bronchogramm in Inspirationsstellung.

Abb. 20b. 3. 9. 53. Bronchogramm in Exspirationsstellung. Der Vergleich beider Aufnahmen zeigt eine deutliche Kaliberdifferenz der Bronchen.

endopulmonal-endobronchialen Druckdifferenz sind. Nach HUIZINGA (1952) erweitert die Synergie von intrapulmonaler Druckverminderung und intrabronchialer Druckerhöhung bei der Inspiration die Bronchen; der reziproke Vorgang bei der Exspiration verengert sie. Diese intrapulmonal-intrabronchiale Druckdifferenz wirkt bei der Inspiration im Sinne eines radialen Zuges erweiternd, bei der Exspiration im Sinne eines radialen Druckes verengernd auf die Bronchialwand. Die Verhältnisse gehen aus folgendem Beispiel hervor:

Im Tomogramm, Abb. 21a, das in tiefer Inspirationsstellung aufgenommen wurde, sind die großen Bronchen der rechten und linken Lunge gestreckt und mit weitem Lumen dargestellt. Im Gegensatz dazu sind im Tomogramm der

Abb. 21 b, bei tiefer Exspiration, die Bronchen deutlich verkürzt und verengt. Das Tomogramm der Abb. 21 c wurde im VALSALVASchen Versuch aufgenommen. Bei diesem Versuch wird nach tiefster Einatmung bei geschlossener Glottis eine

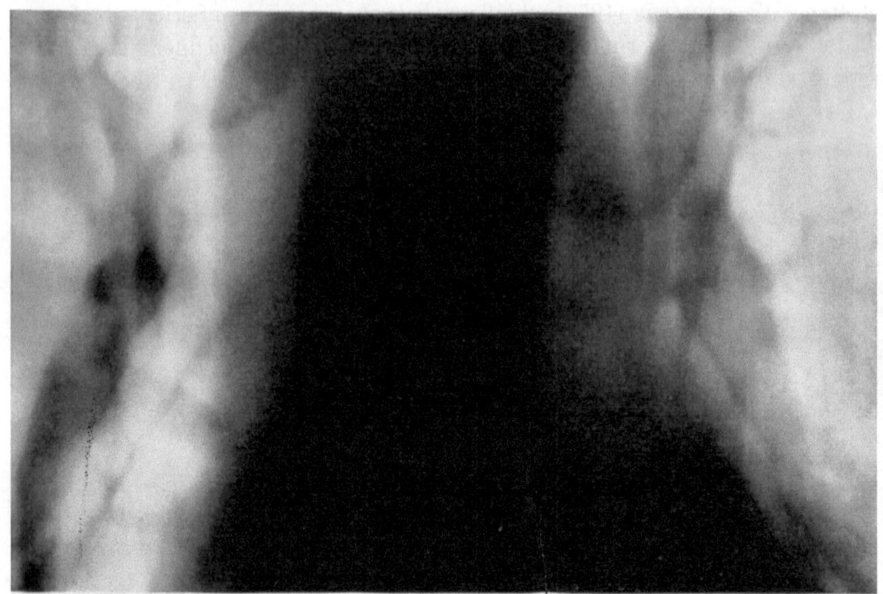

Abb. 21a. 22. 11. 52. Tomogramm $9^{1}/_{2}$ cm in Inspirationsstellung. Bronchen weit und gestreckt.

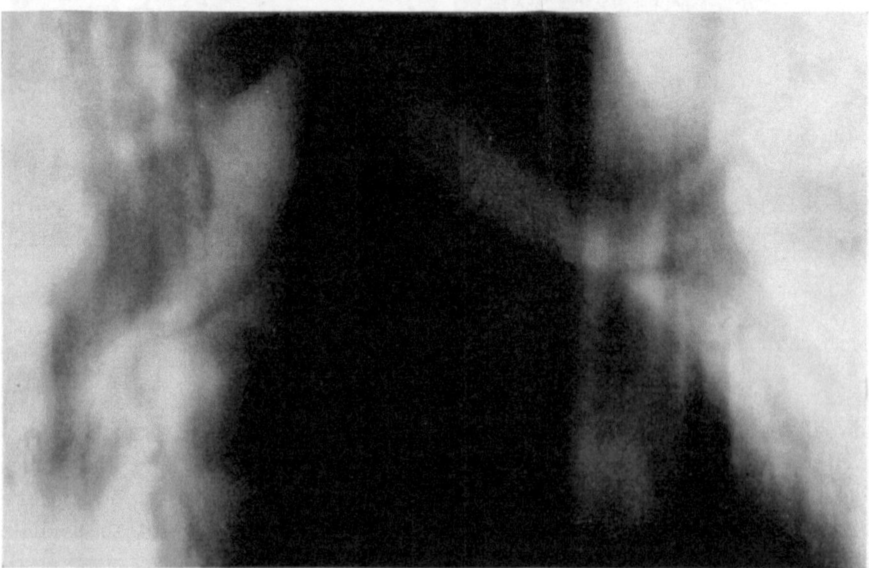

Abb. 21 b. 22. 11. 52. Tomogramm $8^{1}/_{2}$ cm in Exspirationsstellung. Bronchen eng und verkürzt.

intensive Ausatmungsbewegung angeschlossen. Die Einatmung führt zur Lungendehnung, die Ausatmungsbewegung bei geschlossener Glottis zu positiven intrabronchialen Druckwerten. Beide Momente wirken gleichsinnig und erweitern,

wie aus Abb. 21c hervorgeht, das Bronchuskaliber. Im MÜLLERschen Versuch
hingegen (Abb. 21d) ist der Vorgang umgekehrt. Nach tiefster Ausatmung, die
mit einer intrapulmonalen Druckerhöhung einhergeht, wird bei geschlossener

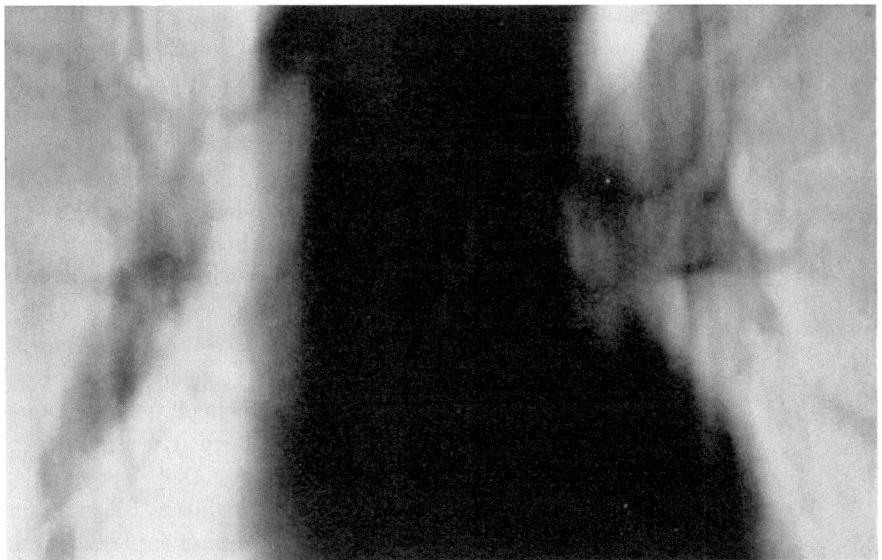

Abb. 21c. 22. 11. 52. Tomogramm 9 cm im VALSALVA-Versuch. Bronchen weit und gestreckt.

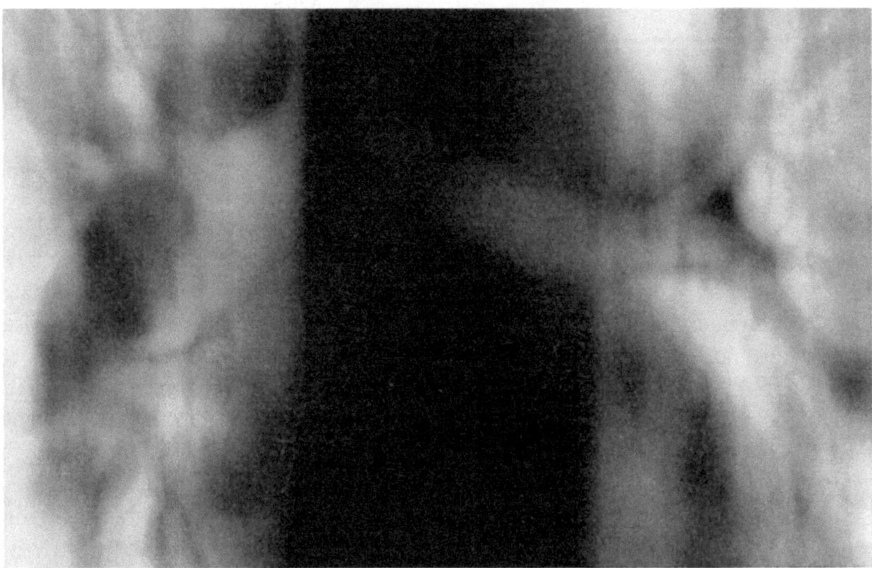

Abb. 21d. 22. 11. 52. Tomogramm 8¹/₂ cm im MÜLLER-Versuch. Bronchen eng und verkürzt.

Glottis eine kräftige Einatmung angeschlossen. Diese führt zu negativen intrabronchialen Druckwerten und das Lumen verengt sich.

Heute wird allgemein angenommen, daß die Bronchen keine aktiv-respira-
torischen Bewegungen ausführen (STUTZ und VIETEN 1955), jedoch besitzt die

Bronchialmuskulatur als „Tonusmuskel" die Fähigkeit zur aktiven Kaliber-
regelung. Eine aktiv contractorische Bronchusverengerung wird bronchoskopisch
und bronchographisch nicht selten bei Touchierung eines Bronchus beobachtet
(Abb. 22). Auffallende Engerstellung der Bronchuslumina kann auch bei massiver
Atelektasierung der Restlunge nach Resektion vorkommen. Im bronchoskopischen Bild sind die Bronchen dabei oft stark verengt und zeigen keine respiratorischen Bewegungen ihrer Wand. Für dieses Phänomen des „Bronchuskollapses"
kann als Ursache ein lokales Reflexgeschehen mit Tonuserhöhung, aber auch
allgemeine Tonuserschlaffung der Bronchialmuskulatur oder „Stillegung" der
Bronchen als indirekte Atelektasewirkung angenommen werden.

Ausgesprochene Lumen- und Längenveränderungen des Tracheobronchialbaumes
sind beim Hustenakt vorhanden. Der Hustenreflex kommt durch Reizung der
Schleimhaut der Trachea und der großen Bronchen (bis zur 4. Aufzweigung,
MATHEY und OUSTRIÈRES 1953) zustande. Beim Husten wird nach tiefer
Inspiration und Glottisverschluß durch plötzliche Glottisöffnung und Exspiration
ein kräftiger exspiratorischer Luftstrom erzeugt. Der Wechsel von Inspiration zur Ex-

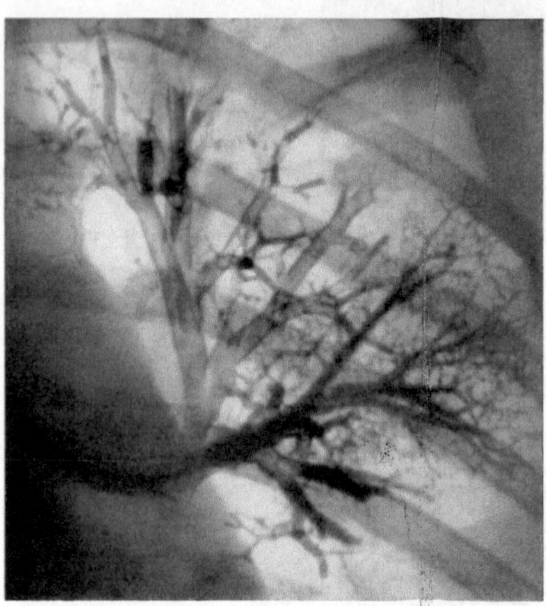

Abb. 22. Bronchogramm des linken Oberlappens (ohne Lingula).
Spastische Verengerung der Bronchen des anterioren Segments durch
Touchierung. Sondenspitze im anterioren Segmentbronchus.

spiration geht sehr rasch vor sich. Die Trachea erfährt dabei nach STUTZ
(1949) eine starke Verkürzung (bis 5 cm); das Kaliber der Trachea und der
Bronchen verengert sich. Bei der Einengung werden die hintere membranöse
Tracheawand in das Lumen vorgewölbt, die Tracheaknorpel hufeisenförmig deformiert, die Schleimhaut in Falten gelegt. Nach STUTZ (1949) vermindert sich
beim Husten der Durchmesser der Trachea auf etwa $^1/_3$ ihrer Lichtung. DI RIENZO
(1952) sieht im Hustenakt eine ausschließlich bronchiale Funktion: „Man atmet
mit dem ganzen Thorax, man hustet aber nur mit den Bronchien." Der
Hustenakt beginnt nach ihm mit der Streckung der Bronchialäste, der sich eine
schnelle peristaltische Welle, vorwiegend in der mukösen Schicht der Bronchen,
anschließt. Allerdings ist der Hustenakt funktionell zu sehr an den Gesamt-
atmungsvorgang gekoppelt, daß es schwer fällt, in ihm nur ein bronchodyna-
misches Geschehen zu sehen.

Die Analyse der einzelnen, ineinandergreifenden Glieder der Ursachenkette,
die beim komplexen Vorgang der Bronchialbewegungen zweifellos vorliegen, ist
am lebenden menschlichen Organismus schwer möglich und experimentelle

Beweise können nicht direkt übertragen werden. Hypothesen sind aber der Ausgangspunkt jeder experimentellen Überlegung: «Une hypothèse est le point de départ nécessaire de tout raisonnement expérimental. Sans elle, on ne saurait faire aucune investigation ni s'instruire; on ne pourrait enregistrer que des observations stériles» (CLAUDE BERNARD).

4. Bronchosekretion.

Die Schleimhaut des Tracheobronchialbaumes enthält für ihre sekretorische Funktion drei wesentliche Elemente: das Flimmerepithel (in der Trachea und den Bronchen mehrschichtig, in den Bronchiolen einschichtig), die Becherzellen und die Drüsen. Die Becherzellen sondern einen mehr dickflüssigen, die Drüsen einen dünnflüssigen Schleim ab. Die Schleimsekretion steht unter dem Einfluß der vegetativen Regulation. Nach LÖFFLER (1950) scheint es nicht ausgeschlossen, daß „je nach dem Überwiegen einer Sympathicus- oder Parasympathicusreizung ein verschiedenes Bronchialsekret geliefert wird, wie ja aus der Physiologie der Speicheldrüse der dünnflüssige ‚Sympathicus'- und der zähflüssige ‚Vagus'-Speichel bekannt sind, das Bronchialsekret sich also auch ändern kann, aus neurovisceralen Momenten entweder zu viskös oder zu reichlich sero-mukös wird".

Die Schleimhaut der Atemwege ist vom Naso-Pharynx bis in die Bronchenperipherie von einem doppelschichtigen Schleimfilm überzogen. Dieser besteht aus einer zähflüssigen oberflächlichen Schicht und einer dünnflüssigen Unterschicht; die obere wird von den Becherzellen und Drüsen produziert, die untere wahrscheinlich aus den subepithelialen Gefäßen durch das Epithel hindurchfiltriert (POLICARD und GALY 1945). Die Cilien des Flimmerepithels tauchen mit ihren Enden in die dünnflüssige Schicht ein und bewegen den Schleimfilm durch Flimmerschlag wie ein Fließband („tapis roulant") über sich hinweg (POLICARD und GALY 1945). Der Flimmerschlag der Cilien beträgt etwa 3 bis 10 Schläge je Sekunde, die Geschwindigkeit der Fortbewegung nach Untersuchungen beim Schaf etwa 1 cm je $^1/_2$ min, bei der Ratte etwa 1 cm je $2^1/_2$ min. Die Cilienbewegung ist von nervalen Einflüssen unabhängig, jedoch sind für ihre ungestörte Funktion optimale Milieubedingungen in der Schleimhaut hinsichtlich Zusammensetzung, Viscosität, p_H des Schleimes und Temperatur erforderlich (E. P. STEINMANN 1953, 1954). Durch das Zusammenwirken verschiedener sekretorischer und bronchomotorischer Momente, der Cilienbewegung und der phagocytären Funktion der Alveolarepithelien erhält die Lunge die Fähigkeit zur Selbstreinigung („self-cleansing capacity" nach FLEISCHNER 1940, 1949).

5. Störung der Bronchomotorik und -sekretion.

Pathologische Bedingungen können das Zusammenspiel von Ventilation, Bronchenmotilität und Sekretion stören. Wichtige Folgeerscheinung dieser Störung können Verengung des Bronchuslumens (Bronchusstenose) mit Änderung des Luftgehaltes im bronchialen Parenchymversorgungsbezirk (Atelektase, Obstruktionsemphysem) und Störung der Sekretion und Exkretion sein.

a) Bronchusstenose.

Das Lumen der Bronchen kann allgemein oder lokal verengt sein. Zu einer mehr oder weniger ausgedehnten allgemeinen Lumenverengerung kommt es z. B. im Kollapszustand, da konsekutiv mit der Entspannung der Lunge und der Herabsetzung ihres Volumens das Bronchuslumen meist vermindert wird. Bronchoskopisch und bronchographisch zeigt der Bronchialbaum beim Lungenkollaps eine allgemeine Lumenverengung und geringere respiratorische Bewegungen der Wandung und der Ostien der Segment- und Lappenbronchen. Eine nur relative Bronchostenose kann durch Hinzutreten einer entzündlichen Schleimhautschwellung total werden. Bei Kollaps und Schrumpfung ist Bronchusstenosierung auch durch Dislokation, Knickung und Torquierung der Bronchen möglich. HUZLY (1953) spricht vom sog. „Kollapseffekt" auf die Bronchen, der sich auf die aufsteigenden Oberlappenäste in Form eines ventrolateralen Abkippens, auf die absteigenden Unterlappenbronchen durch Wandentspannung und ovale Lumendeformierung auswirkt. Im Kollapszustand geht, parallel zur Verengung, auch eine Verkürzung der Bronchen einher. Die elastische Längsverkürzung von Bronchen kann zu einem ziehharmonikaartigen welligen Bronchialwandverlauf führen („Akkordeonphänomen"), der bei der Belüftung oft einen Ventilmechanismus und damit häufig eine Kavernenblähung zur Folge hat. Dieser Zustand stellt sich wahrscheinlich in den Abb. 23 a und b dar.

In Abb. 23 a, Sagittaltomogramm, Schnitt 6 cm, bildet sich eine kavernöse Oberlappentuberkulose ab. Der rechte apikale Segmentbronchus hat sich unter der Pneumothoraxwirkung retrahiert; in der Röntgendarstellung ist er wellig konturiert, die Kaverne ist deutlich geöffnet und pflaumengroß. In Abb. 23 b, Sagittaltomogramm, Schnitt 7 cm, 7 Monate später und nach Sistierung des Pneumothorax hingegen ist die Lunge wieder ausgedehnt und der Bronchus gestreckt; der Ventilmechanismus ist aufgehoben, die Kaverne hat sich auf Erbsengröße verkleinert.

Lokale Bronchusstenosen können innerhalb des Bronchuslumens (intramural), in der Bronchuswand (mural) und außerhalb der Bronchuswand (extramural) gelegene Ursachen haben. Häufig finden sich mehrere Ursachen gleichzeitig bzw. gemischte Stenosen. Intramurale Stenosen werden vorwiegend durch Käsemassen, Schleimpfropf oder polypöse Schleimhauttuberkulose, murale Stenosen durch Schleimhautödem, spezifische käsige und unspezifische Entzündungsprozesse und Vernarbungen der Bronchialschleimhaut und -wand, und extramurale Bronchusstenosen durch Drüsenkompressionen, stenosierende Peribronchitis und verdrängende Prozesse in der Bronchusumgebung hervorgerufen. Lokale Bronchusstenosen können an der Bronchusmündung (orifiziell) oder im Verlaufe des Bronchus peripher liegen und mono- oder polystenotisch auftreten. Vor allem die Orifizien der Segment- und Lappenbronchen scheinen zur Erkrankung und Stenosierung zu disponieren. GALY (1951) und Mitarbeiter unterscheiden membranöse, ringförmige, trichter- und röhrenförmige Bronchusstenosen, HUZLY und BÖHM (1955) konzentrische und exzentrische (z. B. sternförmige, schlitzförmige) Stenosen.

Funktionell kann eine Stenose komplett und inkomplett sein. Eine gewisse Mittelstellung nehmen die Ventilstenosen ein (sténose à soupape).

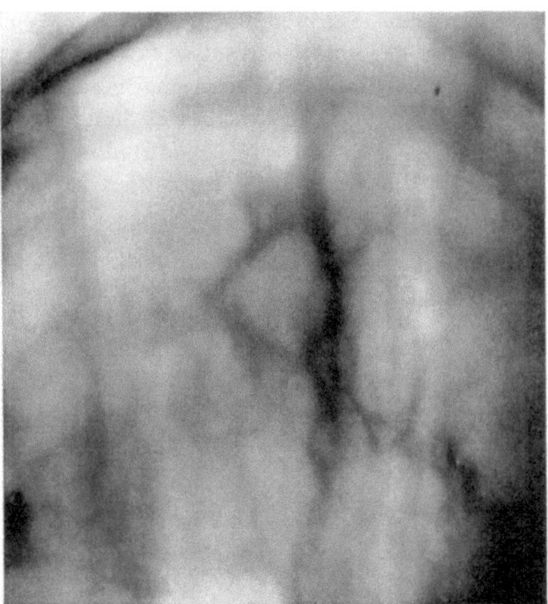

Abb. 23a. 2. 2. 51. Sagittaltomogramm, Schnitt 6 cm. Zustand bei Pneumothorax. Wellig retrahierter Bronchus („Akkordeonphänomen"), kirschengroße Kaverne.

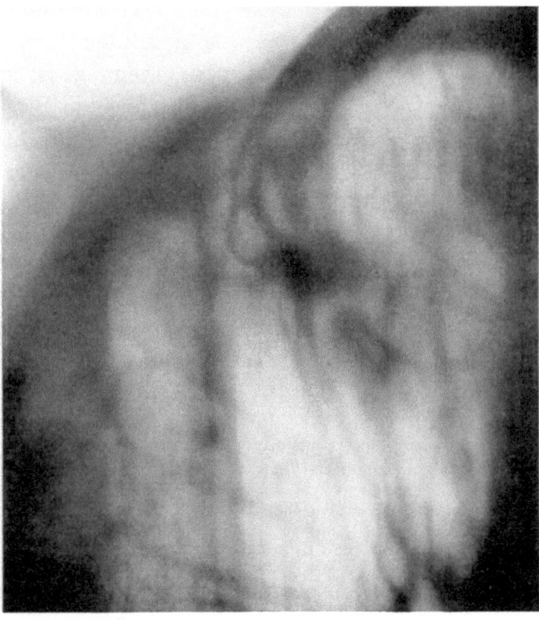

Abb. 23b. 17. 9. 51. Sagittaltomogramm, Schnitt 7 cm. Pneumothorax sistiert, Lunge ausgedehnt, Bronchus gestreckt, Kaverne nur noch erbsengroß.

Komplette Stenosen bestehen entweder zeitlich beschränkt oder dauernd; vorübergehende oder dauernde Ausschaltung des Parenchyms von der Luftzirkulation und Atelektasierung sind ihre Folgen. Die temporäre Bronchostenose verursacht reversible, die persistierende irreversible Atelektasen.

Inkomplette Stenosen ohne Ventilbildung haben eine Hypoventilation des ihnen funktionell zugeordneten Lungenabschnittes zur Folge. Der Übergang von inkompletter zu kompletter Bronchusstenosierung geschieht oft allmählich; die inkomplette Lumenverengerung auf $^1/_3$ kann sich funktionell bereits wie eine totale Stenose auswirken. Die Hypoventilation ist im Röntgenbild oft an einer mäßigen homogenen Verschleierung (sog. „Praeatelektase") zu erkennen.

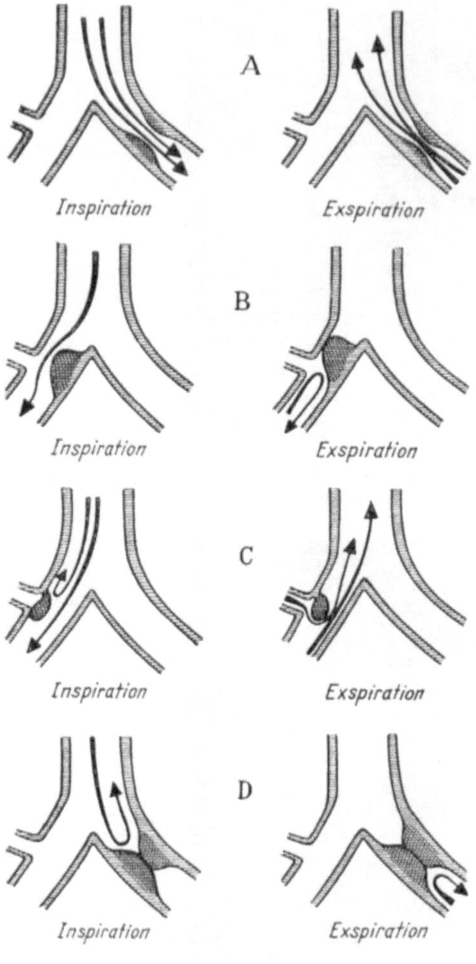

Inkomplette Bronchusstenosen mit Ventilmechanismus können nach CHEVALIER JACKSON (1945), SOULAS und MOUNIER-KUHN (1949) und HUIZINGA (1951) inspiratorisch, exspiratorisch oder in- und exspiratorisch zustande kommen (Abb. 24). Das Ventil kann als Klappenventil ("flapper check valve") oder Kugel- bzw. Ballventil ("ball check valve") ausgebildet sein. Die physiologische. respiratorische Bronchusdehnung und -verkürzung und Kaliberschwankung kann zum Ventil werden, wenn z. B. eine inkomplette schlitzförmige Bronchusstenose bei der Exspiration total ist, im Inspirium aber wieder geöffnet wird („expansible check valve"). Bronchoskopisch kann ein sog. respiratorisches „Bronchialwandflattern" mit Schließung und Öffnung des Lumens beobachtet werden. Auch forcierte Exspiration beim Hustenstoß geht häufig mit einem exspiratorischen Bronchusverschluß einher.

Wegen der unterschiedlichen Auswirkung auf das peripher der Stenose gelegene Parenchym muß funktionell die inspiratorische von der exspiratorischen Ventilstenose auseinandergehalten werden. Bei der inspiratorischen Ventilstenose ist das Ventil im Inspirium geschlossen, im Exspirium geöffnet, d. h. die inspiratorische Ventilation ist behindert, die Exspiration hingegen frei. Die Folge ist eine Atelektase, die sich, zum Unterschied von der Resorptionsatelektase bei Bronchusobstruktion, jedoch viel rascher ausbildet, da zur Resorption die exspiratorische Austreibung der Restluft hinzutritt. Bei der exspiratorischen Ventilstenose hingegen ist das Ventil in der Inspiration offen, in der Exspiration geschlossen; die eingeatmete Luft wird hinter der Stenose gestaut. Eine ihrer

Abb. 24 A—D. Schema der Ventilationsstörungen bei Ventilstenose. (Nach CHEVALIER JACKSON.) A halboffenes Ventil bei Emphysem oder Atelektase; B Einbahnventil bei Emphysem; C Einbahnventil bei Atelektase; D Ventilverschluß bei Atelektase. (Aus SOULAS und MOUNIER-KUHN 1949.)

Folgen ist z. B. die Lungenblähung, das sog. Obstruktionsemphysem. Je nach Sitz des Ventiles und der Dauer seiner Wirkung kann ein mehr oder weniger ausgedehntes lobuläres, subsegmentäres, segmentäres oder lobäres Emphysem entstehen. Bei der Bildung größerer Emphysemblasen (bullöses Emphysem) liegt oft a priori eine Bronchialwandschwäche vor. Die dauernde Dehnungsbeanspruchung des Parenchyms kann zum Einreißen und zum Schwund der interalveolären, interlobulären oder intersegmentären Septen führen.

Eine exspiratorische Ventilstenose mit der Bildung einer umschriebenen Parenchymblähung scheint im folgenden Beispiel vorzuliegen (Abb. 25).

Es handelt sich um ein 9jähriges Kind mit stenosierender Bronchialdrüsentuberkulose. Auf der Abbildung erkennen wir den anterioren Segmentbronchus innerhalb einer homogenen Verschattung des rechten Oberlappens deutlich ausgespart. Knapp nach dem Abgang des Oberlappenbronchus stellt sich, vertikal aufsteigend, der apikale Segmentbronchus dar, der in eine birnenförmige, kleinwalnußgroße Aufhellung mündet. Die Aufhellungszone zeigt noch Struktur; es handelt sich unseres Erachtens nicht um kavernösen Zerfall, sondern um einen emphysematös geblähten, wahrscheinlich segmentären oder subsegmentären Lungenbezirk.

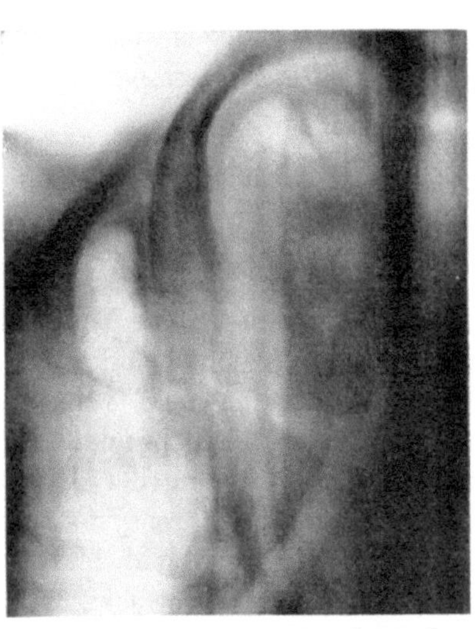

Abb. 25. 4. 12. 46. Sagittaltomogramm, Schnitt 7 cm. Verschattung des rechten Oberlappens bei Bronchialdrüsentuberkulose. Anteriorer und apikaler Segmentbronchus sind innerhalb der Verschattung ausgespart. Birnenförmige emphysematöse Aufhellung im Bereiche des apikalen Segmentes.

b) Störungen der Sekretion und Exkretion.

Im Vorgang der Exkretion, für den das Zusammenwirken von Cilienbewegung, Sekretion und Expektoration notwendig ist, können Störungen an den verschiedenen, ineinandergehenden Einzelvorgängen angreifen.

Störungen der Sekretion sind Hyper- und Hyposekretion, Störung der Expektoration ist vor allem die Hypoexkretion. Das Sekret kann dünnflüssig, dickflüssig, gelatinös, schleimig, schleimigeitrig und rein eitrig sein. Hypersekretion ist die häufigste Folge spezifischer und unspezifischer Bronchitiden. Pathologische Veränderungen der Schleimhaut und der Konsistenz, Viscosität, Zusammensetzung des p_H-Wertes des Schleimes stören die exkretorische Funktion des cilioepithelialen Apparates. Zu schleimiges Sekret hemmt die Bewegung der Cilien, zu seröses Sekret die Bewegungsfähigkeit des oberflächlichen Schleimfilmes (Mathey und Oustrières 1953). Pathologische Änderung des p_H-Wertes zur sauren oder alkalischen Seite inaktiviert die Flimmertätigkeit der Cilien (Negus, Proetz, zit. nach Steinmann 1953). Lokale Prozesse (Entzündung, Ulceration) können die Cilienfunktion weitgehend beeinträchtigen. Nach Steinmann (1953) wird bei Schleimhautentzündungen das Säure-Basengleichgewicht des Bronchialsekretes zur alkalischen Seite verschoben (p_H 7,0—8,0), wobei eine Parallelität zur Intensität der Entzündung besteht. Chronische Reizeinwirkung, vor allem entzündlicher Natur, führt zur Degeneration des cilioepithelialen Schleimhautapparates, einem Zustand, den MATHEY und OUSTRIÈRES (1953) als „calvitie bronchique" bezeichnet haben. Bei chronischen Bronchitiden sind cystische Degeneration der Schleimdrüsen und ihrer Ausführungsgänge zu beobachten; sie stellen sich bronchographisch oft in einer Zähnelung der Schleimhautkontur, vor allem an der Unterseite der mehr horizontal gestellten, zu Sekretspeicherung prädisponierten Haupt- und Lappenbronchen dar.

Anhaltende Störung der Selbstreinigungsfähigkeit der Lunge mit Sekretstauung und Sekundärinfektion führen zu chronisch deformierender Bronchitis mit meist bronchiektatischem Endstadium. FLEISCHNER (1940, 1949) hat in seinen Untersuchungen über die Entstehung erworbener Bronchiektasien auf die große Bedeutung dieser pathogenetischen Momente hingewiesen.

C. Die röntgenologische Darstellung von Segment und Segmentbronchus.

Die röntgenologische Darstellung der Lungensegmente und der Segmentbronchen ist an bestimmte Voraussetzungen gebunden. Die Erfassung der Lunge als räumliches Gebilde und der Segmente als Ausschnitte des Lungenraumes erfordert Aufnahmen in verschiedener Projektion. Der Lungenraum kann nicht in einem zweidimensionalen Flächenbild, sondern nur stereotopographisch, unter Berücksichtigung der dritten Dimension, erfaßt werden. Die Bronchen als luftführendes Röhrensystem sind unter normalanatomischen Bedingungen nicht schattengebend und bilden sich auf Übersichtsaufnahmen oder Tomogrammen nur im Kontrast zur Umgebung ab. Für ihre umfassendere Darstellung sind Bronchusfüllungen mit Kontrastmitteln (Bronchographie) notwendig. Pathologisch veränderte Bronchen hingegen können sich auch, besonders im Tomogramm, ohne Kontrastfüllung durch Verdickung und Schwellung ihrer Wandung abbilden.

Wesentlich ist auch die Beurteilung von Bewegungsvorgängen wie respiratorische Bewegung des Thorax, des Zwerchfelles, des Mediastinums, der Bronchen und der Ablauf des bronchographischen Füllungsvorganges usw. Zur Erfassung von stereotopographischen und funktionellen Momenten ist meist die Kombination verschiedener Röntgenmethoden erforderlich.

a) Die Durchleuchtung als einfachste und gebräuchlichste röntgenologische Untersuchungsmethode gibt, da sie die eingehende Exploration im wechselnden Strahlengang (rotierende Durchleuchtung) und am bewegten Organ erlaubt, eine gute, oft schon wesentliche Orientierung über die anatomischen und funktionellen Verhältnisse pathologischer Lungenveränderungen. Sie bildet für jede Röntgendiagnostik die Basisuntersuchungsmethode, der spezielle Methoden ökonomisch und gezielt anzuschließen sind.

b) Die Übersichtsaufnahme stellt gegenüber dem Durchleuchtungsbild ein Dokument mit höherem strukturellem Auflösungsvermögen dar. Die Aufnahme im sagittalen Strahlengang, ergänzt durch Aufnahmen im frontalen (Quer-, Seitenaufnahme) und im schrägen Strahlengang (Schrägaufnahme) erschließen den Thoraxraum und gestatten die Erkennung der Lagebeziehung von Lappen, Segmenten und Interlobien.

c) Die Zielaufnahme erfaßt Schattenbildungen gezielt in einem für die Darstellung optimalen Strahlengang.

d) Die Tomographie mit ihrer Möglichkeit der Ausschaltung störender Schattensummation und -superposition und der Analyse der Struktur normaler und pathologisch-anatomischer Verhältnisse ist für die Segmentdiagnostik eine wichtige Untersuchungsmethode. Im allgemeinen gibt das zweidimensionale Schichtbild aus der Angabe der Schichttiefe bereits eine räumliche Vorstellung. Der verschiedene radiäre Verlauf der Segmentbronchen und die unterschiedliche hilipetale Richtung der Segmentkegel im Lungenraum bedingen, daß für die tomographische Erfassung jedes Segmentes optimale Projektionsrichtungen bzw. Schichtebenen bestehen. Die im allgemeinen frontal verlaufenden Hauptbronchen werden z. B. meist in einem einzigen, durch die anatomische Mitte gelegten Schnitt in ihrer ganzen Ausdehnung getroffen. Nach dorsal und ventral verlaufende Segmentbronchen stellen sich in Frontaltomogrammen, schrägdorsal und schrägventral ziehende Segmentbronchen auf Schrägtomogrammen am günstigsten dar. In einer früheren Arbeit wurde auf die Bedeutung der Methode der schrägen Tomographie für die Lagebestimmung von segmentären Prozessen hingewiesen (MARK 1953).

e) Bronchographie. Zur Darstellung des bronchialen Kanalsystems wurde lange Zeit die von SICARD und FORESTIER (1921, 1922) eingeführte Kontrastfüllung mit Jodölen angewandt. Zur Verwendung gelangen heute neben den öligen Mitteln wie Lipiodol, Jodipin, Oleum papaveris jodatum die wasserlöslichen viscösen, leicht resorbierbaren Präparate wie Joduron B, Perabrodil M viscös und Dionosil. Die Diskussion über die Vor- und Nachteile öliger und wäßriger Kontrastmittel ist noch nicht abgeschlossen. HUIZINGA und SMELT (1949), DI RIENZO (1949), STUTZ (1949), ESSER (1951) verwenden ölige, F. K. FISCHER (1948, 1952), VIETEN (1949/50) und STUTZ und VIETEN (1955) wäßrige Lösungen. Wir verwendeten längere Zeit die von DORMER und FRIEDLÄNDER angegebene Emulsion von Lipiodol und Sulfonamidreinsubstanz, die zur Erhöhung der Viscosität und zur Verhinderung der unerwünschten „Alveolarfüllung" dient. Derzeit benützen wir hauptsächlich das Präparat Dionosil. Auf die Technik der Bronchographie können wir im einzelnen nicht eingehen und verweisen auf die neuere einschlägige Literatur bei F. K. FISCHER (1948, 1952), SCHINZ (1950, 1952) und STUTZ und VIETEN (1955).

Für die Darstellung des Bronchialbaumes der rechten Lunge geben Aufnahmen im zweiten schrägen Strahlengang bzw. in „Boxerstellung" (linke Schulter filmnah: „left anterior oblique") günstige Projektionsverhältnisse, für Aufnahmen des Bronchialbaumes der linken Lunge der erste schräge Strahlengang bzw. die „Fechterstellung" (rechte Schulter filmnah: „right anterior oblique").

HUIZINGA empfiehlt die gleichzeitige Füllung des Bronchialbaumes der rechten und linken Lunge und Aufnahmen in sagittaler und schräger Projektion. Die isolierte Darstellung einzelner Segmente läßt sich durch geeignete Lagerung des Patienten, einfacher durch Sondierung des Segmentbronchus mit dem Métras-Katheter unter Kontrolle im Leuchtschirm durchführen (VIETEN 1949/50, HOPPE und MAASSEN 1950, DÄNZER 1951/52, HOMMA 1952, MAASSEN 1954).

Man ist mancherorts von der Darstellung des gesamten Bronchialbaumes abgekommen und bevorzugt die gezielte Bronchographie isolierter Segmente.

Eine sichere Segmentdefinition ist jedoch nur möglich, wenn die Beziehungen zu den Nachbarsegmenten und zum Thoraxraum zur Orientierung herangezogen werden. Wir füllen daher den Bronchialbaum der zu untersuchenden Lunge und machen Aufnahmen in mindestens 2 Projektionen (sagittal, schräg oder frontal), sowie in In- und Exspirationsstellung zur Beurteilung der Bronchodynamik. Auch tomographische Bronchogramme geben oft aufschlußreiche Bilder.

f) Angiographie. Sie dient zur Kontrastdarstellung der Lungengefäße und wird vor allem in Form der selektiven Angiographie einzelner segmentärer Äste der A. pulmonalis durchgeführt. Als Kontrastmittel dienen Perabrodil M, Umbradil oder Joduron B. Über Einzelheiten der Technik berichten u. a. BOLT und Mitarbeiter (1951, 1953). Die Angiographie gibt Aufschluß über die Durchblutung der Lungen bzw. bestimmter Lungenabschnitte, über Zustand der Gefäße in infiltriertem, atelektatischem oder emphysematösem Gewebe. In Verbindung mit respiratorischer Funktionsanalyse (Bronchospirometrie usw.) kann das Verhältnis der Lungenbelüftung zur Lungendurchblutung geprüft werden.

g) Stereographie und Kymographie. Die stereoskopische Radiographie ist ein diagnostisches Hilfsmittel zur Lokalisation und räumlichen Darstellung segmentärer Lungenprozesse. Ihre Anwendung wurde durch die Tomographie und Bronchographie eingeschränkt. Die Kymographie gibt ein Bild von den Bewegungsvorgängen der normalen und kranken Lunge, der Rippen, des Zwerchfelles, der Mediastinalorgane usw.

D. Die Bedeutung der Bronchoskopie für die Segmentdiagnostik.

Die Segmentbetrachtung der Lunge hat durch die Bronchologie wesentlichen Auftrieb erhalten. Die Bronchoskopie bildet einen wichtigen und aufschlußreichen Untersuchungsgang für die Diagnostik und Beurteilung segmentärer Prozesse. Sie wurde im Jahre 1897 von G. KILLIAN eingeführt und von v. SCHROETTER (1906), BRÜNINGS und ALBRECHT (1915), CHEVALIER JACKSON (1945), SOULAS und MOUNIER-KUHN (1949) u. a. m. ausgebaut. Hinsichtlich Instrumentarium und Technik der Bronchoskopie verweisen wir auf die entsprechende Fachliteratur (SOULAS und MOUNIER-KUHN 1949, LECEOUR 1950), O. E. RIECKER 1952, TRIGLIANOS 1954 u. a.).

Die Bronchoskopie bietet die Möglichkeit der bioptischen Untersuchung des Bronchialsystems und seiner pathologischen Veränderungen. Sie gibt Einblick in den Bronchialbaum bis ungefähr zu den Abgängen der Segmentbronchen; Subsegmentbronchen und periphere Bronchialäste werden von ihr nicht erfaßt. Für die Segmentpathologie hat sie eine wesentliche Bedeutung, da sie die Diagnose von Bronchusprozessen ermöglicht, die röntgenologisch nicht oder nur ungenügend zur Abbildung kommen; Bronchustuberkulosen und Bronchialdrüsenperforationen z. B. werden oft erst durch die Bronchoskopie aufgedeckt. Sie gestattet auch die Abklärung von Art und Ursache röntgenologisch diagnostizierter Bronchusstenosen.

Bronchoskopie und Röntgenuntersuchung konkurrieren einander nicht. Die Bronchoskopie stellt bei Beherrschung der Technik für den Patienten nur eine geringe Belastung dar, soll jedoch nur in beschränktem Maße und mit zeitlichem Abstand ausgeführt werden. Die röntgenologischen Untersuchungen sind indifferenter und jederzeit wiederholbar.

II. Spezieller Teil.

A. Das Segment als pathogenetische Einheit.

Die bronchosegmentäre Gliederung stellt ein wesentliches, anatomisch begründetes Element des strukturellen Aufbaues der Lunge dar. Während nach früherer Auffassung lediglich dem Lungenlappen eine gewisse autonome Stellung innerhalb der Lunge zukam, hat sich die Bedeutung der Autonomie bestimmter Lungenabschnitte in letzter Zeit ohne Zweifel auf das Lungensegment verlagert. Das in funktionell-anatomischer Betrachtungsweise konzipierte Lungensegment umfaßt eine Bronchus-Parenchymeinheit höherer Ordnung. Dieser segmentäre Bronchus-Parenchymkomplex kann in ähnlicher Klarheit auch als pathogenetische Einheit hervortreten.

Die Bronchialsegmente nehmen in der modernen Lungenpathologie eine zentrale Stellung ein, die auch bei zahlreichen Erscheinungsbildern der Lungentuberkulose erkennbar ist. Da die Luftstrombahn Grundlage der bronchosegmentären Lungengliederung ist, kommt dem Bronchus und dem mechanisch-funktionellen Moment der Luftströmung im Bronchialkanal eine wichtige Bedeutung in der Pathologie der Lungensegmente zu.

Nach der bronchosegmentären Konzeption ist der Prototypus eines autonomen Lungenabschnittes das Segment; Lappen können praktisch als polysegmentäre, Subsegmente als partiellsegmentäre, funktionell den gleichen Gesetzen unterliegende Bronchus-Parenchymeinheiten angesehen werden.

Für die segmentäre Betrachtungsweise der Lungenpathologie spielen die bronchosegmentären Einheiten niederer Ordnung (Lobulus, Acinus, „primary lobule" bzw. „Pulmon") nur eine geringe Rolle. Die tuberkulösen Herde respektieren die anatomisch vorgebildeten Grenzen kleinerer Baueinheiten weniger. Produktive und exsudative Herde können zwar einen ganzen Acinus oder Lobulus befallen, sie halten sich aber nur selten an deren Grenzen (UEHLINGER 1952).

Unter Segmentprozeß verstehen wir nicht nur einen Prozeß, der das Segment in seiner ganzen Ausdehnung gleichmäßig befällt, sondern jede Erkrankung, die sich im Segmentraum abspielt.

Naturgemäß sind es vor allem die bronchogen sich entwickelnden Formen, welche das Segment als pathogenetische Einheit berücksichtigen und den bronchosegmentären Funktionskomplex hervortreten lassen. Isolierte kleinherdige Beginnformen sind zwar im Segment gelegen, geben aber Grenzen segmentären Geschehens kaum zu erkennen. Erst wenn es durch Apposition oder bronchogen-canaliculäre Streuung in die Herdumgebung und Segmentperipherie zur intrasegmentären Propagation gekommen ist, hebt sich öfters die segmentäre Begrenzung des Tuberkulosegeschehens deutlich ab.

Den kleinherdig-isolierten Beginnformen stehen jene Formen gegenüber, bei welchen schon von Anfang an massivere, uni- oder multilokuläre, segmentfüllende Prozesse vorliegen. Multilokuläre, von Beginn an segmentfüllende Formen kommen vor, werden aber nicht selten durch fortentwickelte Stadien inapperzepter Tuberkulosen vorgetäuscht. Evolutionen der Beginnformen durch perifokale Entzündungen und Herdkonfluenz, Exacerbationsinfiltrate aus Altherden sowie massive bronchogene Aspirationen aus Kavernen (Tochterinfiltrate), können ebenfalls Segmente ausfüllen.

Wohl den auffälligsten Prototyp segmentären Geschehens stellt die bronchostenotische Atelektase dar. Sie war es in erster Linie, welche auf die funktionelle Parenchym-Bronchuseinheit des Segmentes aufmerksam machte. Dynamik ihrer Entstehung und Rückbildung, Prägnanz ihres röntgenologischen Erscheinungsbildes, scharf segmentäre Abgrenzung und kausale Abhängigkeit des Parenchyms vom Bronchus charakterisieren sie. Auf selektiv-segmentäre Erkrankung weist auch die sog. „zonite" (PIERRET, COULOUMA, BRETON, DEVOS 1937) hin, die segmentbegrenzte, entzündliche und atelektatische Prozesse umfaßt, und für die heute der Ausdruck „segmentite" gebräuchlicher ist. Unter „zonite" oder „segmentite" des französischen Sprachgebietes werden röntgenologisch großflächig-homogene Formen verstanden. Bezeichnungen wie „Segmentpneumonie", „tuberkulöses Infiltrat segmentärer Ausdehnung" oder „lobite segmentaire", „condensation pulmonaire segmentaire" charakterisieren ebenfalls Prozesse segmentärer Ausdehnung. Das Obstruktionsemphysem bei exspiratorischer Ventilstenose kann, gleichsam als Pendant zur bronchostenotisch bedingten Atelektase, segmentäre Begrenzung zeigen.

Segmentbeziehungen sind nicht nur bei tuberkulösen Beginnformen und evolutiven Prozessen, sondern ebenso in der Rückbildung zu beobachten.

Die tuberkulöse Haupterscheinungsform, die Kaverne und ihr Drainagebronchus stehen ebenfalls in enger Beziehung zum Segment; nicht selten hält die perikavernöse Nachbarstreuung die Segmentgrenze streng ein.

Kaverne und Ableitungsbronchus bilden auch in der Abheilungsphase eine pathogenetische Einheit; oft führt der narbige Bronchusverschluß die Abheilung der Kaverne und die Abriegelung des ganzen kavernentragenden Segmentes herbei. Auch Vernarbungen, Indurations- und Kalktrümmerfelder lassen häufig Grenzen des segmentären Geschehens erkennen, wobei sich allerdings schrumpfende Prozesse bis auf zarte Narbenbänder, die den ursprünglichen Segmentbefall nicht mehr erkennen lassen, reduzieren können. Zu den degenerativen Veränderungen, namentlich nach Segmentatelektasen und Bronchusstenosen gehört die Bronchiektasie; sie kann als posttuberkulöses Segmentsyndrom bezeichnet werden.

So läßt sich im vielfältigen Erscheinungsbild der Tuberkulose die Einheit von Parenchym und Bronchus auch in pathogenetischer Hinsicht nachweisen.

1. Bronchus und Segment.

Segmentbronchus und zugehöriges Segmentparenchym stehen in enger Beziehung. Der Bronchus stellt die zuführende und abführende Luftstrombahn, das Segmentparenchym die alveoläre Gasaustauschfläche dar. Wechselbeziehungen bestehen nicht nur beim normalphysiologischen Vorgang der Atmung, sondern in vermehrtem Maße auch unter pathologischen Bedingungen. Sowohl Bronchus wie Parenchym können einzeln oder gemeinsam Haftfläche der bacillären Infektion und Träger der Tuberkulose sein. Der Bronchus ist außerdem

Transportweg für das bacilläre Material in zentrifugaler und zentripetaler Richtung. So wird er als physiologische Luftstrombahn unter pathologischen Verhältnissen zum Kanalsystem für die bronchogene Tuberkulose-

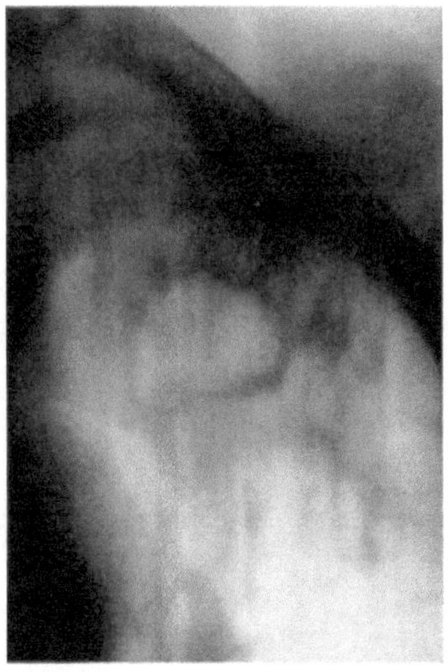

Abb. 26a. (Fall 1.) 20. 5. 53. Sagittaltomogramm, Schnitt 7 cm. Infiltrativ-atelektatischer Prozeß des linken apikalen Oberlappensegmentes mit walnußgroßer Kaverne.

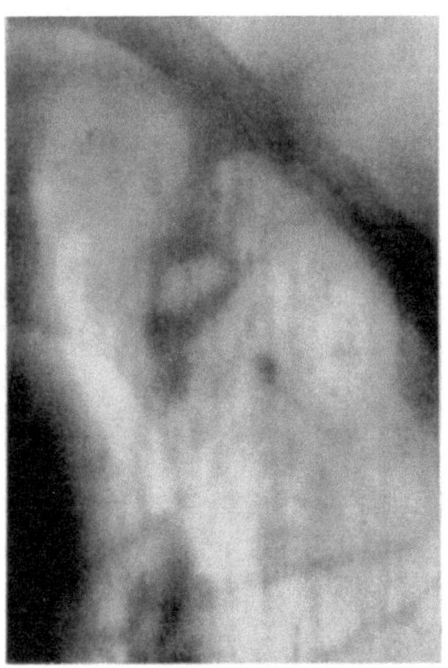

Abb. 26b. 25. 9. 53. Sagittaltomogramm, Schnitt 7¹/₂ cm. Bronchusverschluß. Zunahme der Atelektase, Verkleinerung der Kaverne, schärfere Absetzung des Segmentes.

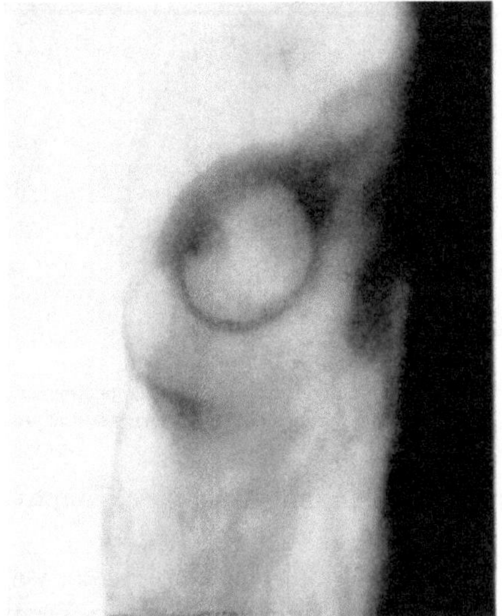

Abb. 27a. (Fall 2.) 10. 1. 51. Sagittaltomogramm, Schnitt 8¹/₂ cm. Kavernöse Tuberkulose des rechten anterioren Oberlappensegmentes.

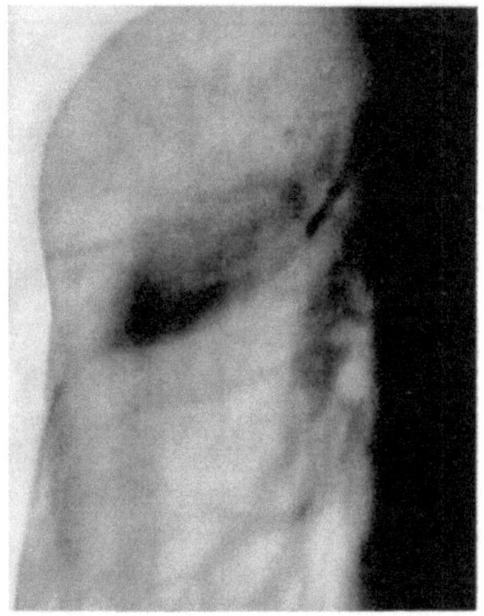

Abb. 27b. 12. 2. 51. Sagittaltomogramm, Schnitt 8 cm. Status bei endobronchialer Absaugung mit Katheter im anterioren Segmentbronchus.

ausbreitung. Beim initialen Sitz des Tuberkuloseherdes im Parenchym und namentlich bei seiner Entwicklung zur Kaverne erfolgt die Abseuchung in zentripetaler Richtung, und die Metastase in der Bronchialschleimhaut kann ihr zeitlich folgen. Im Gegensatz dazu geschieht die Ausbreitung der initialen Bronchuserkrankung, z. B. nach Drüsendurchbruch, in zentrifugaler Richtung, und die Metastase im Lungenparenchym bildet sich nach dem Bronchusprozeß aus. Das bronchostenotische Syndrom, welches sich in der aktiven wie auch in der regressiven Phase bronchialer Prozesse ausbilden kann, stellt ebenfalls eine Störung der physiologischen Wechselbeziehungen zwischen Bronchus und Parenchym dar. Bronchostenosen hindern vor allem die Belüftung des

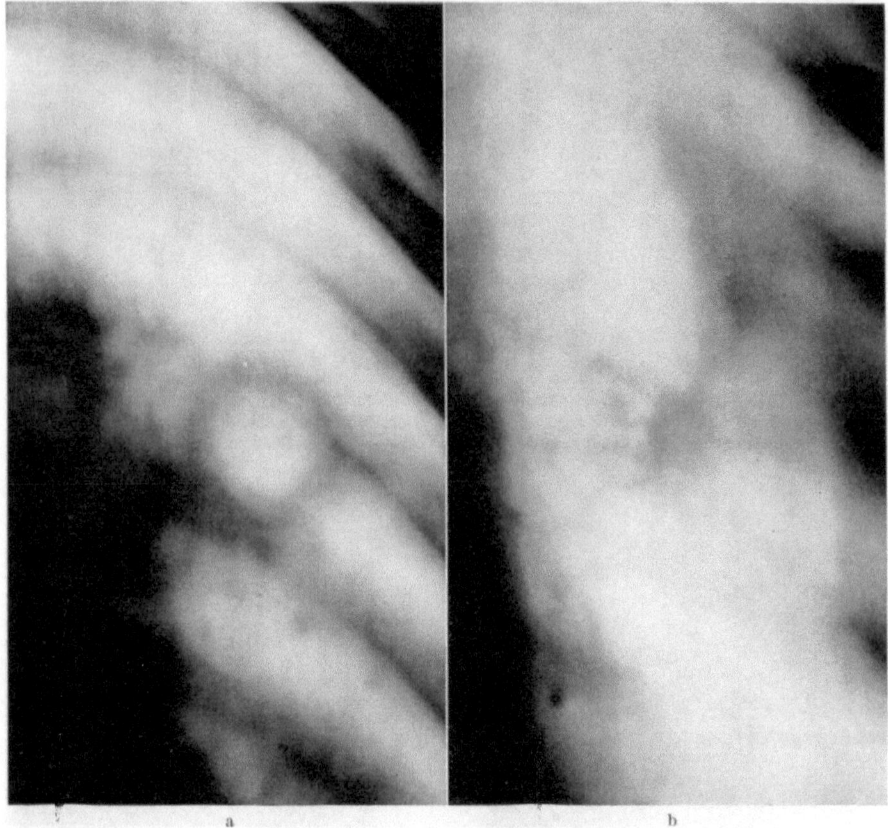

Abb. 28a. (Fall 3.) 15.5.48. Sagittaltomogramm, Schnitt 3 cm. Kaverne im linken apikalen Unterlappensegment.
Abb. 28b. 10.1.49. Sagittaltomogramm, Schnitt 4 cm. Obliteration des Bronchus mit Kavernenschluß und kavernendistaler Atelektase.

blockierten Parenchyms und führen zu Hypoventilation und Atelektase, Emphysem und Kavernenblähung.

Weniger eindrücklich und schwerer nachweisbar sind Rückwirkungen von Störungen der Ventilation im segmentären Parenchymabschnitt auf den Bronchus. Die Verminderung der Beatmung durch Kollaps oder Kompression führt zur Einschränkung der respiratorischen Bronchusbewegung, und kann Ursache von Verkürzung, Verengerung und, als Spätfolge, Deformierung des Bronchus sein. Kollabierte oder durch Schwartenbildung an der Ventilation behinderte Lungengebiete (incarcerated lobe, incarcerated lung) lassen im bronchoskopischen Bild sehr häufig die respiratorische Lumenveränderung vermissen. Parenchymschrumpfungen und -cirrhosen können den Bronchus knicken, torquieren und deformieren. Art und Ausmaß der Bronchusschädigung hängen von der Parenchymläsion und der Intensität und Dauer ihrer Einwirkung ab. Während in der aktiven Phase die entzündlich-degenerativen Bronchuswandveränderungen vorherrschen, kommt es in der regressiven Phase infolge der narbigen Induration zum Überwiegen der Zugkräfte, deren Effekt um so größer ist, je mehr die Wand in der aktiven Phase geschädigt wurde.

Beispiele für die erwähnten Wechselbeziehungen vom erkrankten Bronchus auf das Parenchym bilden folgende Fälle.

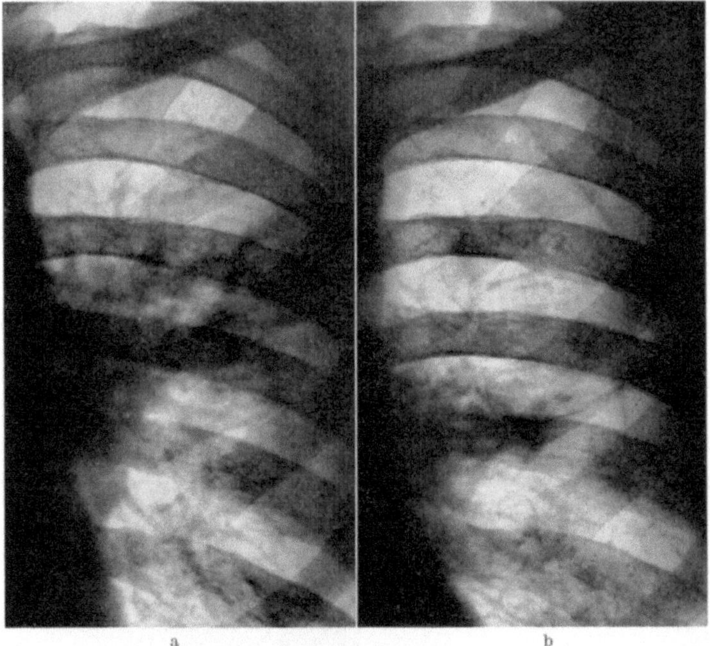

Abb. 29a. (Fall 4.) 14. 6. 50. Übersichtsaufnahme. Infiltrativ-kavernöse Tuberkulose des linken anterioren Oberlappensegmentes.
Abb. 29b. 1. 7. 53. Übersichtsaufnahme. Rückbildung unter Pneumothoraxbehandlung.

Fall 1. M., Paul, 1905. Im Sagittaltomogramm, Schnitt 7 cm (Abb. 26a) findet sich eine dreieckförmige, besonders medial scharf begrenzte Verschattung des linken apikalen Oberlappensegmentes mit zentralem, walnußgroßem Zerfall. Im Segmentstiel ist der veränderte und verbreiterte Segmentbronchus erkennbar. Vier Monate später (Abb. 26b) hat sich der Bronchus bei seiner Einmündung in die Segmentspitze verschmälert und verschlossen. Die Drosselung der Luftzufuhr führte zur Segmentatelektase mit Volumenverminderung und schärferer Begrenzung des Segmentes und zur Verkleinerung der eingeschlossenen Kaverne.

Im Gegensatz zum spontanen Vorgang dieses Beispieles zeigt der nächste Fall den funktionellen Zusammenhang von Bronchus und Parenchym gleichsam auf experimentellem Wege.

Fall 2. G., Heidi, 1925. In Abb. 27a ist das rechte anteriore Oberlappensegment einer Pneumothoraxlunge infiltrativ-kavernös befallen; die Kaverne ist walnußgroß. Ein Monat später wird eine endobronchiale Kavernenabsaugung über den zugehörigen Segmentbronchus ausgeführt. In Abb. 27b läßt sich der Katheter deutlich erkennen. Die Kaverne verschwindet nach der Absaugung, und es kommt in der Folge zum vollständigen Schluß des Segmentbronchus.

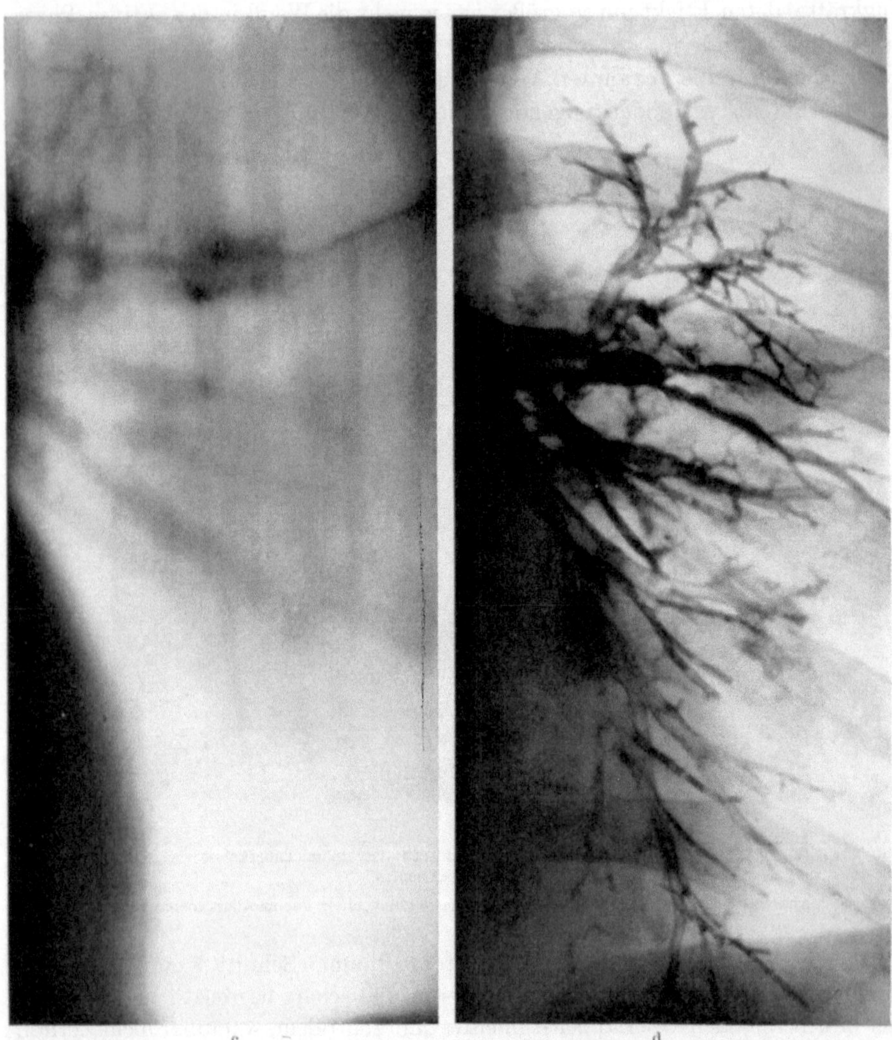

Abb. 29c. 3. 7. 53. Sagittaltomogramm. Schnitt 12¹/₂ cm. Darstellung des anterioren Segmentbronchus bei
Kavernenschluß.
Abb. 29d. 9. 7. 53. Bronchogramm. Selektive, geringgradige Deformierung des anterioren Segmentbronchus.

Die Folgen des Bronchusverschlusses für das Parenchym zeigt das nächste Beispiel, bei welchem die proximale Bronchusobliteration nicht nur zur Kavernenvernichtung, sondern auch zur Unterbrechung der Luftzufuhr in die kavernenperipheren Parenchymabschnitte geführt hat.

Fall 3. M., Hermann, 1936. Im Sagittaltomogramm, Schnitt 3 cm (Abb. 28a) findet sich im apikalen Segment des linken Unterlappens eine kirschengroße

Kaverne. Acht Monate später tritt Bronchusverschluß und Rückbildung der Kaverne zum banalen Knötchen ein (Abb. 28b). Bei diesem Heilungsvorgang wird nicht nur der in die Kaverne einmündende proximale, sondern auch der austretende distale Bronchusabschnitt verschlossen, so daß es zur Ausbildung einer kavernendistalen Atelektase in der Segmentperipherie kommt.

Im nächsten Fall geht eine kavernöse Parenchymerkrankung voraus, die Bronchusaffektion folgt sekundär nach und führt zur isolierten Deformierung des kavernendrainierenden Segmentbronchus.

Fall 4. G., Alfred, 1928. Im Übersichtsbild, Abb. 29a, stellt sich im anterioren Segment des linken Ober-

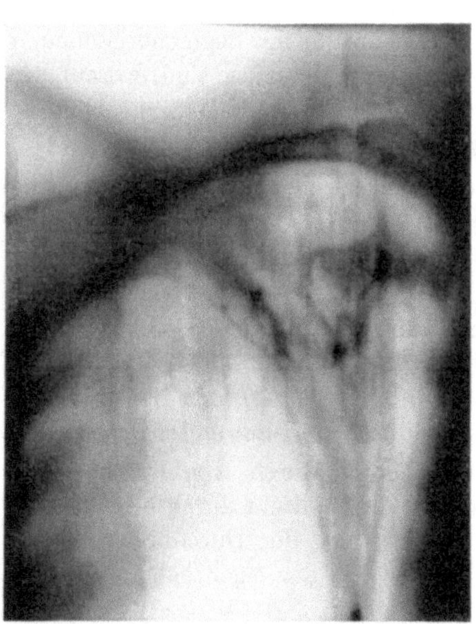

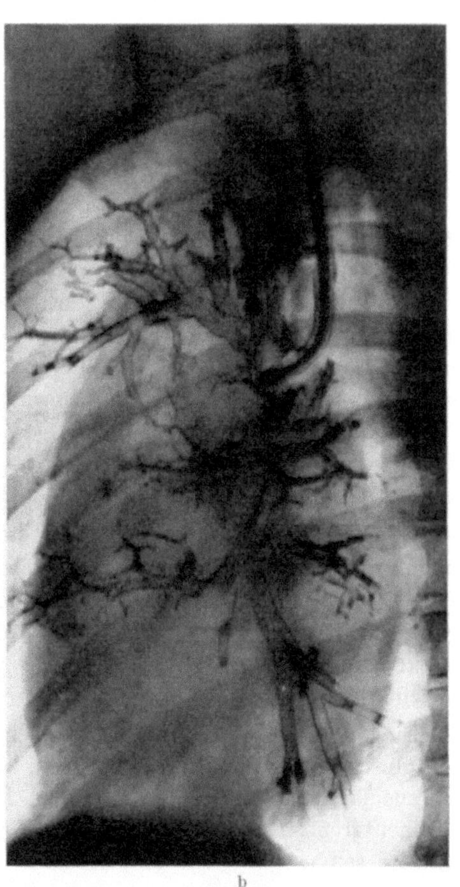

Abb. 30a. (Fall 5.) 23. 10. 52. Sagittaltomogramm, Schnitt 7¹/₂ cm. Schrumpfung des rechten Oberlappens.
Abb. 30b. 26. 2. 53. Bronchogramm. Dislokation, Bündelung und ektatische Erweiterung der Segmentbronchen des Oberlappens.

lappens ein infiltrativ-kavernöser Prozeß mit walnußgroßer, lateral gelegener Kaverne dar. Diese kommt unter Chemotherapie und Pneumothoraxbehandlung zu weitgehender Rückbildung (Abb. 29b). Das Sagittaltomogramm (Abb. 29c) stellt den in Vernarbung begriffenen Prozeß und den Segmentbronchus deutlich dar. Das Bronchogramm (Abb. 29d) zeigt eine isolierte, geringgradige Deformierung des anterioren Segmentbronchus.

Intensivere Einwirkung einer schrumpfenden, parenchymatösen, multisegmentären Oberlappentuberkulose auf den Bronchialbaum und auf die Bronchialwand zeigt das folgende Beispiel.

Fall 5. G., Hanna, 1921. Im Sagittaltomogramm (Abb. 30a) ist der nach unten scharf begrenzte hochgezogene Oberlappen mit Ästen seiner Segmentbronchen dargestellt. Das Bronchogramm (Abb. 30 b) zeigt die Segmentbronchen des Oberlappens gebündelt, steil kranial gestellt und zylindrisch erweitert. Der Mittellappen ist nachgewandert, bleibt aber noch entfaltet, der Unterlappen ist überdehnt.

Diese Fälle sind Beispiele für die pathogenetischen Wechselbeziehungen zwischen Bronchus und Parenchym innerhalb segmentärer Funktionseinheiten.

2. Das Segment als Grenze tuberkulösen Geschehens.

Die Tuberkulose kann sich in Abschnitten der Lunge abspielen, deren räumliche Begrenzung durch die Segmente gegeben ist.

Die Beschränkung der initialen Herdsetzung auf ein Segment bestimmt nicht selten die Ausdehnung der tuberkulösen Evolution; zahlreiche Tuberkulosen überschreiten in ihrem Ablauf diesen relativ kleinen Lungenbezirk nicht. Treten Streuungen in einem Nachbarsegment auf, besteht oft eine analoge Raumbeschränkung, so daß auch die tuberkulöse Metastase an ihr Segment gebunden bleibt. Für diese räumliche Bindung von Anlage und Metastase sind, worauf wir später eingehen unter anderem dispositionelle Faktoren ebenfalls maßgebend.

Die Grenzen des Segmentes sind auf verschiedene Weise bestimmt. Das Segment stellt einen terminalen Luftversorgungsbezirk dar. Daher findet eine Streuung in den Segmentbronchus ihre Grenzen an den Enden der segmentären Luftstrombahn. Im Gegensatz zu dieser funktionellen Segmentbegrenzung bilden Pleuraflächen und intersegmentäre Bindegewebssepten anatomische Grenzen. Pleuraflächen und Interlobien, weniger das intersegmentäre Gewebe, können wirksame Barrieren gegen die Ausbreitung der Tuberkulose bilden. Der Grenzeffekt eines Segmentes ist also doppelt gegeben: einerseits durch die autonome ventilatorische Funktionseinheit, andererseits durch die anatomische Struktur.

Die Durchbrechung der Segmentschranken kann durch Kontaktwachstum und durch Destruktion direkt erfolgen, häufiger aber indirekt durch bronchogencanaliculäre Nah- oder Fernstreuung. Der dritte Weg der Durchbrechung der Segmentgrenzen auf dem hämatogenen Wege ist bei der eigentlichen Lungenphthise selten.

Das Segment als Raum tuberkulösen Geschehens läßt sich bei vielen Prozessen erkennen. Kleinherdig-bronchogene Streuformen, infiltrative und auch kavernöse Tuberkulosen sind oft segmentär begrenzt. Selbst relativ große Kavernen respektieren nicht selten das Segment. Im Röntgenbild kommen geschlossene Segmentgrenzen nicht zur Darstellung. Interlobärlinien und Intersegmentvenen stellen Teile der Segmentbegrenzung dar. Bei günstiger Projektion und Schnittlage können sie sich im Tomogramm deutlich abbilden. Röntgenologisch kommen die Segmente als Raum des tuberkulösen Geschehens erst dann zur klaren Darstellung, wenn sie von schattengebenden Veränderungen mehr oder weniger ausgefüllt sind und sich so von unverändertem Nachbargewebe kontrastierend abheben. Prägnante Segmentbilder sind besonders bei Atelektasen und massiven Infiltrationen bekannt. Aber auch infiltrativer, weniger dichter Segmentbefall und lockere, kleinherdige Streuung können das Segment in seiner ganzen Ausdehnung hervortreten lassen.

Röntgenologische Bilder segmentbegrenzten Geschehens zeigen die folgenden Beispiele. Den isolierten Befall des apikalen rechten Unterlappensegmentes bei Primärtuberkulose illustriert der nächste Fall.

Fall 6. R., Esther, 1948. Im Frontaltomogramm (Abb. 31) setzt sich das rechte apikale Unterlappensegment gegenüber den unveränderten Nachbarsegmenten klar ab. Die Grenze zwischen Ober- und Unterlappen ist durch die Interlobärlinie gebildet; die untere Segmentgrenze tritt durch den in der Peripherie gelegenen, lockeren, kleinherdigen und in der hilären Segmentspitze lokalisierten dichten Befall hervor. So heben massive Verschattung der Kernzone

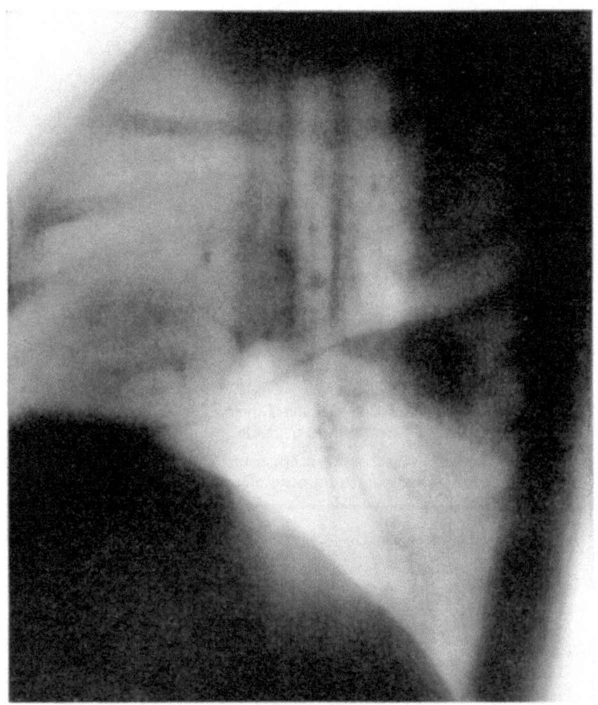

Abb. 31. (Fall 6.) 10. 11. 52. Frontaltomogramm, Schnitt 5 cm. Selektiver Befall des apikalen
Unterlappensegmentes.

und diskrete Bestreuung der Mantelzone das Segment als pathogenetische Einheit mit scharfer Begrenzung hervor.

Mit ähnlich klarer Abgrenzung stellen sich im nächsten Beispiel einer Mittellappenatelektase Segmente als funktionell autonome Einheiten dar.

Fall 7. K., Frieda, 1900. Abb. 32a zeigt im Bronchogramm den Füllungsausfall beider Segmente des rechten Mittellappens, eine durch vermehrten Sog bedingte starke Füllung des benachbarten anterobasalen Unterlappensegmentes und daneben die normale Füllung der übrigen Segmente der rechten Lunge bei normalem Durchlüftungszustand. Im tomographischen Bronchogramm Abb. 32b setzt sich der ungefüllte, geschrumpfte Mittellappen vom basalen Nachbarsegment deutlich ab. Es stellen sich in diesem Beispiel drei verschiedene Ventilationszustände mit klarer Segmentbindung dar: Atelektase, Hyperventilation und normale Durchlüftung.

Während in diesem Fall verschiedene Segmentkörper durch die Kontrastdarstellung der Luftstrombahn röntgenologisch erkannt werden können, ist im

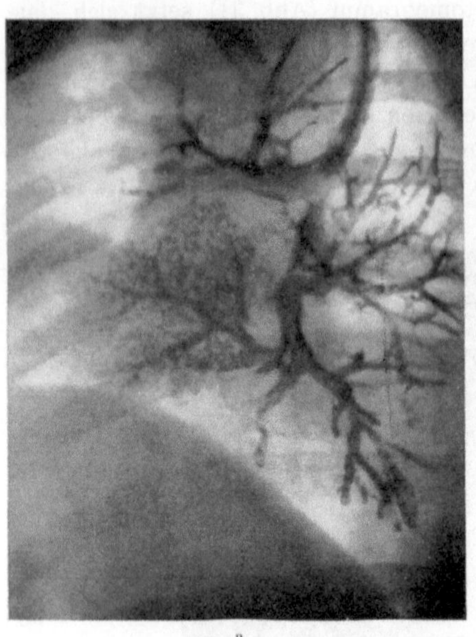
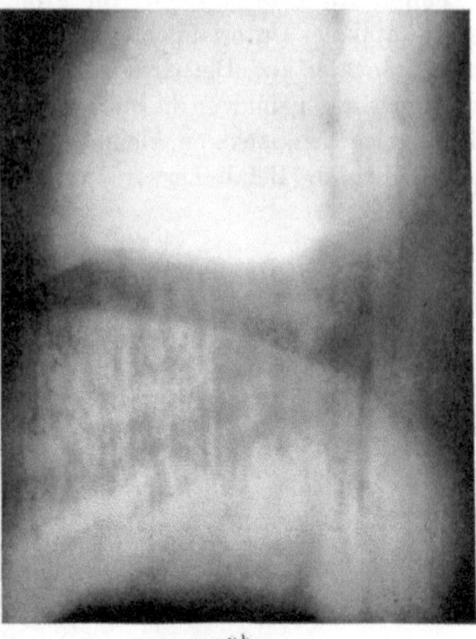

Abb. 32a. (Fall 7.) 12. 2. 53. Bronchogramm der rechten Lunge. Füllungsausfall des Mittellappenbronchus,
Überfüllung des anterobasalen Segmentes, normale Füllung der übrigen Segmente.

Abb. 32b. 12. 2. 53. Sagittal „tomographiertes Bronchogramm", Schnitt 13 cm. Mittellappenatelektase,
Kontrastfüllungsreste im anterobasalen Segment.

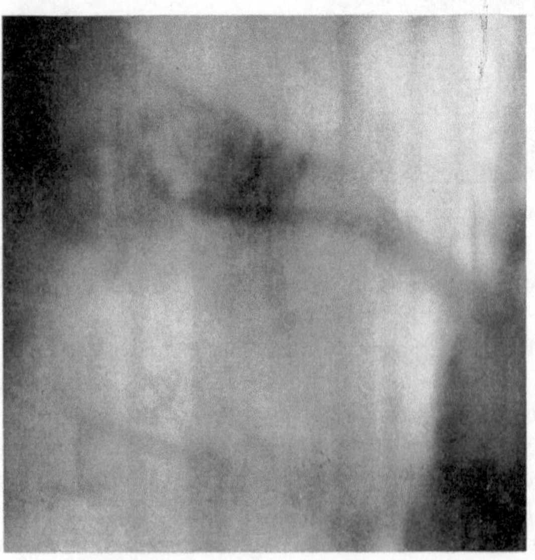

Abb. 33. (Fall 8.) 31. 3. 52. Sagittaltomogramm, Schnitt 11 cm. Isolierter Prozeß im posterioren Subsegment
des anterioren Oberlappensegmentes rechts.

folgenden Beispiel die Abgrenzung eines Subsegmentes durch Interlobium,
Intersegmentvene und den selektiven Befall des Parenchyms markiert.

Fall 8. M., Hans 1913. Abb. 33 stellt im rechten Oberlappen einen wahr-scheinlich dem posterioren Subsegment des anterioren Segmentes zugehörigen Prozeß dar. Die Grenze nach oben wird durch eine Intersegmentvene gebildet. Axial durch das Subsegment zieht die zugehörige Arterie. Die Herdbildungen sind hier locker angeordnet, peripher ausgesprochener und betonen die Grenzen des Subsegmentes vor allem kranial. Den unteren Abschluß des Segmentes bildet die feine Linie des Interlobiums.

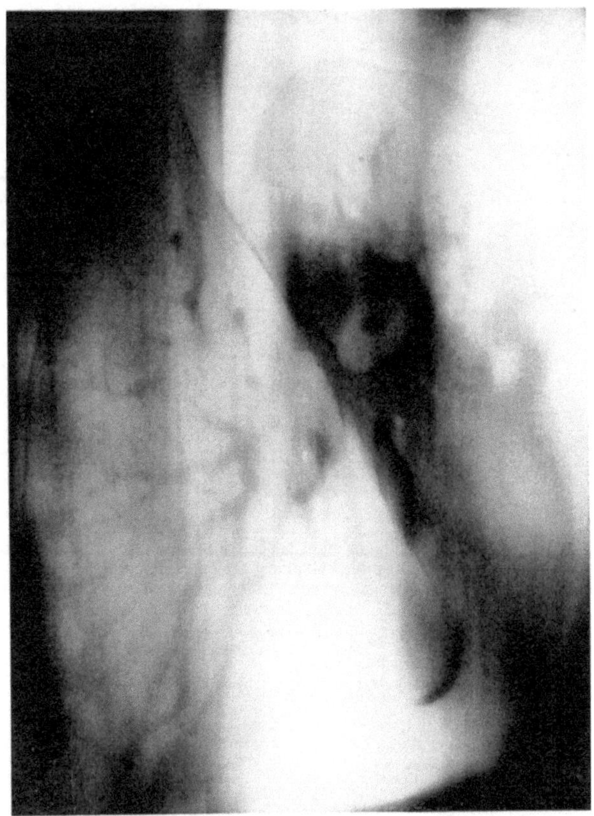

Abb. 34. (Fall 9.) 14. 10. 52. Schrägtomogramm, Schnitt 7 cm. Massiver Prozeß des posterioren und anterioren Oberlappensegmentes und der Lingula mit scharfer Abgrenzung durch das Interlobium.

Die Grenzwirkung der Pleuradeckflächen ist naturgemäß ausgesprochener als die der weniger widerstandsfähigen bindegewebigen Intersegmentsepten. Rönt-genologisch bilden sich Interlobien scharf, Segment- und Subsegmentgrenzen hingegen oft wenig scharf und unregelmäßig konturiert ab. Die Barrierewirkung des Interlobiums zeigt eindrücklich der folgende Fall.

Fall 9. P., Vinio, 1922. In Abb. 34 stellt sich bei Pneumothorax ein massiver, infiltrativ-kavernöser Prozeß des linken Oberlappens dar, der nur das apikale Segment frei läßt. Im dicht verschatteten posterioren und anterioren Segment findet sich Zerfall. Die Lingula ist in ihrer Gesamtheit ebenfalls verschattet. Die Abgrenzung dieses massiven, destruktiven multisegmentären Prozesses gegen den Unterlappen durch den Ober-Unterlappenspalt ist sehr scharf, der kollabierte Oberlappen scheint auf der schiefen Ebene des Unterlappens abgeglitten zu sein.

5*

Die unregelmäßige Begrenzung einer Subsegmentverschattung findet sich im folgenden Fall.

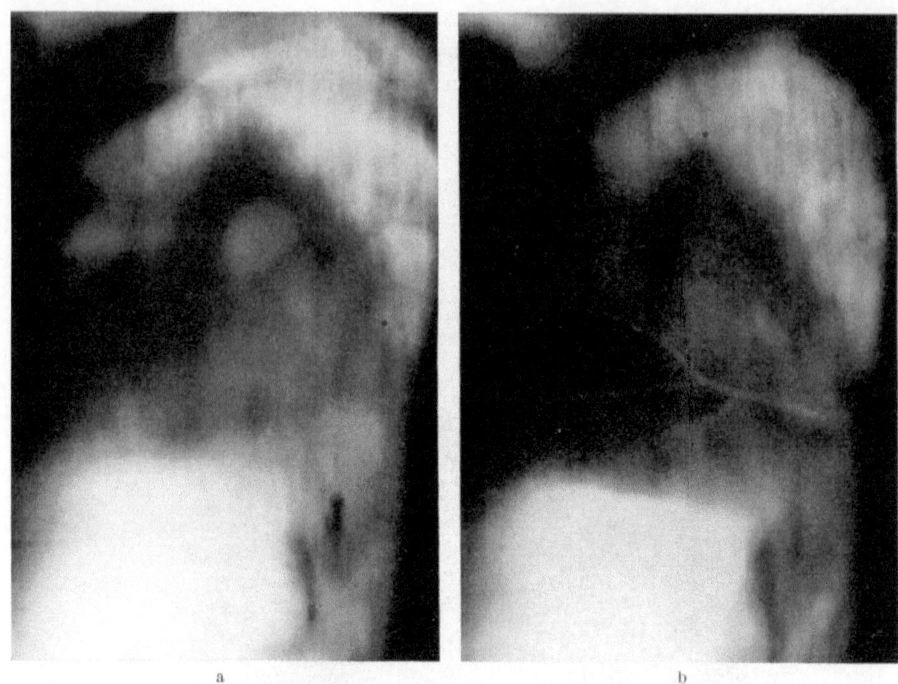

a   b

Abb. 35a. (Fall 10.) 5. 8. 43. Sagittaltomogramm, Schnitt 8 cm. Massive Infiltration des anterioren Segmentes und des anterioren Subsegmentes des apikalen Segmentes des rechten Oberlappens.
Abb. 35b. 5. 8. 43. Sagittaltomogramm, Schnitt 10 cm. Bronchiallumina in feiner Verästelung dargestellt.

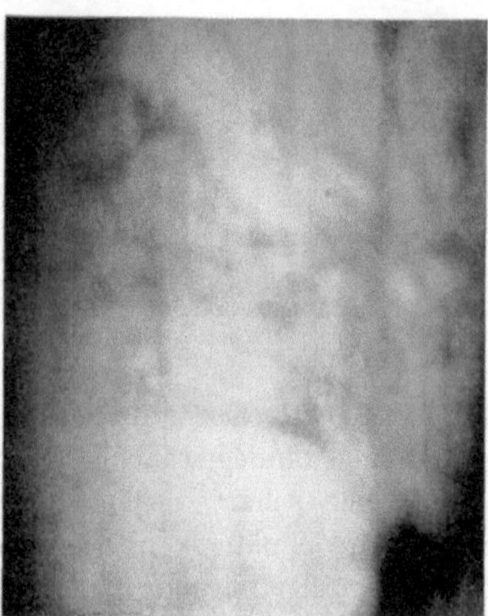

Abb. 36. (Fall 11.) 25. 9. 53. Sagittaltomogramm, Schnitt 8¹/₂ cm. Lockerer, infiltrativ-kavernöser Prozeß im anterioren Segment des rechten Oberlappens.

Fall 10. G., Hedwig, 1911. In den Abb. 35a und 35b stellt sich ein handtellergroßer, massiver, infiltrativ-kavernöser Prozeß dar. Er befällt das anteriore und einen Sektor des apikalen Oberlappensegmentes. Der kirschengroße Zerfall liegt wohl im anterioren Subsegment des apikalen Oberlappensegmentes. Segmentgrenzen sind innerhalb der massiven Verschattung nicht zu erkennen. Auf die bisegmentäre Verteilung dieses einheitlichen Prozesses weist jedoch die Verzweigungsanordnung des Oberlappenbronchus in Abb. 35b hin. Die Begrenzung gegen den Mittellappen ist sehr scharf. Die kraniale Randkontur des Subsegmentprozesses fällt durch ihre unregelmäßige und unscharfe Struktur auf.

Die beiden folgenden Beispiele illustrieren, daß auch wenig ausgedehnte Parenchymveränderungen das Segment in seiner Gesamtheit aus der Umgebung hervorzuheben vermögen.

Fall 11. G., Gertrud, 1920. Wir erkennen auf Abb. 36 einen kleinherdig-

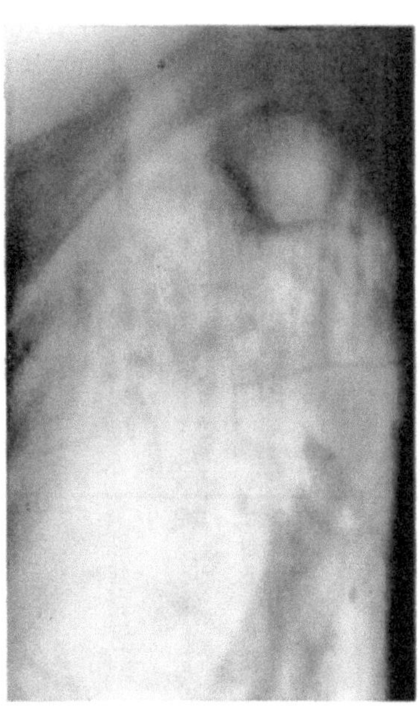

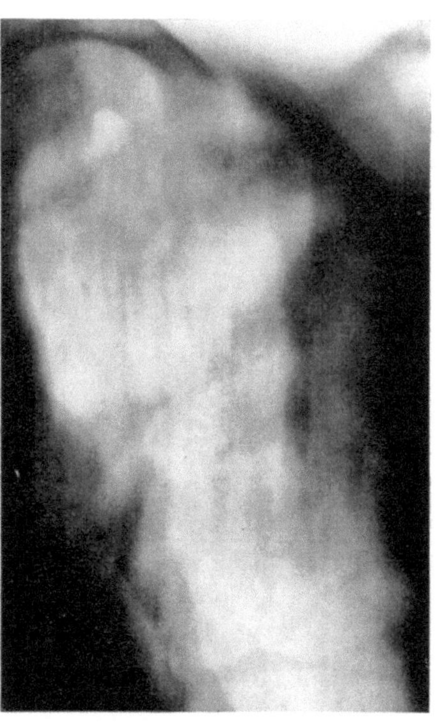

Abb. 37. (Fall 12.) 20. 6. 53. Sagittaltomogramm, Schnitt 10 cm. Prozeß im posterioren Segment des rechten Oberlappens mit kavernösem Befall des apikalen Subsegmentes und feinfleckiger Streuung im posterioren Subsegment.

Abb. 38. (Fall 13.) 21. 6. 52. Sagittaltomogramm, Schnitt 8 cm. Bisegmentärer Prozeß des linken Oberlappens (apikales und anteriores Segment).

kavernösen Prozeß des anterioren rechten Oberlappensegmentes. Das Interlobium begrenzt die Veränderungen gegen den herdfreien Mittellappen. Nach oben wird die Segmentgrenze in ihrem hiliradiären Verlauf durch den relativ lockeren kleinherdigen Befall des Parenchyms markiert.

Fall 12. F., Josef, 1893. Auf Abb. 37 findet sich im posterioren Segment des rechten Oberlappens ein infiltrativ-kavernöser Prozeß. Das apikale Subsegment trägt die Kaverne, das posteriore ist infiltrativ verändert. Die Abgrenzung gegen das apikale Segment des Unterlappens tritt durch das Interlobium und den Parenchymbefall deutlich hervor. Genetisch dürfte der kavernöse Prozeß im apikalen Subsegment der bronchogenen Streuung im posterioren Subsegment vorangegangen sein. Die Streuung kommt einem Abseuchungsvorgang im Segmentraum gleich.

Im nächsten Beispiel heben sich nur unscharf begrenzte Segmente durch Herdanordnung in Dreieckform deutlich hervor.

Fall 13. G., Rosa, 1934. Abb. 38 zeigt im apikalen und anterioren Segment des linken Oberlappens einen segmentfüllenden Prozeß, der durch relative Dichte, Konfluenz seiner Einzelherde und die Dreieckform auffällt. Im apikalen Segment findet sich eine haselnußgroße Kaverne. Die beiden Segmente grenzen sich durch eine schmale, emphysematöse Randzone ab. Die Ursache dieses simultanen, bisegmentären Befalles bildete eine massive bronchogene Streuung aus einer kontralateralen Riesenkaverne.

3. Unisegmentäre Prozesse.

Relativ isolierte und wenig ausgedehnte Prozesse erstrecken sich häufig nur auf ein Segment. Schon der Primärherd ist unisegmentär angelegt und überschreitet in den meisten Fällen die Segmentgrenze nicht. Die Phthise kann eben-

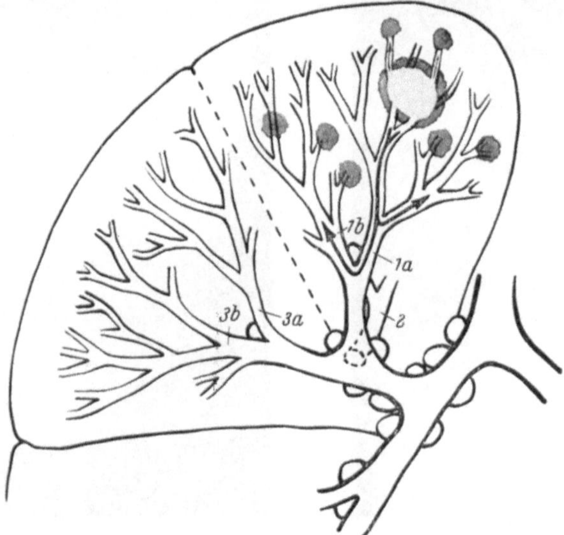

Abb. 39. Bronchogene intrasegmentäre Ausbreitungsweise von der Kaverne aus bei nicht veränderten Drüsen und Bronchen.

falls unisegmentär angelegt und in Evolution und Rückbildung auf ein Segment beschränkt sein. Die tuberkulöse Formgestaltung kann also in Ausgangsprozeß und Ausbreitung an den Raum eines einzigen Segmentes gebunden bleiben. Die intrasegmentäre Propagation ist sowohl per continuitatem wie auch durch canaliculäre Nahstreuung vom Herd zentrifugal, zentripetal oder über den Bronchuswinkelweg möglich (Abb. 39).

Die intrasegmentäre bronchogene Ausbreitungsweise wird durch die Einschmelzung infiltrativer Herdbildungen gefördert; denn an sie schließt sich oft eine canaliculäre Abseuchung im Segment an.

Beispiel einer unisegmentären, von einer Kaverne ausgehenden Propagation ist folgender Fall.

Fall 14. S., Hansruedi, 1931. Abb. 40a zeigt einen haselnußgroßen, unscharf begrenzten Rundherd, der als Umwandlungsform einer Kaverne anzusehen ist.

Er liegt nach der tomographischen Lokalisation im linken apikalen Unterlappensegment. Das Gebiet um den Herd ist frei von tuberkulösen Läsionen. Zwei Monate

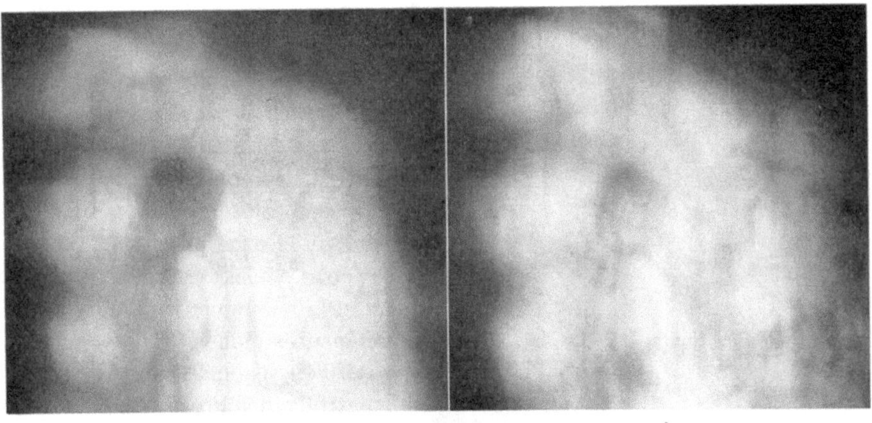

Abb. 40a. (Fall 14.) 22. 11. 50. Sagittaltomogramm, Schnitt 5¹/₂ cm. Isolierter Rundherd im apikalen Unterlappensegment links.
Abb. 40b. 24. 1. 51. Sagittaltomogramm, Schnitt 6 cm. Bronchogene intrasegmentäre Streuung nach Öffnung
des Rundherdes.

nach Abb. 40a ist es, auf Abb. 40b dargestellt, zur Öffnung und Entleerung des
Rundherdes und zur Streuung im Segment gekommen. Die Anordnung der Streu-

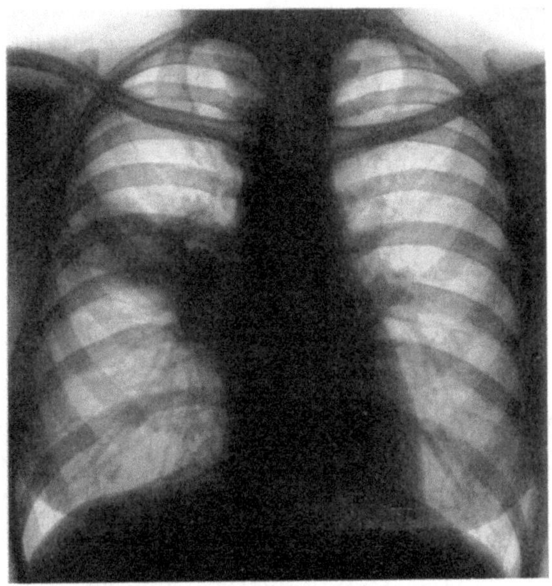

Abb. 41a. (Fall 15.) 7. 6. 43. Übersichtsbild. Feinherdige hämatogene Spitzendissemination; tumoröse Hilus-
schwellung rechts; massive, bandförmige Verschattung des anterioren Oberlappensegmentes rechts.

herde spricht gegen eine Ausbreitung per continuitatem, sondern für eine bronchogene Aspiration im Segment. Ein Beispiel ähnlicher intrasegmentärer Ausbreitung stellt Fall 12 dar.

In gewissem Gegensatz dazu stehen jene Formen, bei welchen das Segment von vornherein in seiner ganzen Ausdehnung befallen wird; es sind dies vor allem Atelektasen, entzündlich-atelektatische oder rein entzündliche, exsudative Prozesse mit breitflächigen, homogenen, dreieck- oder bandförmigen Schattenbildern, die als „segmentite" oder „zonite" bezeichnet werden. Die ursprüngliche Form und Größe des Segmentes bleiben bei Prozessen erhalten, bei welchen Infiltration, Entzündung und Anschoppung überwiegen und gleichsam zu einer Starre des Segmentgefüges geführt haben (Hepatisation). Atelektasen gehen dagegen meist mit Volumenverkleinerung des Segmentes einher.

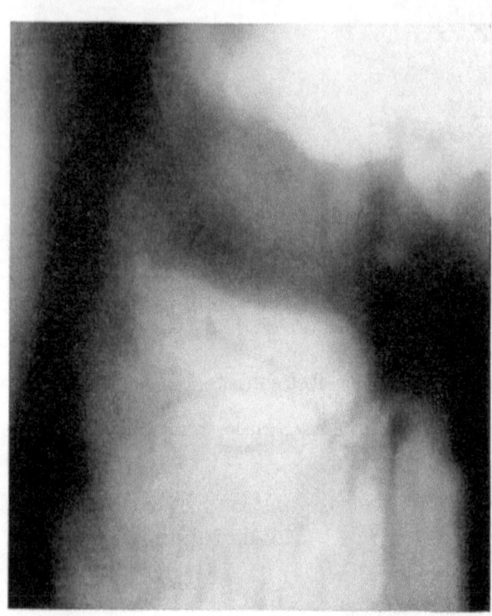

Abb. 41 b. 5. 8. 43. Sagittaltomogramm, Schnitt 11 cm. Bandförmiger Segmentprozeß mit Bronchuslumen im Segmentstiel.

Einen schon in der Anlage segmentfüllenden Prozeß stellt der nächste Fall dar.

Fall 15. B., Frieda, 1911. In Abb. 41a bildet sich ein breiter, homogener, dichter Schatten ab, der bandförmig vom rechten Hilus gegen die Peripherie zieht und dem anterioren Oberlappensegment anzugehören scheint. Beide Spitzen zeigen diskrete Streuherde nach hämatogener Spitzendissemination. Der rechte Hilus ist durch ein Drüsenpaket knollig vergrößert. Abb. 41 b zeigt im Sagittaltomogramm die scharfe Abgrenzung des Segmentprozesses gegen den Mittellappen und gegen das Nachbarparenchym des Oberlappens. Die Ursache dieses ausgedehnten Segmentbefalles dürfte ein massiver Drüseneinbruch gewesen sein, der sich, nach der diskreten Spitzenstreuung zu schließen, im Rahmen eines primosekundären Tuberkulosegeschehens ereignete.

4. Multisegmentäre Prozesse.

Es liegt im Wesen der hämatogenen und bronchogenen Tuberkulose, daß sowohl initiale Herdsetzung wie auch Metastasierung in mehreren Segmenten erfolgen können. Tuberkulöser Schub und apicocaudales Fortschreiten der Phthise vollziehen sich häufig segmentgebunden und führen in segmentweisem Befall zur ausgedehnten Erkrankung der Lunge. Die apicocaudale Propagation stellt sich im Röntgenbild häufig in horizontaler Schichtung dar, die wir ebenfalls für segmentbedingt halten. Der multisegmentäre Befall kann Nachbarsegmente oder homolaterale und kontralaterale Fernsegmente umfassen und in seiner Intensität die Segmente gleichmäßig oder unterschiedlich ergreifen. Man begegnet relativ häufig multisegmentären Prozessen, die sich voneinander in Ausdehnung, Evolutionstendenz und dynamischem Verhalten nicht unterscheiden und damit die Bindung an gleiche Phase und Zeitepoche erkennen lassen. Andererseits können Prozesse verschiedener Segmente, gleichzeitig entstanden und mit gleicher Streuintensität gesetzt, in ihrem weiteren Verlauf divergieren. Namentlich Herde im apikalen Segment des Ober- und Unterlappens und im posterioren Oberlappensegment disponieren zur phthisischen Entwicklung. Die

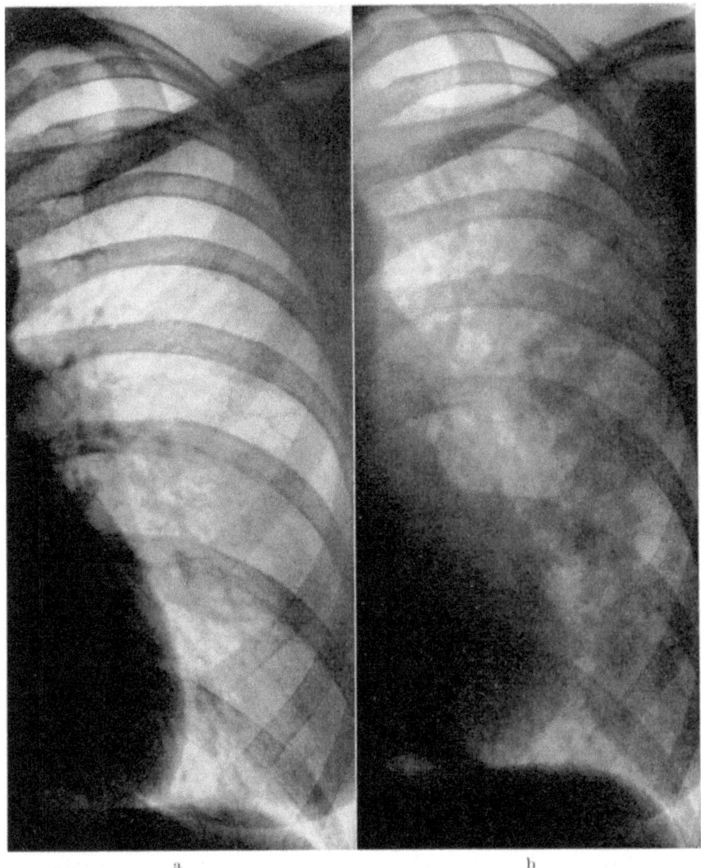

Abb. 42a. (Fall 16.) 24. 6. 46. Übersichtsbild. Normaler Lungenbefund.
Abb. 42b. 30. 10. 46. Übersichtsbild. Ausgedehnte, exsudativ-kavernöse Tuberkulose links.

Divergenz kann sich schließlich auch durch eine verschiedene dynamische Stellung ergeben; Kaverne in einem Segment und Tochterinfiltrat in einem anderen sind ein Beispiel dafür.

Segmentprozesse sind in ihrer Beziehung zueinander nach zeitlicher Stellung und dynamischer Evolution zu unterscheiden. Der Segmentbefall kann gleichzeitig (simultan) oder gestaffelt (succedan) erfolgen; das evolutive Verhalten kann gleichsinnig oder gegensinnig sein. Die zeitliche Stellung multisegmentärer Prozesse zueinander ist ohne das Vorliegen einer geschlossenen, den Tuberkuloseverlauf kontinuierlich erfassenden Röntgenanamnese und -katamnese nicht zu differenzieren. Das röntgenologische Zustandsbild einer Tuberkulose, die sich im Zeitpunkt der Erfassung als simultanmultisegmentäre Form darstellt, kann sich nach der Verlaufsanalyse als Folge eines succedanen Segmentgeschehens erweisen. Analog kann eine röntgenologische Schattenform Niederschlag von Evolution oder Involution sein, so z. B. der Rundschatten Ausgangs- oder Rückbildungsform der Kaverne.

a) Simultane Segmentprozesse.

In der Anlage simultane Prozesse entstehen meist durch massive Aspiration, die zur gleichzeitigen Metastasierung in mehreren Segmenten führt. Nach UEHLINGER (1953) sind vor allem verkäste perforierende Hiluslymphknoten sehr

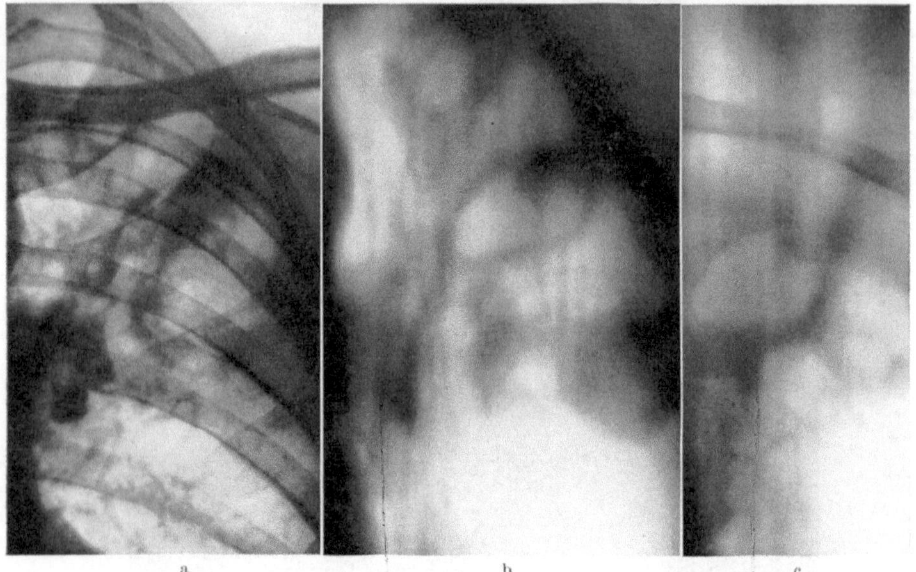

Abb. 43a. (Fall 17.) 26. 4. 54. Übersichtsbild. Linksseitige, exsudativ-kavernöse Tuberkulose.
Abb. 43b. 26. 4. 54. Sagittaltomogramm, Schnitt 10 cm. Exsudativ-kavernöser Zerfall im apikalen und anterioren Oberlappensegment.
Abb. 43c. 26. 4. 54. Sagittaltomogramm, Schnitt 5 cm. Infiltrativ-kavernöser Prozeß im apikalen Unterlappensegment.

leistungsfähige Streuquellen. Die Kaverne stellt einen ständig fließenden Streuherd wechselnder Intensität dar. Der Lungenblutung können multisegmentäre simultane Aspirationsherde nachfolgen. Werden auch von peripher gelegenen Kavernen aus homolaterale und kontralaterale Segmente befallen, so ist die Gefahr primär multisegmentärer Streuung größer bei den zentralen, in den Winkeln der Bronchialäste liegenden Drüsen. Gleichzeitiger Atelektasierung mehrerer Segmente liegen meist Monostenosen lobärer oder Polystenosen segmentärer Bronchusäste zugrunde.

Beispiele simultaner Prozesse, die sich durch ihre Ausdehnung, Lokalisation und Dynamik unterscheiden, geben die folgenden Fälle. Auf simultane Anlage einer ausgedehnten, mehrsegmentären Tuberkulose kann dann mit großer Wahrscheinlichkeit geschlossen werden, wenn ein akutes Geschehen vorliegt, das, wie im folgenden Beispiel, in kurzem Intervall aus negativem Röntgenbefund hervorgeht.

Fall 16. G., Gertrud, 1920. Abb. 42a stellt ein Übersichtsbild ohne pathologische Veränderungen dar. Nur 4 Monate später ist, in Abb. 42b, die linke Lunge nahezu in ihrer ganzen Ausdehnung von einem dichten infiltrativen Prozeß mit Kavernisierung im Oberlappen erfaßt. Der Charakter des Prozesses ist exsudativ und beweist damit ebenfalls seine Akuität.

Eine multisegmentäre Tuberkulose, deren ähnliches Formverhalten in verschiedenen Segmenten auf gleichzeitige Entstehung schließen läßt, stellt sich im nächsten Fall dar.

Fall 17. M., Josef, 1891. Auf Abb. 43a sehen wir einen, im linken Ober- und Mittelgeschoß unscharf begrenzten, konfluierenden infiltrativen Prozeß mit Kavernen. Die tomographische Analyse löst die uncharakteristische Schattenform in einen trisegmentär lokalisierten Prozeß auf. Abb. 43b zeigt massiv kavernös-infiltrativen Befall im apikalen und im anterioren Oberlappensegment, Abb. 43c im apikalen Unterlappensegment. Die 3 Segmentprozesse sind in ihrem Charakter (Exsudation, Kavernisierung) gleich, so daß simultanes Geschehen wahrscheinlich ist.

Fall 18. B., Alois, 1916. Das Übersichtsbild, Abb. 44, gibt eine infiltrative Lungentuberkulose mit faustgroßer Kaverne im Oberlappengebiet und multiplen Streuherden im herznahen Mittelfeld wieder. Die pathologisch-anatomische Untersuchung des Resektionspräparates zeigte, daß apikales und posteriores Segment des Oberlappens einge-

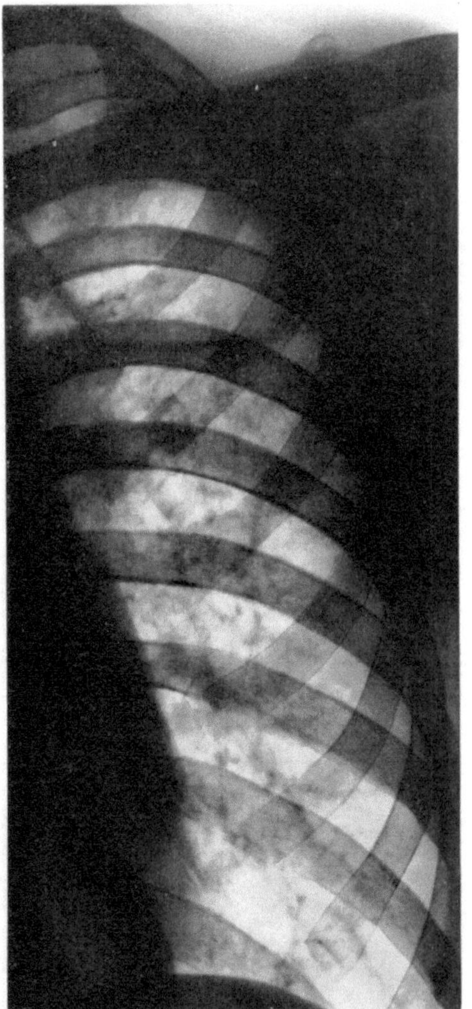

Abb. 44. (Fall 18.) 11. 2. 52. Übersichtsbild. Multisegmentäre linksseitige Oberlappentuberkulose mit Riesenkaverne im apikalen und posterioren Segment.

schmolzen und die Riesenkaverne gleichsam bisegmentär angelegt war. Das anteriore Oberlappensegment war frei von Tuberkulose, das apikale Unterlappensegment mit den kavernentragenden Segmenten fest verwachsen; die Lingula wies grobherdigen Befall auf. So setzte sich die Tuberkulose dieser Lunge aus 5 Segmentprozessen zusammen, Kavernenträger waren lediglich 2 Segmente.

Beispiel einer Phthise im mehrsegmentären Entwicklungszustand, bei welchem der Resektionsbefund die röntgenologische Analyse bestätigte, ist der folgende Fall.

Fall 19. P., Viktor, 1902. Auf dem Übersichtsbild, Abb. 45a, findet sich eine vorwiegend rechtsseitige, infiltrativ-kavernöse, cirrhotische Tuberkulose. Das Obergeschoß ist massiv infiltriert, der Hilus hochgezogen. Das Schrägtomogramm,

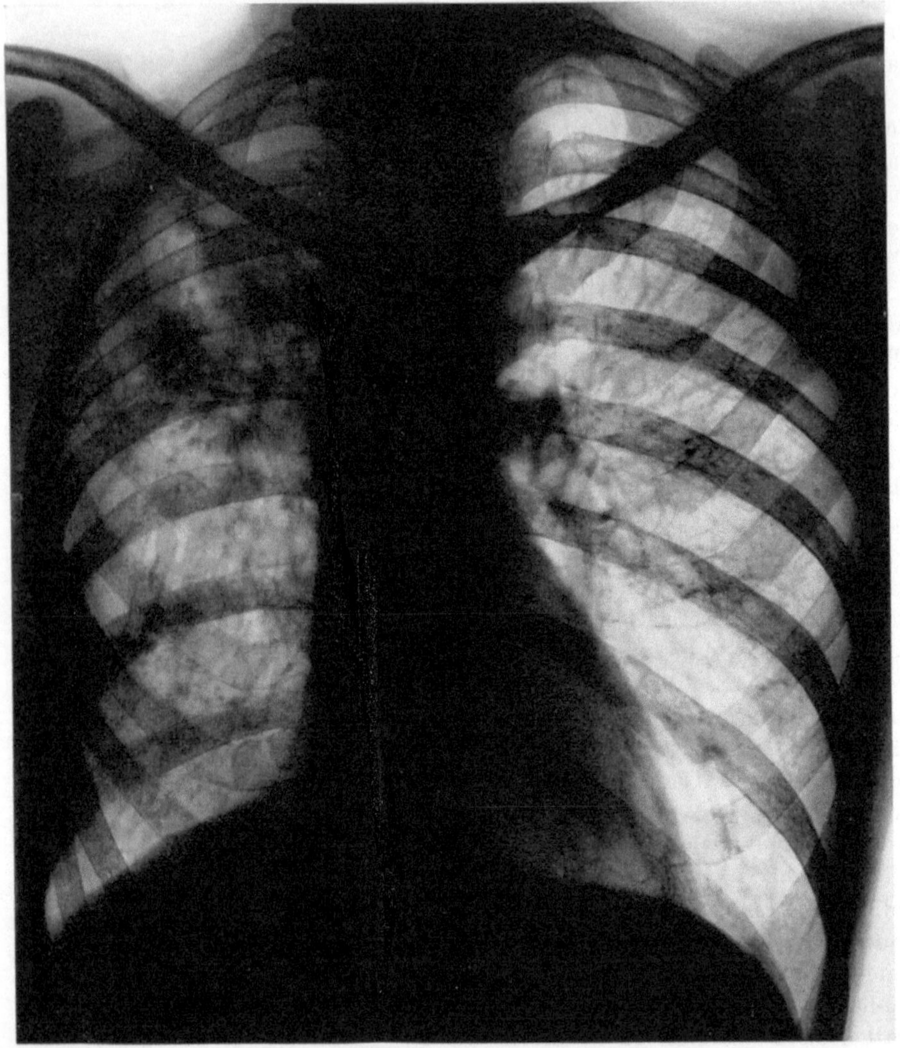

Abb. 45a. (Fall 19.) 20. 11. 53. Übersichtsbild. Rechtsseitige, infiltrativ-kavernöse, cirrhotische Tuberkulose; Hochraffung des rechten Hilus.

Abb. 45b, analysiert topographisch die Prozesse klar und zeigt, daß es sich um einen fünfsegmentären Prozeß handelt. Die hühnereigroße Kaverne liegt im apikalen Segment des Oberlappens; das posteriore Oberlappensegment ist in seiner Gesamtheit massiv infiltriert, kleinkavernös zerfallen und mit dem infiltrierten superioren Subsegment des apikalen Unterlappens fest verwachsen. Das anteriore Oberlappensegment weist kleinherdigen, konfluierenden Befall auf. Das mediale Mittellappensegment ist im wesentlichen frei, das caudal durch den

Mittel-Unterlappenspalt begrenzte laterale Mittellappensegment stellt sich bandförmig dar und ist locker befallen.

Den simultanen Befall des analogen Segmentes der rechten und linken Lunge
sehen wir im nächsten Beispiel.

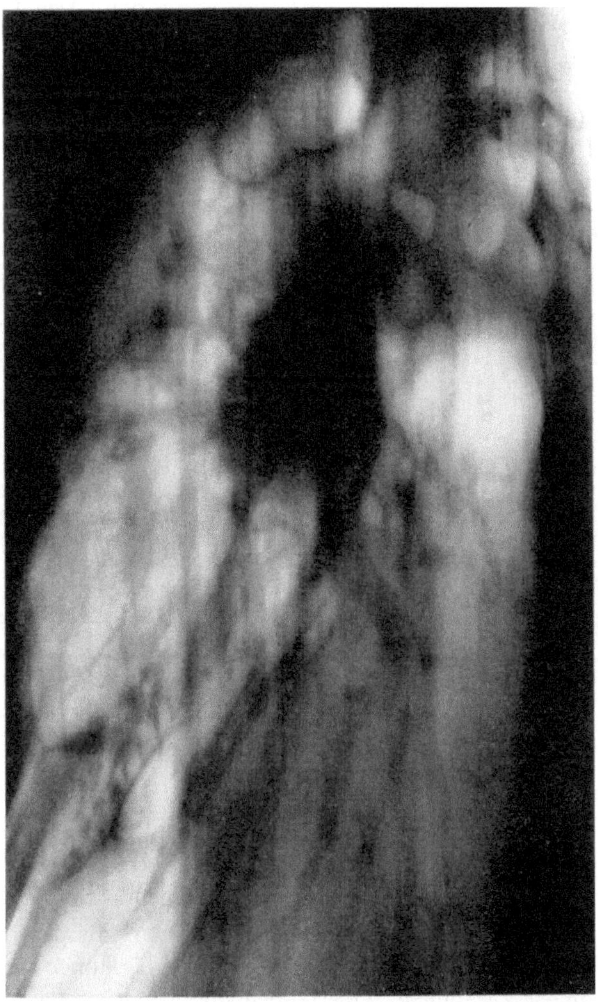

Abb. 45b. 30. 11. 53. Schrägtomogramm, Schnitt 7 cm. Fünfsegmentärer Prozeß. Befall der Segmente 1, 2, 3, 4, 6.

Fall 20. N., Maria, 1903. Abb. 46 zeigt in fast symmetrischer Anordnung
einen infiltrativ-kleinfleckigen Befall des posterioren Segmentes beider Oberlappen. Die Herde der wolkigen Infiltrate sind locker um die Segmentbronchen
gruppiert und füllen die Segmente nahezu aus. Das Erscheinungsbild spricht
für bronchogene Genese der bisegmentären bilateralen Tuberkulose.

Einen lappenfüllenden multisegmentären Prozeß bei Primärtuberkulose eines
Kindes weist der folgende Fall auf.

Fall 21. M., Annelies, 1943. Abb. 47a zeigt rechts eine massive, kavernöse
Oberlappentuberkulose. Das anteriore Oberlappensegment enthält eine pflaumen-

große Kaverne, die beiden anderen Segmente des Oberlappens sind homogen
verschattet und wohl atelektatisch. Trachea, Haupt- und Stammbronchus und
Oberlappenbronchen stellen sich deutlich dar, ebenso die z. T. verkalkten, in den
Astwinkeln der Bronchen gelegenen Drüsen. Der Oberlappenbronchus und seine
Äste sind verengt. Abb. 47b, rund 2 Monate nach Abb. 47a aufgenommen, stellt
den mehrsegmentären Prozeß wesentlich verändert dar. Der Lappen ist geschrumpft, nach kranial verlagert. Das anteriore Oberlappensegment ist homogen
verschattet, die Kaverne in ihm nicht mehr erkennbar. Das benachbarte anteriore
Subsegment des apikalen Oberlappensegmentes ist lufthaltig und überbläht;
das apikale Subsegment bleibt atelektatisch.

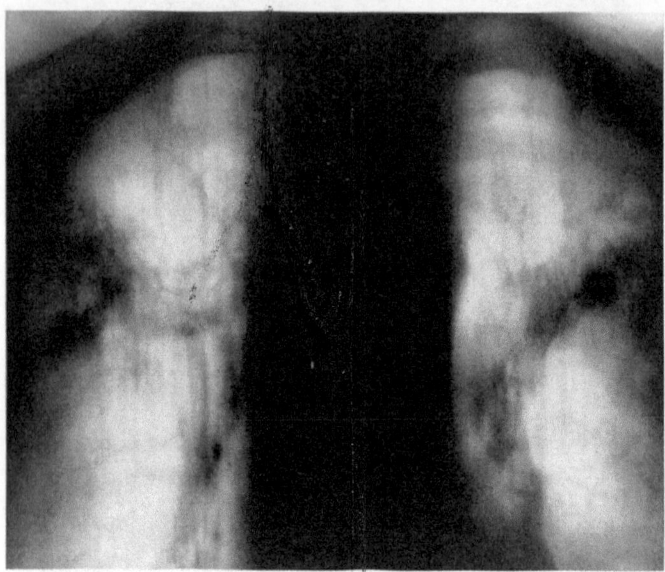

Abb. 46. (Fall 20.) 25. 10. 51. Sagittaltomogramm, Schnitt 6 cm. Bilateraler, bisegmentärer infiltrativer Prozeß
des posterioren Oberlappensegmentes.

Massiven, gleichzeitigen Befall mehrerer Segmente wohl durch Drüseneinbruch
bei Primärtuberkulose im Kindesalter zeigt das folgende Beispiel.

Fall 22. B., Ulrich, 1934. Die in Abb. 48a dargestellte kompakte Verschattung
setzt sich aus Prozessen im posterioren und apikalen Oberlappen- und im apikalen
Unterlappensegment zusammen. Oberlappen und Unterlappen sind durch eine
schmale lufthaltige Zone getrennt. Der simultane Befall mehrerer Segmente
bei gleichzeitiger Hilusdrüsenvergrößerung auf den — hier nicht abgebildeten —
Nachbarschnitten scheint sehr für Drüseneinbruch zu sprechen. In der Unterlappenspitze besteht Zerfall. Restschatten der Drüsenschwellung, des Unter-
lappenprozesses und Interlobärlinien stellen sich auf dem Rückbildungstomo-
gramm deutlich dar (Abb. 48b).

b) Succedane Segmentprozesse.

Die Ausbreitung der Tuberkulose im Lungenraum erfolgt meist in schubweisem
Geschehen. Der Schub erweist sich in vielen Fällen als succedanes Überspringen

von Segment zu Segment. Der succedane Segmentbefall vollzieht sich vorwiegend auf dem Kanalweg des Bronchialsystems, häufig durch zentripetale-zentrifugale Winkelstreuung (Abb. 49).

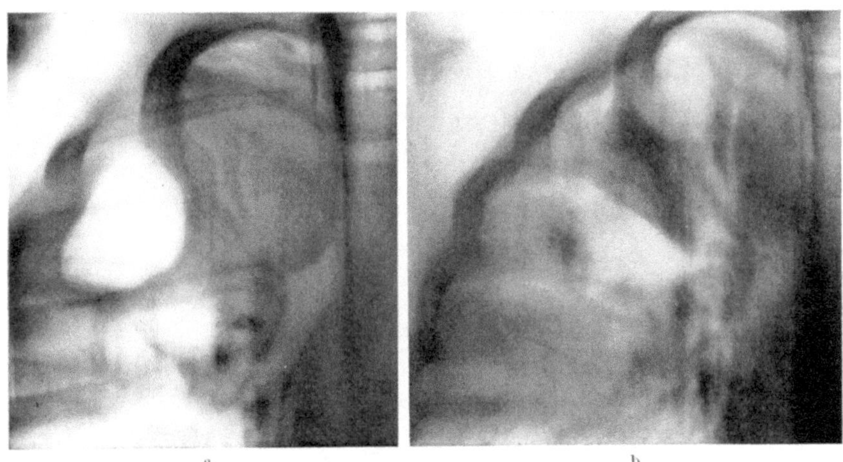

Abb. 47a. (Fall 21.) 22. 5. 50. Sagittaltomogramm, Schnitt 6 cm. Kaverne im anterioren Segment, Atelektase des apikalen und posterioren Segmentes. Stenosierung der Segmentbronchen des rechten Oberlappens.

Abb. 47b. 19. 7. 50. Sagittaltomogramm, Schnitt 5¹/₂ cm. Hochklappen des Oberlappens, Schluß der Kaverne. Blähung wahrscheinlich des anterioren Subsegmentes und Atelektase des apikalen Subsegmentes des apikalen Segmentes.

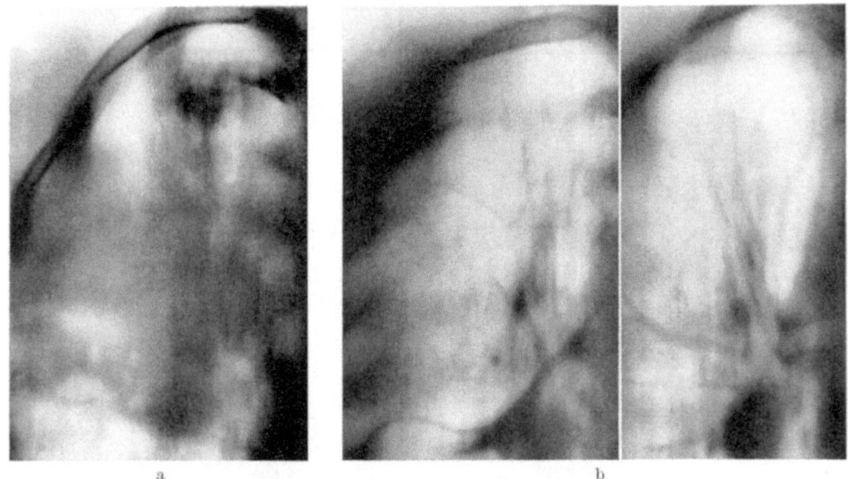

Abb. 48a. (Fall 22.) 11. 10. 44. Sagittaltomogramm, Schnitt 5 cm. Infiltrativ-kleinkavernöser, multisegmentärer Prozeß im rechten Ober- und Unterlappen.

Abb. 48b. 1. 3. 45. Sagittaltomogramme, Schnitt 5 und 7 cm. Wesentliche Rückbildung des Oberlappenprozesses. Schrumpfende Veränderungen des apikalen Unterlappensegmentes, Hilusdrüsenvergrößerung.

So können durch Nah- und Fernstreuung homolaterale und kontralaterale Segmente nacheinander befallen werden. Succedanen Segmentbefall bei allmählicher Stenosierung von Segmentbronchen und fortschreitender Atelektasierung verschiedener Segmente zeigt in instruktiver Weise der nächste Fall.

Fall 23. S., Margrit, 1920. Im Zeitraum von rund $1^1/_2$ Jahren werden die Segmente des linken Oberlappens allmählich befallen. Auf Abb. 50a besteht ein

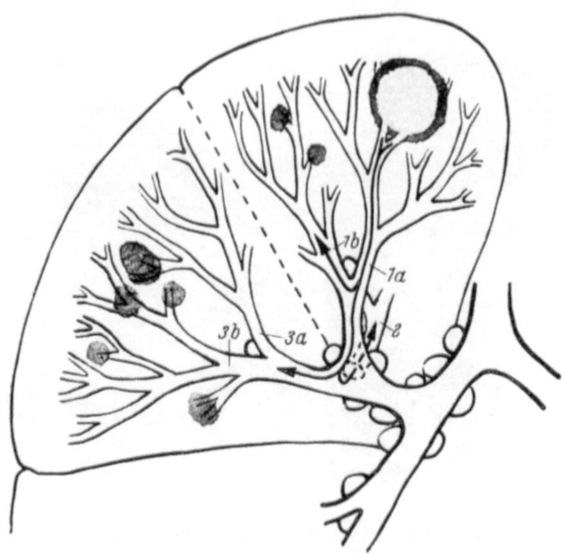

Abb. 49. Bronchogene multisegmentäre Ausbreitungsweise von der Kaverne aus bei nicht veränderten Drüsen oder Bronchen.

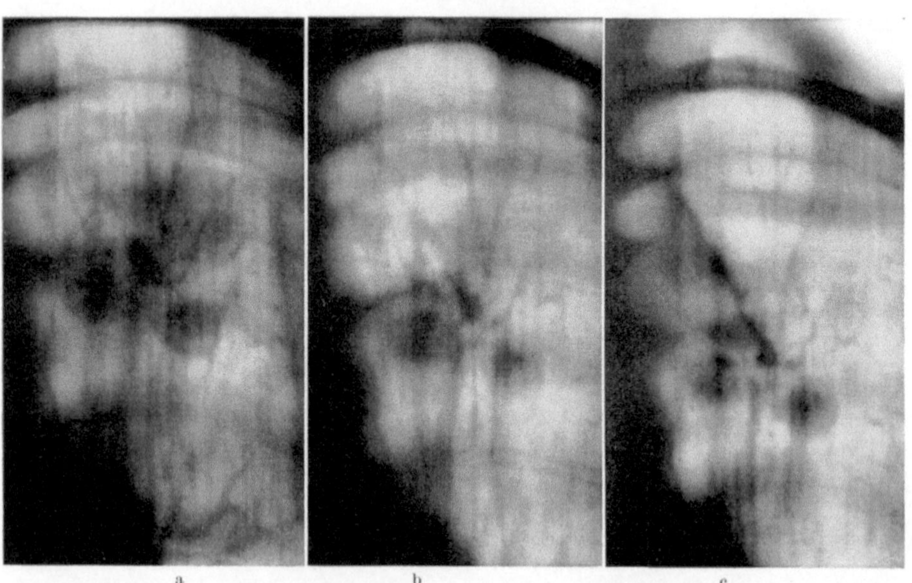

Abb. 50a. (Fall 23.) 15. 1. 52. Sagittaltomogramm, Schnitt 5 cm. Mehrherdiger Prozeß im Stiel des apikoposterioren linksseitigen Oberlappensegmentes.

Abb. 50b. 15. 5. 52. Sagittaltomogramm, Schnitt 5 cm. Deutliche Einscheidung der Segmentäste.

Abb. 50c. 18. 9. 52. Sagittaltomogramm, Schnitt 5 cm. Atelektase des posterioren Segmentes.

mehrherdiger Prozeß an der Basis des Oberlappens mit aufgelockerten, bis kirschengroßen Infiltratbildungen. Nach 4 Monaten ist es (Abb. 50b), wohl von

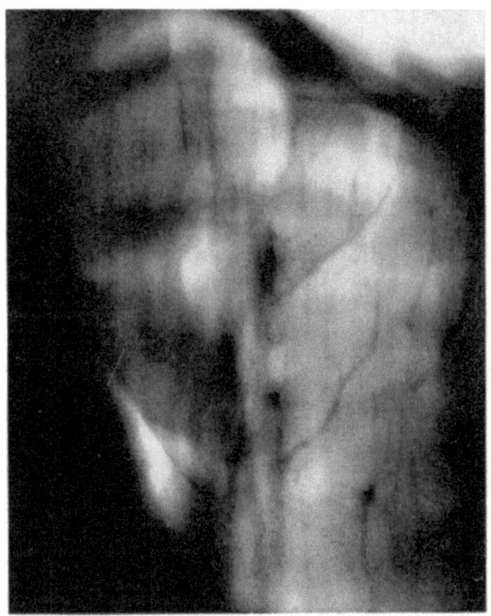 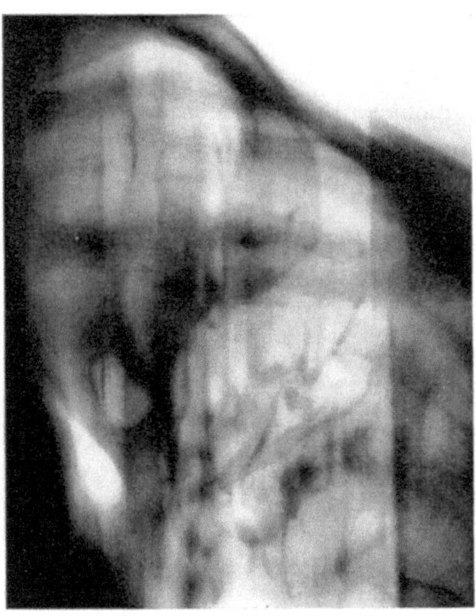

Abb. 50d. 10. 9. 53. Sagittaltomogramm, Schnitt 6 cm.
Zusätzliche Atelektasierung des apikalen
Oberlappensegmentes.

Abb. 50e. 17. 12. 53. Sagittaltomogramm, Schnitt 6 cm.
Kavernöse Einschmelzung und zusätzliche bronchogene
Streuung in das anteriore Segment.

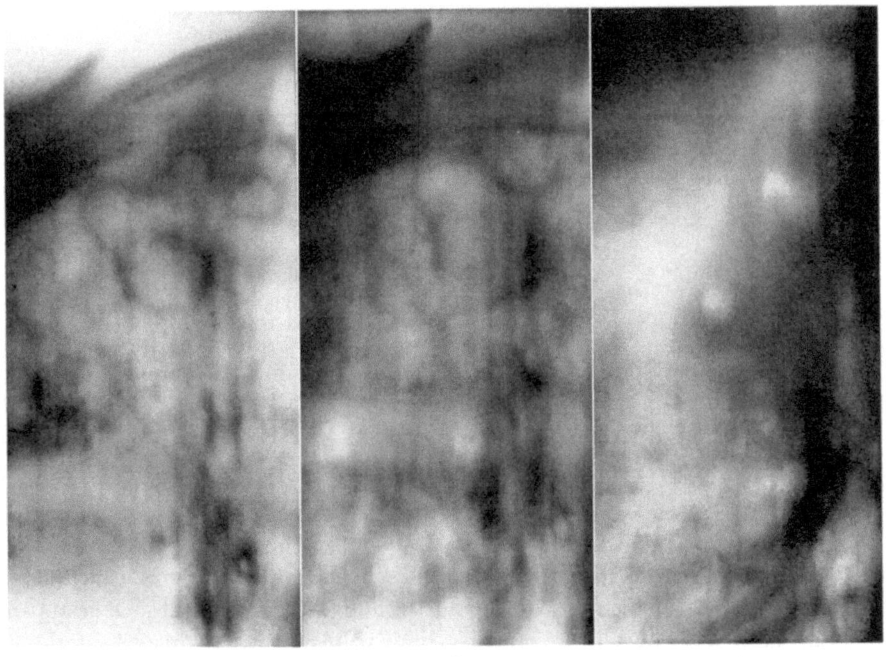

Abb. 51a. (Fall 24.) 17. 6. 53. Sagittaltomogramm, Schnitt 6 cm. Infiltrativ-kavernöser Prozeß im rechten
Oberlappen (apikales und posteriores Segment).

Abb. 51b. 16. 10. 53. Sagittaltomogramm, Schnitt 6 cm. Streuung im apikalen Unterlappensegment.

Abb. 51c. 28. 1. 54. Sagittaltomogramm, Schnitt 7 cm. Atelektase des Oberlappens und des apikalen
Unterlappensegmentes.

Haefliger und Mark, Segment und Lungentuberkulose. 6

den anliegenden Herden aus, zur Bronchusläsion gekommen. Weitere rund 4 Monate später entwickelt sich eine Atelektase des posterioren Oberlappensegmentes (Abb. 50c), 1 Jahr später, in Abb. 50d, auch des apikalen Oberlappensegmentes. Der bisegmentäre Prozeß stellt sich als scharf begrenzter Keilschatten

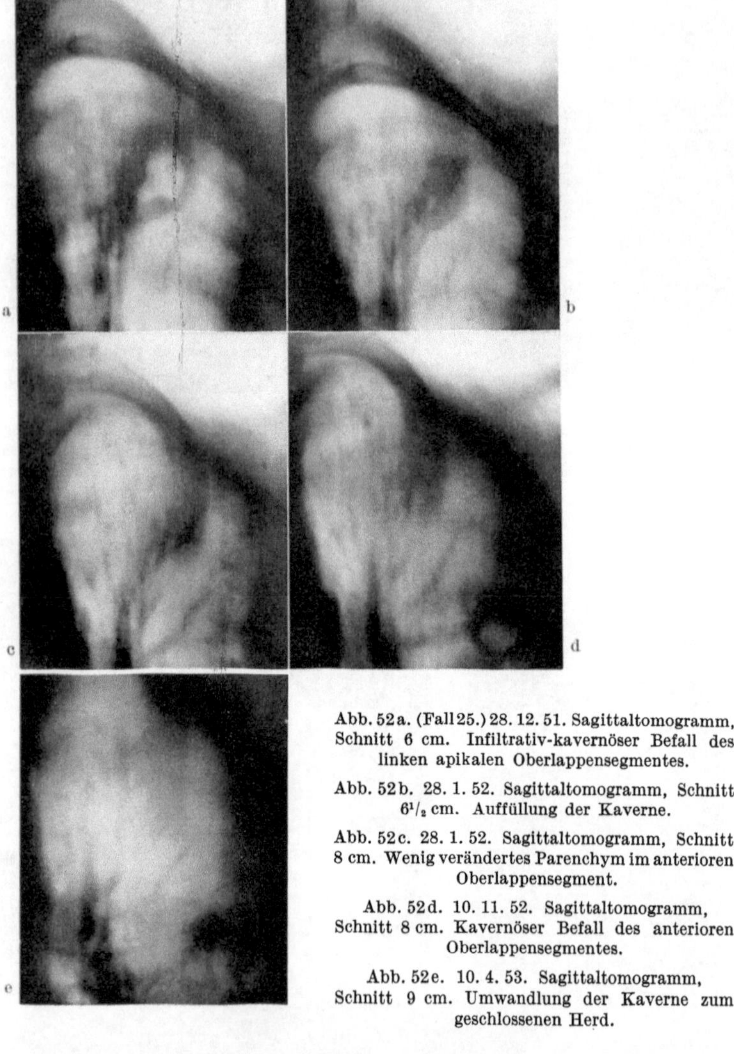

Abb. 52a. (Fall 25.) 28. 12. 51. Sagittaltomogramm, Schnitt 6 cm. Infiltrativ-kavernöser Befall des linken apikalen Oberlappensegmentes.

Abb. 52b. 28. 1. 52. Sagittaltomogramm, Schnitt 6½ cm. Auffüllung der Kaverne.

Abb. 52c. 28. 1. 52. Sagittaltomogramm, Schnitt 8 cm. Wenig verändertes Parenchym im anterioren Oberlappensegment.

Abb. 52d. 10. 11. 52. Sagittaltomogramm, Schnitt 8 cm. Kavernöser Befall des anterioren Oberlappensegmentes.

Abb. 52e. 10. 4. 53. Sagittaltomogramm, Schnitt 9 cm. Umwandlung der Kaverne zum geschlossenen Herd.

dar. Die peribronchialen Herde sind im Gebiete des Segmentstieles in die Verschattung einbezogen. Bronchoskopisch fand sich als Ursache der fortschreitenden Segmentatelektasierung eine narbigstenosierende Tuberkulose des Oberlappenbronchus und der Segmentbronchen. Die Evolution des Prozesses ist damit noch nicht abgeschlossen. Rund 3 Monate nach Abb. 50d kommt es durch Einschmelzung eines Infiltrates im Segmentstiel zu bronchogener, kleinherdiger Streuung in das anteriore Oberlappensegment (Abb. 50e). Der pathologisch anatomische Befund des Resektionspräparates bestätigte die Bronchustuberkulose als Ursache des succedanen Segmentbefalles. So erfolgte also die Progression in schubweisem Befall und unter succedaner Einbeziehung der dem Ursprungsprozeß benachbarten Segmente.

Mit der Zunahme von Größe, Zahl und Aktivität der Kavernen wächst die Gefahr der Streuung. Das folgende Beispiel stellt den häufigen phthisischen Absiedlungsweg von Kavernen im oberen und hinteren Oberlappensegment in das apikale Segment des Unterlappens dar.

Fall 24. P., Guy, 1933. Auf Abb. 51a ist der ganze rechte Oberlappen dicht befallen. Im apikalen und posterioren Segment finden sich neben weichfleckigen Herden mehrere bis walnußgroße Kavernen. Der apikale Segmentbronchus stellt sich als kavernendrainierender, entzündlich veränderter Kanal dar, über den es wohl im weiteren Verlauf zur Streuung in das apikale Unterlappensegment kommt (Abb. 51b). Nach Anlage eines Pneumothorax und nach einem pleuritischen Schub tritt eine massive Atelektasierung des erkrankten Gebietes auf (Abb. 51c).

Im Gegensatz zu dieser schweren phthisischen Entwicklung mit apicocaudaler Abseuchung der Tuberkulose bilden sich im folgenden Falle, trotz eines kavernösen Nachschubes in ein Nachbarsegment, beide succedan entstandenen Segmentprozesse zurück.

Fall 25. R., Rosmarie, 1935. Abb. 52a zeigt im linken apikalen Oberlappensegment einen infiltrativen, kavernösen Prozeß. Einen Monat später ist die Infiltration im wesentlichen zurückgebildet und die Kaverne zum Rundherd umgewandelt (Abb. 52b). Das anteriore Oberlappensegment ist zu dieser Zeit relativ frei (Abb. 52c). Rund 10 Monate später (Abb. 52d) findet sich in ihm eine haselnußgroße ovale Kaverne. Nach weiteren 5 Monaten (Abb. 52e) kommt auch diese zur Umwandlung in einen geschlossenen Herd. Bei diesem Phthiseablauf erfolgen also nacheinander in verschiedenen Segmenten formal ähnliche Vorgänge.

c) Gleichsinniges Segmentverhalten.

Häufig zeigen bei multisegmentärer Tuberkulose die verschiedenen Segmente ein analoges Verhalten; Evolution, Involution oder beide Ablaufphasen sind gleichsinnig gerichtet. Diese Parallelität ist durch die Bindung des lokalen Segmentgeschehens an den allgemeinen Reaktionscharakter des Terrains zu erklären. So können homo- und kontralaterale multisegmentäre Prozesse in der Ausbildung exsudativer, produktiver und cirrhotischer Gewebsveränderungen gleichgerichtet sein, und es treten dadurch die Einzelsegmente mit paralleler Dynamik in Erscheinung.

Gleichsinniges Verhalten in der Evolution multisegmentärer Simultanprozesse zeigt Fall 26.

Fall 26. B., Rosa, 1896. In Abb. 53a ist im posterioren Oberlappensegment rechts ein polymorphes, lockeres Infiltrat vorhanden. Unter ihm findet sich im apikalen Unterlappensegment ein kleinherdiger infiltrativer Prozeß. Sieben Monate später sind die ergischen Zentren beider Infiltrate eingeschmolzen. Im oberen Segment ist eine hühnereigroße, im unteren eine dattelgroße Kaverne entstanden (Abb. 53b). So sind also die gleichzeitig angelegten Infiltrate gleichzeitig zur Einschmelzung gekommen. Das Interlobium grenzt als Barriere auch in der Phase der Destruktion die beiden autonomen Segmentprozesse gegeneinander ab.

Als Beispiel gleichsinnigen Segmentverhaltens im aktiven Stadium und in der Rückbildung führen wir folgenden Fall an.

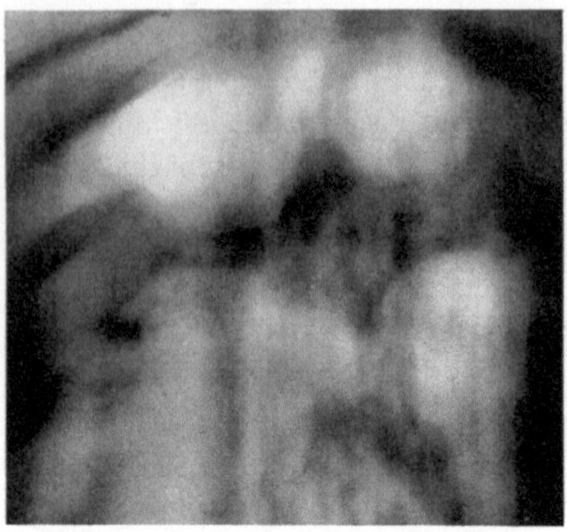

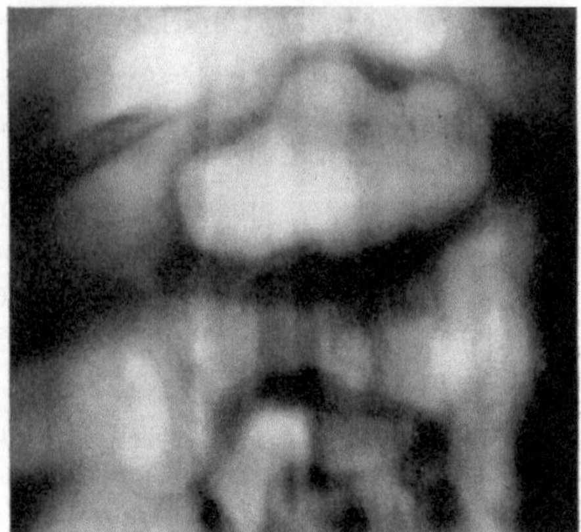

Abb. 53a. (Fall 26.) 12. 2. 53. Sagittaltomogramm, Schnitt 6 cm. Infiltrate im posterioren Oberlappen- und apikalen Unterlappensegment.

Abb. 53b. 24. 9. 53. Sagittaltomogramm, Schnitt 5 cm. Gleichzeitige Einschmelzung beider Segmentprozesse.

Fall 27. F., Klara, 1928. Auf Abb. 54a findet sich homogener Befall des apikalen Unterlappensegmentes, das sich gegen den Oberlappen ziemlich scharf abgrenzt. Das posteriore Oberlappensegment weist kleinfleckige Herdbildungen auf. Abb. 54b zeigt infiltrativ-kavernöse Veränderungen des anterioren Oberlappensegmentes. Das Interlobium ist durch eine Linie scharf dargestellt. Im Verlaufe der Rückbildung kommt es zu weitgehender Resorption und bindegewebiger Umwandlung des trisegmentären Prozesses. Abb. 54c, rund 8 Monate nach Abb. 54a, zeigt ein bisegmentäres streifiges Indurationsfeld mit beginnender Kalkeinlagerung. Die Lappengrenze ist auch in dieser Abbildung deutlich. Die Kalkeinlagerungen finden sich nur im Oberlappen. Nach dem Charakter des Prozesses in Abb. 54a wären Nekroseherde eher in der Spitze des Unterlappens als in den relativ lockeren, wenig ausgedehnten Herden des Oberlappens zu erwarten. Die Regression ist sicher deshalb so weitgehend, weil der Grundprozeß vorwiegend entzündlich-atelektatischer Natur war. Die Kaverne im anterioren Oberlappensegment hat sich bis auf ein banales Knötchen zurückgebildet (Abb. 54d). Paralleles regressives Verhalten in der Rückbildung kommt auch im Fall 22 zum Ausdruck.

d) Gegensinniges Segmentverhalten.

Nicht selten zeigen Segmentprozesse auch divergentes Verhalten. Der Ablauf ist dissoziiert, Evolution in einem Segment kann mit Involution im anderen einhergehen, Progression und Regression können gleichzeitig verlaufen. Einschmelzung in einem Segment kann Vernarbung in einem anderen gegenüberstehen. Für diskrepantes Segmentverhalten ist weniger die allgemeine Disposition, als die erhöhte Anfälligkeit der durch ihre Lage besonders disponierten oder lokal

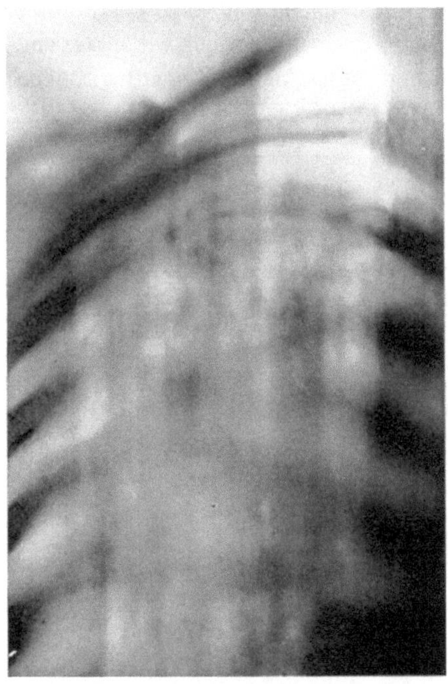

Abb. 54a. (Fall 27.) 13. 10. 52. Sagittaltomogramm, Schnitt 4 cm. Infiltrativ-atelektatischer Prozeß des apikalen Unterlappensegmentes. Herde im posterioren Oberlappensegment.

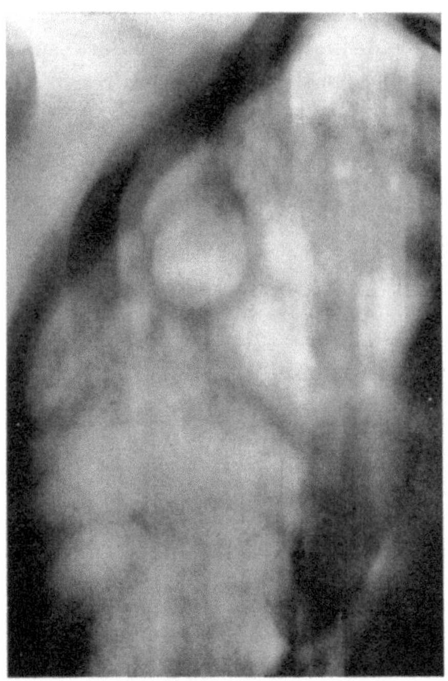

Abb. 54b. 13. 10. 52. Sagittaltomogramm, Schnitt 7 cm. Infiltrativ-kavernöser Prozeß im anterioren Oberlappensegment.

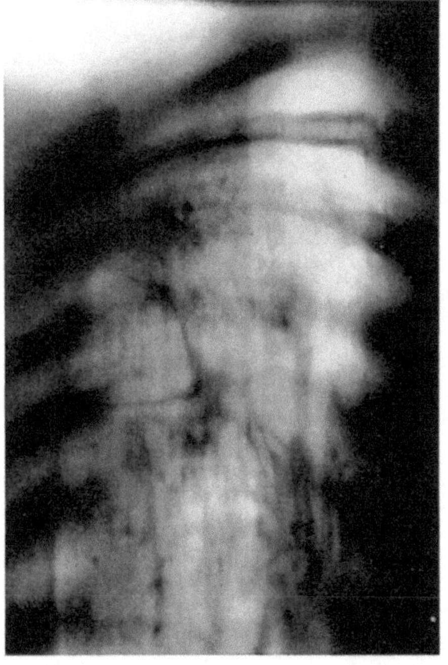

Abb. 54c. 10. 6. 53. Sagittaltomogramm, Schnitt 4 cm. Rückbildung zum streifigen Indurationsfeld.

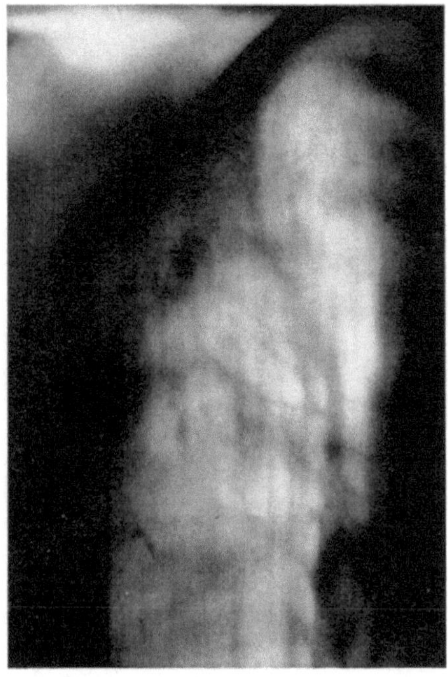

Abb. 54d. 17. 9. 53. Sagittaltomogramm, Schnitt 7 cm. Umwandlung der Kaverne zum banalen Knötchen.

geschädigten Segmente verantwortlich. Auf die Bedeutung der Lage bestimmter Segmente im Lungenraum für die Disposition zur Tuberkulose gehen wir später ein. Mechanische Faktoren der Bronchialbelüftung, auch lokale Zugeinwirkungen

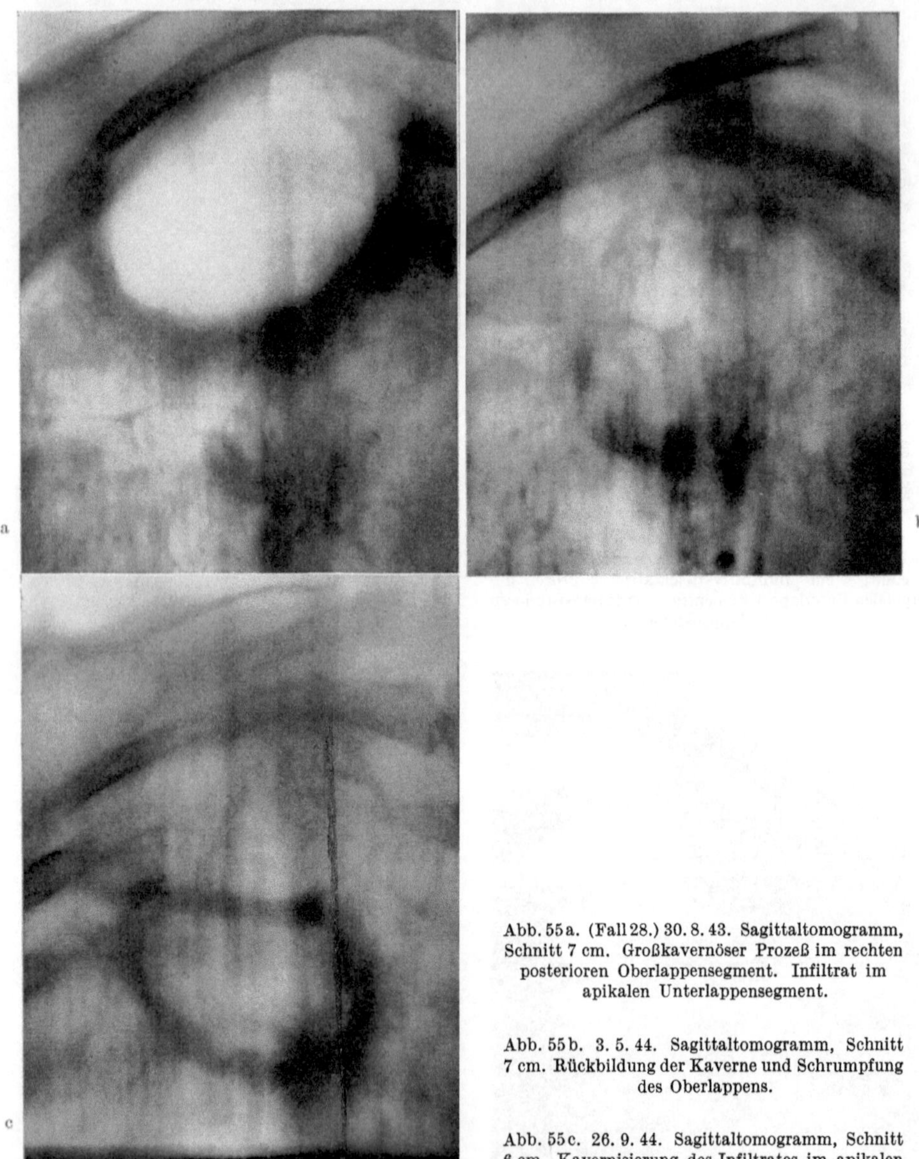

Abb. 55a. (Fall 28.) 30. 8. 43. Sagittaltomogramm, Schnitt 7 cm. Großkavernöser Prozeß im rechten posterioren Oberlappensegment. Infiltrat im apikalen Unterlappensegment.

Abb. 55b. 3. 5. 44. Sagittaltomogramm, Schnitt 7 cm. Rückbildung der Kaverne und Schrumpfung des Oberlappens.

Abb. 55c. 26. 9. 44. Sagittaltomogramm, Schnitt 6 cm. Kavernisierung des Infiltrates im apikalen Unterlappensegment.

Atelektase oder narbige Schrumpfung können Segmente isoliert beeinflussen und sie zum locus minoris resistentiae machen.

Divergentes Segmentgeschehen weist das nächste Beispiel auf. Die Kavernisierung in einem Segment scheint durch die Schrumpfung des benachbarten Segmentes gefördert worden zu sein.

Fall 28. H., Wilhelm, 1914. Abb. 55a zeigt eine Riesenkaverne im posterioren Segment des rechten Oberlappens, der sich gegen den Unterlappen mit einer Interlobärlinie deutlich abgrenzt. Im apikalen Segment des Unterlappens bestehen zum Teil dichtere, zum Teil lockere Herdbildungen. Nach konservativer Behandlung schließt sich die Riesenkaverne (Abb. 55b) und der Lappen schrumpft. In der Folge schmilzt das apikale Unterlappeninfiltrat ein und es entwickelt sich eine hühnereigroße Kaverne (Abb. 55c) mit gleich exsudativem Charakter wie die Kaverne auf Abb. 55a.

Beispiel für ebenfalls dissoziiertes Segmentverhalten anderer Art ist Fall 21, bei dem das kavernentragende Segment schrumpft und das Nachbarsegment sich überbläht.

Zusammenfassend kann betont werden, daß der Großteil der Lungentuberkulosen zweifellos multisegmentär ist. Sind die Beginnformen meist auch unisegmentär, so führt die Evolution in akutem Schubgeschehen oder schleichender Progression zu mehrsegmentärem Befall. Akute massive Streuung bedingt meist simultane multisegmentäre Formen; chronisch rezidivierende, weniger intensive Streuschübe haben oft succedane Segmentprozesse zur Folge. Gleichzeitiger Segmentbefall zeigt häufiger gleichsinniges Segmentverhalten bei Evolution und Regression. Gegensinniges Segmentverhalten entsteht nicht selten durch Divergenz der Entwicklung von Ausgangsherd und Metastase.

5. Die Tuberkulose im Lungenraum.

Das vielfältige Segmentgeschehen im Rahmen der Lungentuberkulose ist nur durch räumliche Vorstellung richtig zu erfassen. Die Betrachtung im zweidimensionalen Röntgenbild kann dem Raumgeschehen nicht gerecht werden. Die übliche Einteilung der Lunge nach Lungenfeldern hat den Nachteil der fehlenden Tiefenorientierung und vernachlässigt das räumliche Denken. Auch die Orientierung nach Lungengeschoßen übersieht den wirklichen Lungenaufbau. Die Clavicula z. B. hätte niemals die Bedeutung einer Grenzscheide tuberkulösen Geschehens erlangt, die ihr über Jahrzehnte von namhaften Forschern zugesprochen wurde, wenn nicht das Lungenfeld, sondern das Lungensegment die Basis räumlicher Orientierung gebildet hätte. Auch pathogenetische Zusammenhänge, Entstehung, Ausbreitung und Rückbildung der Tuberkulose als Vorgänge im Raum wären richtiger beurteilt worden.

Die Segmente sind in bestimmter Anordnung in den Lungenraum eingefügt. Sie stellen pyramidenförmige Parenchymkörper mit parietal gelegener Basis und hilär gerichteter Spitze dar und sind in ihrer Gesamtheit hiliradiär angeordnet. Der Hilus teilt durch seine Lage im Thoraxzentrum den Lungenraum in vordere und hintere, obere und untere Abschnitte. Die unterschiedliche Lage im Thoraxraum bringt die Segmente in zur Körperhaltung abhängige Beziehung und unterwirft sie statischen Einflüssen und damit dispositionellen Faktoren für Haftung und Ausbreitung der Tuberkulose. Im Segment selbst ist peripherer und hilärer Anteil zu unterscheiden. Als Bronchus-Parenchymeinheit steht das Segment auch in räumlicher Beziehung zum Bronchus. Der Bronchus durchbohrt die Segmentpyramide zentral und bildet die Segmentachse. Er betritt den Segmentraum am Segmentstiel; Parenchymkern und -mantel legen sich haubenförmig um den Bronchus.

Durch das Zusammenmünden der segmentären bronchialen Kanalwege auf relativ kleinem Raum wird der Hilus gleichsam zum Stellwerk hilipetaler und hilifugaler bronchocanaliculärer Streuungen. Der enge Kontakt von Segmenten ist nicht nur durch örtliche Parenchymnachbarschaft bedingt; sie stehen auch durch den kommunizierenden Kanalweg in intersegmentärer Verbindung. Die Tuberkulose kann die Segmentgrenze nicht nur im Kontaktwachstum überschreiten, sondern auch auf dem Bronchialweg. Stellt der Hilus das Stellwerk für die homolaterale Streuung dar, so bildet die Tracheabifurkation den Kreuzweg für die kontralaterale Streuung.

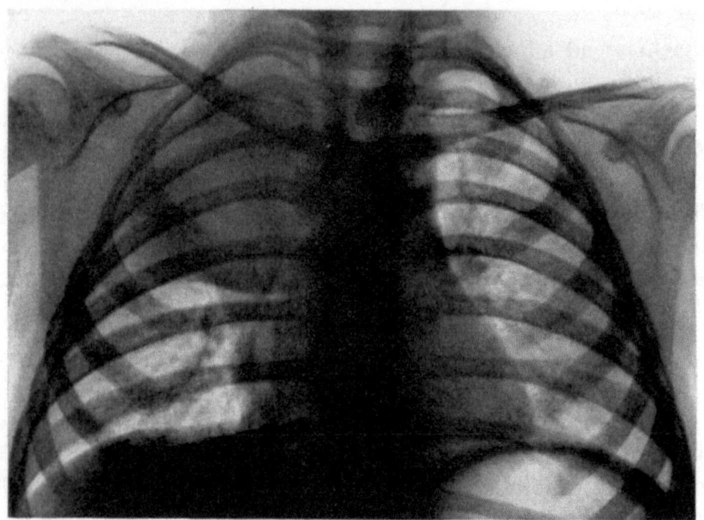

Abb. 56a. (Fall 29.) 4. 6. 53. Übersichtsaufnahme im p.-a. Strahlengang. Massive Atelektase des rechten Oberlappens.

Die Tuberkulose befällt den Lungenraum unterschiedlich. Auf das Problem der Segmentdisposition werden wir in einem anderen Kapitel eingehen und neben dem Segmentbefall den Streuweg erörtern. Auch der Segmentraum kann von der Tuberkulose verschieden befallen sein, bei hämatogener Dissemination sind die Herde meist gleichmäßig im Segment verteilt, bronchogene Streuungen bevorzugen die bronchusnahe Segmentpartie. Nicht selten liegen tuberkulöse Kavernen im Zentrum des Segmentraumes. Im Falle 6, einer unisegmentären Tuberkulose, ist der Segmentstiel intensiver befallen als die Segmentperipherie. Im Fall 12 liegt die Kaverne zentral in einem Subsegment, das benachbarte Subsegment wird succedan gleichmäßig befallen. Im Fall 37 gruppiert sich die bronchogene Streuung traubenförmig um den Bronchialast, im Fall 17 führt die Streuung zu bandartiger peribronchialer Infiltration. Die räumliche Herdanordnung im Segmentkörper ist leichter zu beurteilen als die Einordnung multisegmentärer Prozesse in den wesentlich größeren Lungenraum. Es braucht Erfahrung, um die Segmente auch bei zweidimensionaler röntgenologischer Betrachtung sich räumlich vorzustellen. Das Flächenbild muß durch stereoskopische Vorstellung in ein Raumbild umkomponiert werden.

Die räumliche Vorstellung des im folgenden Beispiel abgebildeten, den ganzen Oberlappen einnehmenden Prozesses ist relativ einfach.

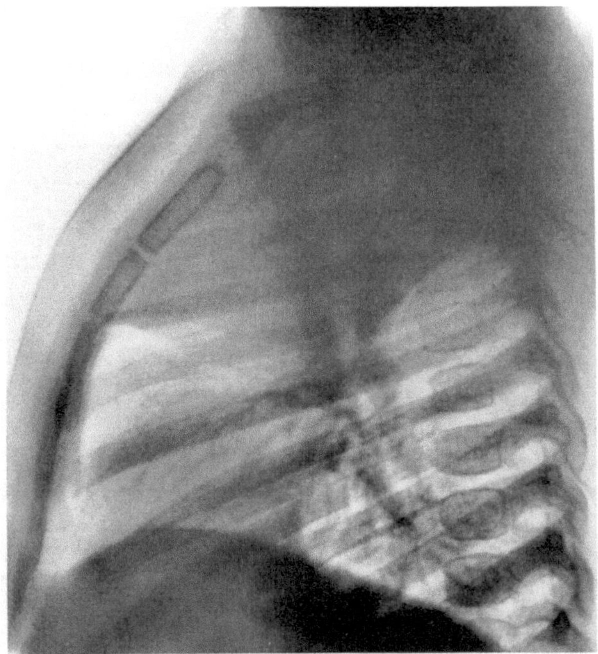

Abb. 56b. 4. 6. 53. Queraufnahme. Darstellung der Lage des Oberlappens im Thoraxraum.

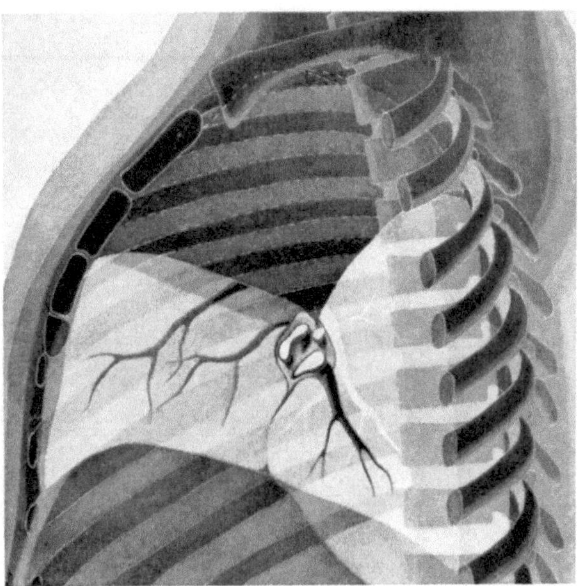

Abb. 56c. Raumbild zu Abb. 56a und 56b.

Fall 29. P., Irma, 1949. Das Übersichtsbild in Abb. 56a stellt eine homogene Verschattung des rechten Oberlappens mit scharfer Begrenzung gegen den Mittel- und Unterlappen dar. Es handelt sich um eine massive Oberlappenatelektase bei

Primärtuberkulose eines 4jährigen Kindes. Bessere räumliche Vorstellung von
Lage und Form des erkrankten Oberlappens gibt die Queraufnahme (Abb. 56b).
Der Lappen grenzt sich dorsal gegen den Unterlappen, ventral gegen den Mittel-

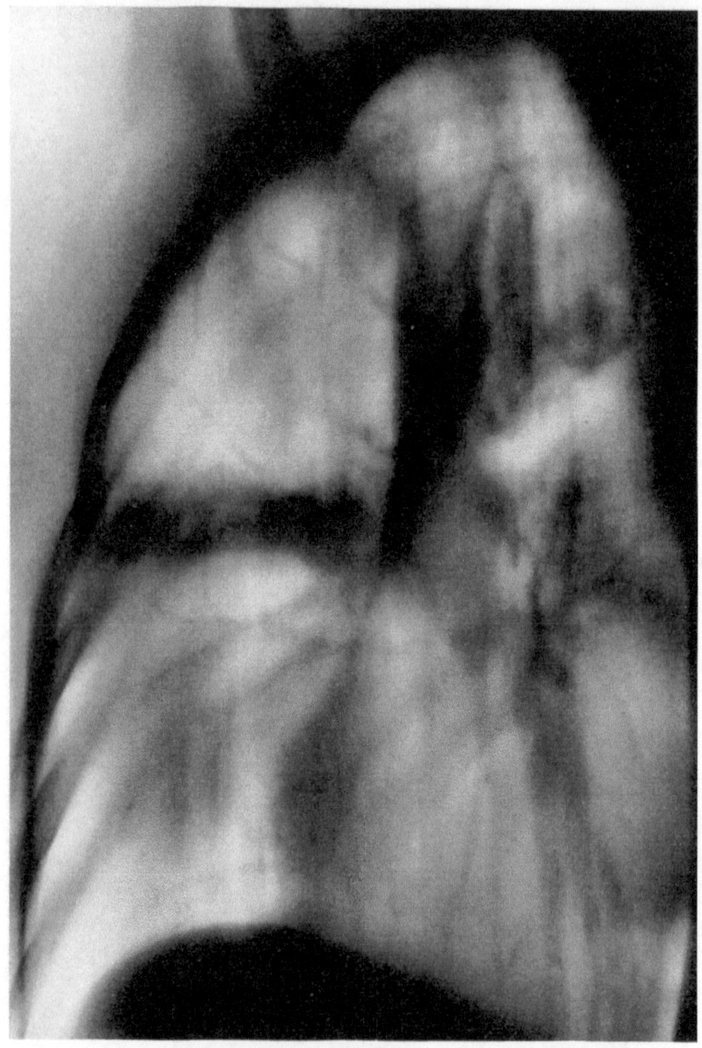

Abb. 57a. (Fall 30.) 18. 12. 52. Schrägtomogramm, Schnitt 9 cm. Infiltrativer, zum Teil kavernöser Befall im
anterioren, posterioren und apikalen rechten Oberlappensegment.

lappen scharf ab. Die Stellung des Oberlappenkörpers im Lungenraum veranschaulicht das entsprechende Raumbild (Abb. 56c).

Die räumliche Analyse einer multisegmentären Tuberkulose gibt das nächste
Beispiel.

Fall 30. M., Paul, 1935. Auf Abb. 57a zeigt sich im schrägen Tomogramm
eine rechtsseitige multisegmentäre Lungentuberkulose nach Drüseneinbruch in

den Bronchus. Betroffen sind vorwiegend, mit lappenrandständigem Befall, das anteriore Oberlappensegment, welches kavernösen Zerfall aufweist, in lockerer Streuung das apikale Oberlappensegment und infiltrativ-klein-kavernös das posteriore Segment des Oberlappens. Eine Vorstellung von der Lage. dieses vielseitigen Prozesses soll das in Abb. 57b wiedergegebene Raumbild vermitteln.

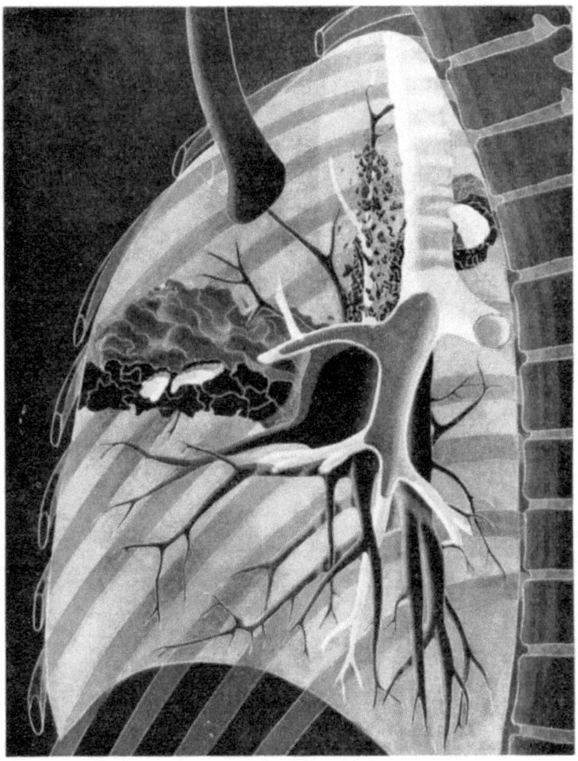

Abb. 57b. Raumbild zu Abb. 57a.

Ein trikavernöser Prozeß, der sich in hilusnahe Segmentpartien einlagert, wird im folgenden Beispiel gezeigt.

Fall 31. P., Angelo, 1910. In Abb. 58a stellt sich im schrägen Tomogramm auf Schnitt 6 cm in der axillären Portion des anterioren Oberlappensegmentes eine kirschengroße, zartumrandete Kaverne dar. Die Interlobärlinien zum Mittel- und Unterlappen sind deutlich erkennbar. Abb. 58b, Schnitt 7 cm, zeigt das posteriore Segment infiltrativ-kavernös befallen und mit scharfer Begrenzung gegen die Unterlappenspitze abgesetzt; die hilusnahen Partien sind intensiver betroffen. In Abb. 58c, Schnitt 9 cm, bildet sich das apikale Oberlappen-segment ab; es enthält ebenfalls eine Kaverne, deren Ableitungsbronchus bis in die Einmündung in den Oberlappenbronchus verfolgt werden kann. Die in drei verschiedenen Segmenten gelegenen Kavernen zeigen in Größe, Form und Entzündungsgrad gleichen Charakter. Die räumliche Anordnung

 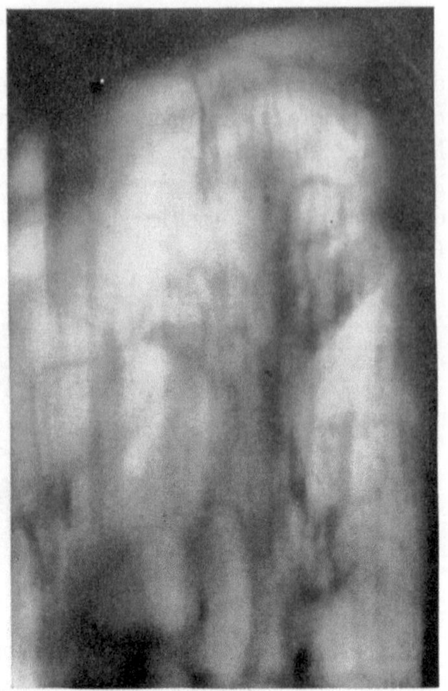

Abb. 58a.   Abb. 58b.

Abb. 58a. (Fall 31.) 1. 3. 54. Schrägtomogramm, Schnitt 6 cm. Kavernös-infiltrativer Prozeß im axillären Anteil des anterioren Oberlappensegmentes rechts.

Abb. 58b. 1. 3. 54. Schrägtomogramm, Schnitt 7 cm. Kavernös-infiltrativer Prozeß im posterioren Oberlappensegment.

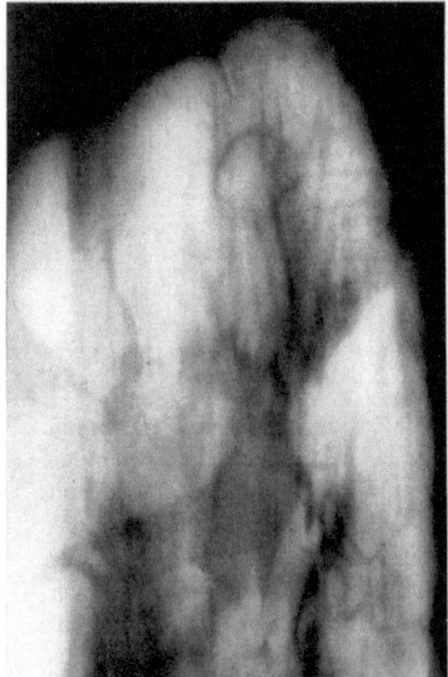 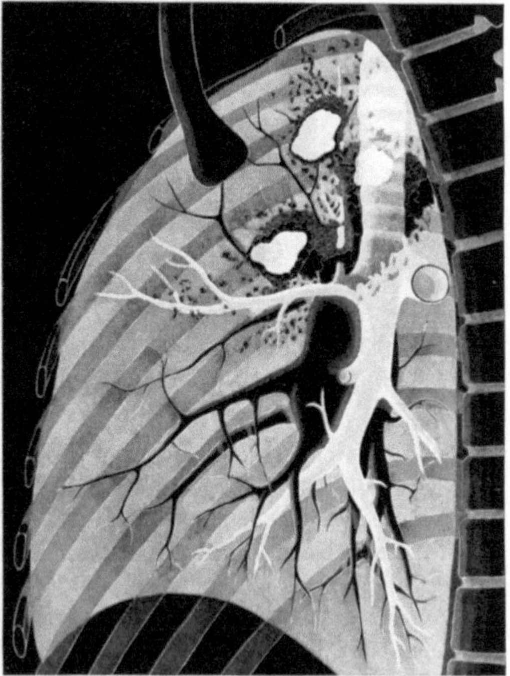

Abb. 58c.   Abb. 58d.

Abb. 58c. 1. 3. 54. Schrägtomogramm, Schnitt 9 cm. Kaverne mit deutlichem Ableitungsbronchus im apikalen Oberlappensegment.

Abb. 58d. Raumbild zu den Abb. 58a—c.

dieses trisegmentären kavernösen Oberlappenprozesses ist im Raumbild der Abb. 58d wiedergegeben.

In formal anderer Erscheinung und in anderer räumlicher Verteilung stellt sich die trisegmentäre Tuberkulose des folgenden Beispieles dar.

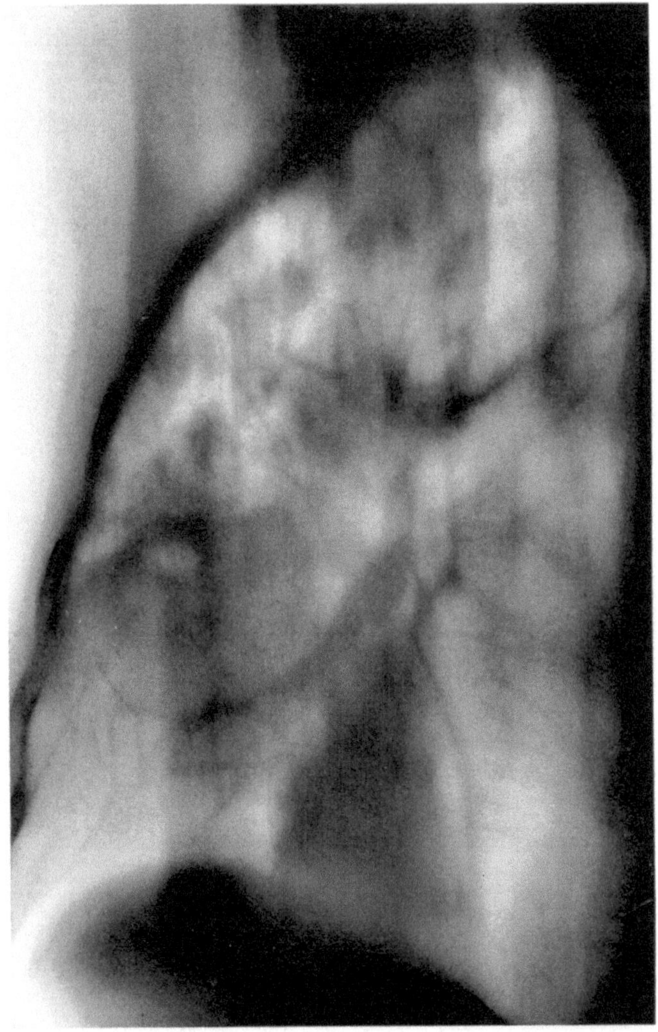

Abb. 59a. (Fall 32.) 11. 3. 54. Schrägtomogramm, Schnitt 9 cm. Kavernös-atelektatische Veränderung des Mittellappens, infiltrativ-atelektatischer Prozeß des mediobasalen Unterlappensegmentes; lockerer, infiltrativer Befall des anterioren Oberlappensegmentes.

Fall 32. Z., Augustine, 1895. In Abb. 59a ist in einem schrägen Tomogramm der rechten Lunge ein multisegmentärer Prozeß abgebildet. Befallen ist der Mittellappen, der sich gegen den Oberlappen gut abhebt, in seiner ganzen Ausdehnung homogen verschattet ist und kleinkavernösen Zerfall aufweist. Das infiltrativ-atelektatische mediobasale Unterlappensegment ist

keilförmig verschattet und sitzt dem Zwerchfell auf; das anteriore Oberlappensegment ist locker, grobherdig-infiltrativ verändert. Das Interlobium
zwischen Unter- und Oberlappen ist durch eine Grenzlinie deutlich sichtbar.
Das apikale und posteriore Segment des Oberlappens ist frei von tuberkulösen
Herdbildungen. Genetisch lag diesem Prozeß die Spätperforation einer Bronchial-

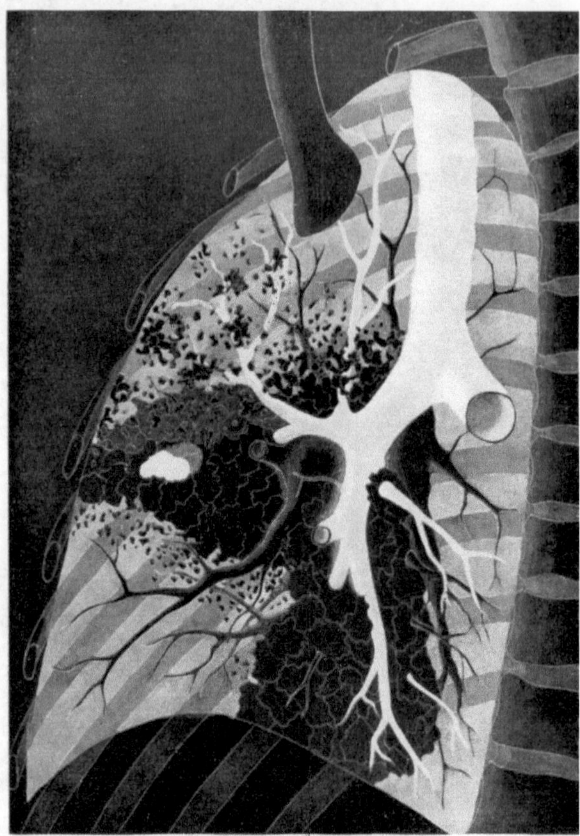

Abb. 59b. Raumbild zu Abb. 59a.

drüse zugrunde. Umkomponiert in das Raumbild ist diese Tuberkulose auf
Abb. 59b dargestellt.

Atelektatisch-indurative Schrumpfungen können die Lage von Segmenten im
Raum am ausgesprochensten umgestalten. Im Abschnitt „Segment und Rückbildung" wird auf die Deformationen, die bei Rückbildungsvorgängen im Lungenraum zustande kommen, nochmals hingewiesen.

Das folgende Beispiel zeigt massive Schrumpfung des ganzen rechten Unterlappens.

Fall 33. G., Anna, 1926. Im Bronchogramm (Abb. 60a) nimmt der ganze
Unterlappen nur den Raum seines posterobasalen Segmentes ein. Die Äste
des apikalen und anterobasalen Unterlappensegmentes sind stenosiert, die

übrigen Unterlappenäste eng gebündelt. Der Bronchialbaum des Ober- und Mittellappens ist breit aufgefächert, der Mittellappen teilweise in den frei gewordenen Unterlappenraum nachgerückt, das anteriore Oberlappensegment

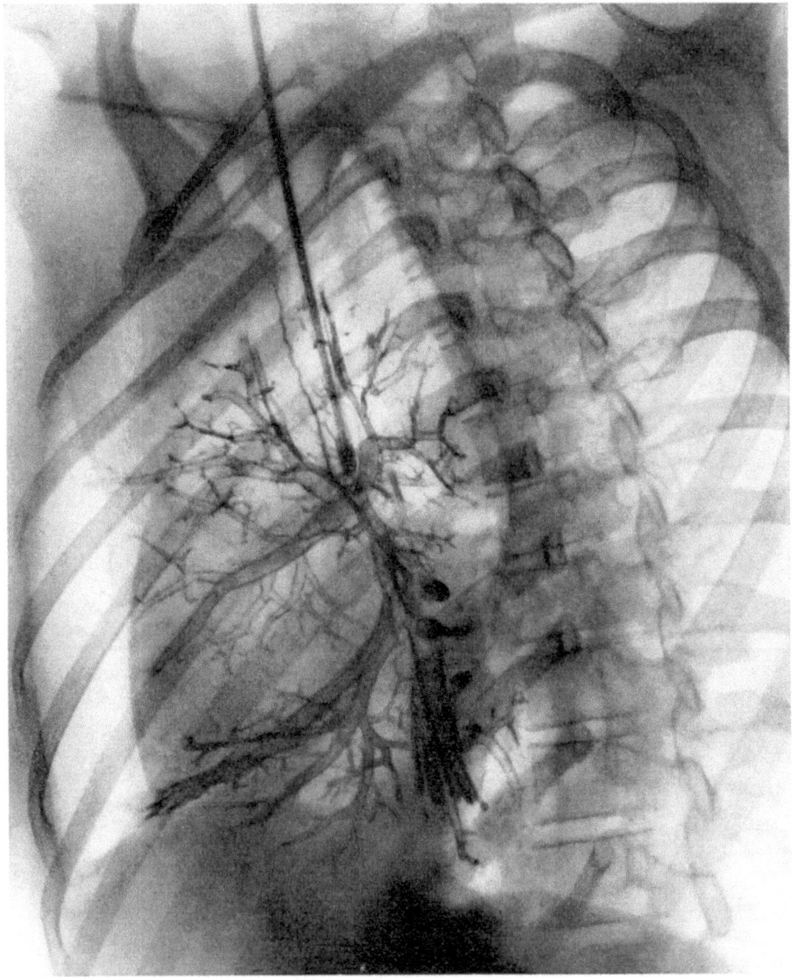

Abb. 60a. (Fall 33.) 29. 1. 53. Bronchogramm. Schrumpfung des rechten Unterlappens und Verlagerung in den Raum des postero-basalen Unterlappensegmentes, Verschluß des apikalen und anterobasalen Segmentbronchus. Verlagerung des Mittellappens, Überdehnung des Oberlappens.

an die Stelle des Mittellappens getreten. Die Projektion des so veränderten Bronchogrammes in den Thoraxraum vermittelt das Raumbild (Abb. 60b).

Diese Abbildungen zeigen eindrücklich, daß die gewohnte Betrachtungsweise im zweidimensionalen Röntgenbild das Raumgeschehen der Tuberkulose ungenügend erfaßt. Es muß unser Bestreben sein, sämtliche Untersuchungsmethoden, die die räumlichen Beziehungen eines Tuberkuloseprozesses analysieren, anzuwenden. Die durch sie gewonnenen Bilder müssen durch

räumliche Vorstellung zum Raumbild umgedacht werden. Je besser uns diese
Synthese gelingt, desto umfassender gewinnen wir Einblick in das Tuberkulosegeschehen.

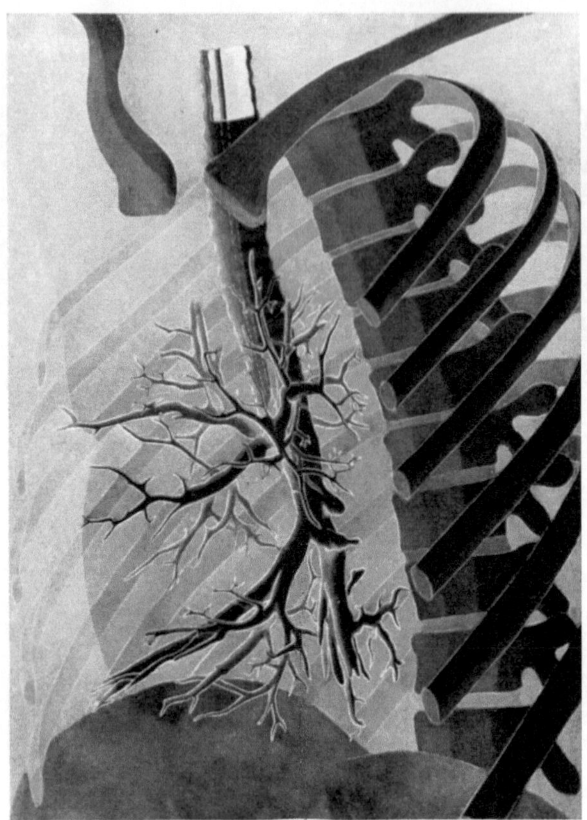

Abb. 60 b. Raumbild zu Abb. 60 a.

B. Segment und Entwicklung der Tuberkulose.

1. Zur Genese des tuberkulösen Herdes.

Die Anlage des Primärherdes erfolgt überwiegend durch aerogene Infektion, meist kommt es zu unilokulärer Haftung im Parenchym. Der aerogene In-
fektionsweg hebt die Bedeutung der Luftstrombahn und der funktionellen Einheit
von Bronchus und Parenchym hervor. Werden die Schranken des Primärkomplexes überschritten, breitet sich die Tuberkulose auf hämatogenem oder broncho-
genem Wege aus.

a) Die Bedeutung der hämatogenen Streuung
für das Segmentgeschehen.

Die tuberkulöse Bacillämie ist eine Bedingung sine qua non für die Entstehung
hämatogener Metastasen. Das Blut hat dabei lediglich eine Transportfunktion;
die Vermehrung von Tuberkelbacillen im strömenden Blut wird als unwahr-

scheinlich angesehen. Haftung der Erreger im Organ und Entwicklung der Metastase sind an die allgemeine und örtliche Disposition des Terrains gebunden. Die Absiedlung von Erregern in die Organe ist nicht obligat von Metastasenbildung gefolgt. Es ist anzunehmen, daß Bacillen vernichtet werden oder im Zustand des latenten Mikrobismus verharren können, und daß es nur bei disponierendem Terrain zur Metastase und Entwicklung einer Organtuberkulose kommt.

Ausgangspunkt für hämatogene Aussaat kann jeder aktive tuberkulöse Herd im Körper sein, der entweder direkt in die Blutbahn einbricht (hämatogen) oder indirekt über den Lymphabflußweg (lymphohämatogen) Tuberkelbacillen in die Blutbahn abgibt. Nach PAGEL (1930) sind direkte Gefäßeinbrüche käsiger Herde nicht so selten, wie angenommen wurde. Der Lungenhilus bildet auch für Gefäßeinbrüche einen Ort besonderer Disposition. Die Lymphdrüsen des Hilus sind Bronchen und Gefäßen eng benachbart, wodurch bei Einschmelzung von Hiluslymphknoten Einbrüche nicht nur in den Bronchus, sondern auch in die Gefäße möglich sind. Arterien setzen der Arrosion im allgemeinen größeren Widerstand entgegen als die Venen. Grobe Einbrüche sind nicht häufig, da die Obliteration der Gefäße eine wirksame Schutzvorrichtung des Organismus darstellt. Der grobe Gefäßeinbruch führt meist zu diffuser Dissemination. Der isolierte direkte Einbruch in eine Segmentarterie mit hämatogenem Befall eines Einzelsegmentes ist denkbar, der Nachweis jedoch wohl kaum zu erbringen. Nach WEIGERT (1882, 1897) ist die wichtigste Quelle direkter hämatogener Streuung der Intimatuberkel der Venenwand; HUEBSCHMANN (1936), TERPLAN (1940), WURM (1943) messen ihm keine große Bedeutung zu. Der häufigste Weg hämatogener Durchseuchung des Organismus geht indirekt lymphohämatogen aus den hilären tracheobronchialen und paratrachealen Drüsen über den Ductus thoracicus in den linken und den Ductus lymphaticus dexter in den rechten Venenwinkel und damit in den venösen Kreislauf (GHONScher Weg). Da die Lunge das erste und wichtigste Filter für den venösen Kreislauf bildet, ist sie das exponierteste Organ für die hämatogene Metastasierung.

Die Streuung kann ein einmaliges Ereignis bleiben, aber auch mehrmalig in kontinuierlicher oder diskontinuierlicher Weise erfolgen. Die Quantität der Streuung kann unterschiedlich, bland bis massiv, sein.

Die hämatogene Ausbreitung ist im allgemeinen phasengebunden. HUEBSCHMANN (1928) unterscheidet prinzipiell eine Früh- und eine Spätgeneralisation. Die Frühgeneralisation erfolgt in engem zeitlichem Zusammenhang mit dem Primärkomplex entweder subprimär zu Beginn, juxtaprimär bei voller Entwicklung und schließlich in der Rückbildungsphase des Primärkomplexes. Die Spätgeneralisation hingegen ist ein postprimäres Tuberkulosegeschehen und geht von exacerbierenden pulmonalen oder extrapulmonalen Herden der Frühgeneralisationszeit oder von Herden isolierter Organtuberkulosen aus. Hämatogene Hauptstreuperioden bilden nach UEHLINGER (1953) das Kleinkindesalter, das Nachpubertäts- und jugendliche Erwachsenenalter und das Greisenalter. Die Streuungen in der frühen Lebensperiode erfolgen meist subprimär, im Greisenalter häufig postprimär durch Resistenzabfall.

Hämatogene Streuung und Entwicklung scheinen vor allem im Sekundär- oder Generalisationsstadium (RANKE 1916, 1919) und in der Durchseuchungsperiode (SCHÜRMANN 1926) aufzutreten, in Phasen also, in welchen das Körpergewebe gegenüber dem Erreger ein affin-spezifisches Verhalten aufweist. Zwischen hämatogener Dissemination und isolierter chronischer Organphthise besteht in gewissen Grenzen ein Ausschließungsverhältnis.

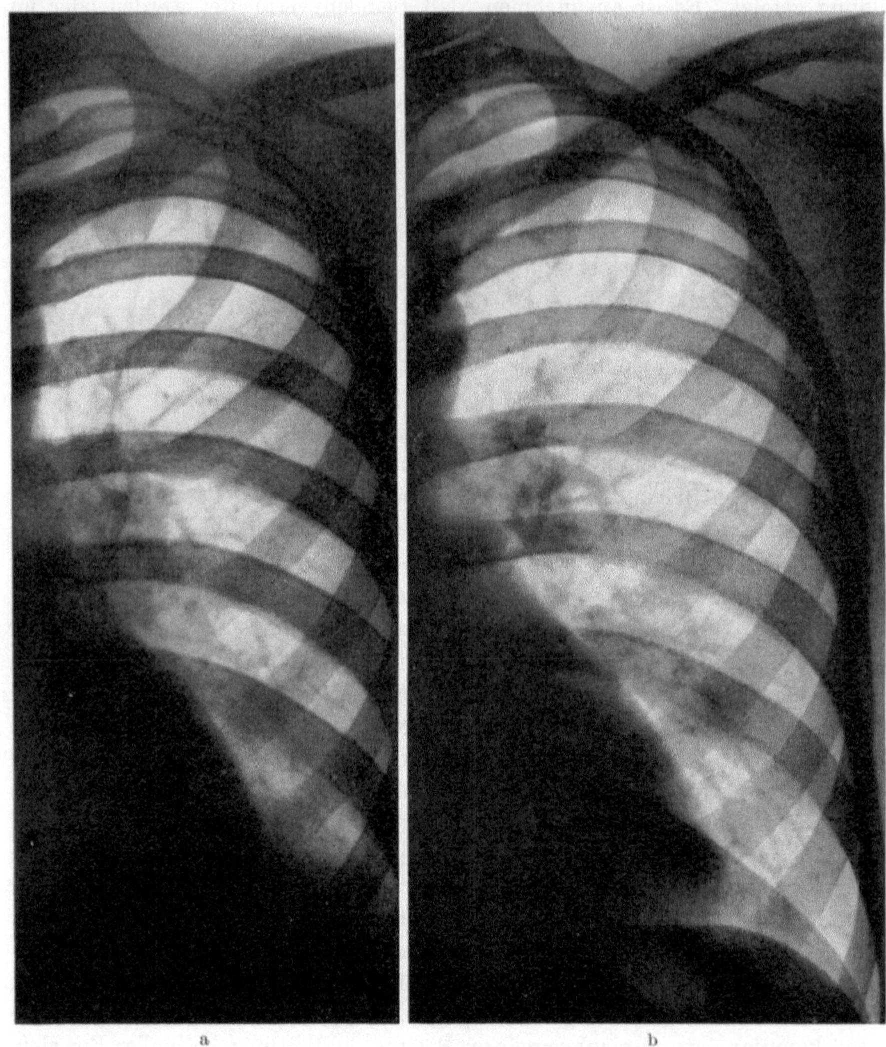

Abb. 61a. (Fall 34.) 25. 1. 40. Übersichtsbild. Primärtuberkulose. Vergrößerter Hilus mit Primärherd im linken Unterfeld.
Abb. 61b. 17. 9. 44. Übersichtsbild. Fragliche diskrete Spitzenherde links, bei leichtvermehrter Streifenzeichnung.

Hämatogene Lungentuberkulosen treten formal verschieden in Erscheinung. Sie unterscheiden sich in erster Linie durch die Ausdehnung der Herdsetzung und das klinische Bild. Am häufigsten sind subprimäre diskrete Spitzenstreuungen, die klinisch und röntgenologisch oft nicht erfaßt werden können. Nach patho-logisch-anatomischen Untersuchungen erreichen hämatogene Streuherde oft nicht den Grenzwert röntgenologischer Sichtbarkeit und kommen „unsichtbaren Herden" (ASSMANN) bzw. „röntgeninvisiblen Herden" (STÖCKLIN 1939) gleich. Die aktive

Phase diskreter Streuungen ist zeitlich oft eng begrenzt. Die Bedeutung diskreter Herde liegt darin, daß sie Ausgangsbasis phthisischer Entwicklung sein können.

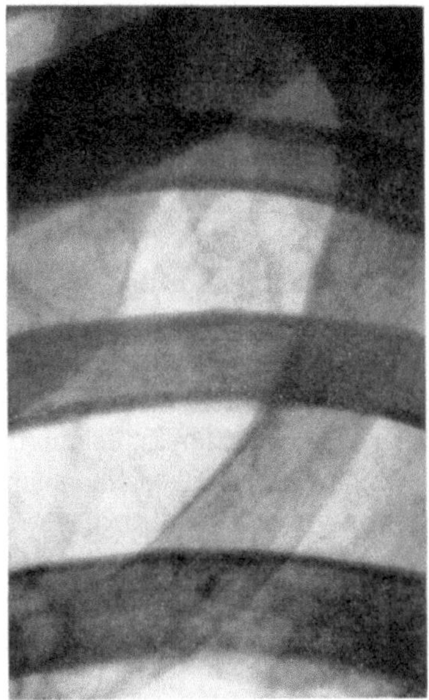

Abb. 61c. 18. 12. 48. Übersichtsbild. Weiches Infiltrat infraclaviculär.

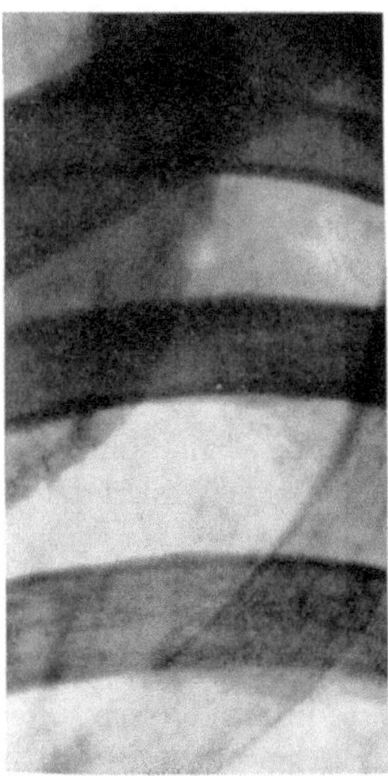

Abb. 61d. 30. 8. 50. Übersichtsbild. Verdichtung des Infiltrates mit zentralem Zerfall.

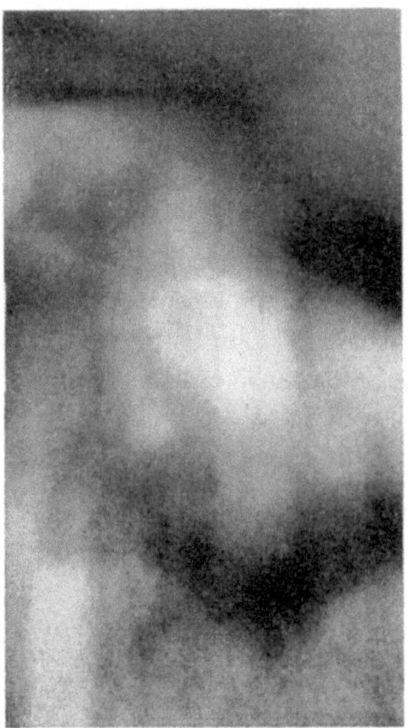

Abb. 61e. 30. 8. 50. Sagittaltomogramm, Schnitt 7¹/₂ cm. Infiltrativ-kavernöser Befall des posterioren Oberlappensegmentes.

Den formalen Gegensatz zur diskreten Streuform stellt die akute Miliartuberkulose dar. Sie befällt die ganze Lunge und daher sämtliche Segmente diffus.

Kommt es zur Rückbildung, kann sie sich auf das Gebiet der Lungenspitzen zurückziehen. Zwischen diesen beiden Extremen liegt die subakute miliare Aussaat. Mit ihrem oft symptomenarmen Verlauf und ihrer relativen Gutartigkeit ähnelt sie der diskreten Streuung, im röntgenologischen Erscheinungsbild mit oft dichtem Befall beider Lungen der akuten Miliartuberkulose. Die röntgenologische Ähnlichkeit kann so weit gehen, daß eine Unterscheidung beider Formen nur aus dem klinischen Bild möglich ist. Diffuse miliare Streuungen zeichnen sich durch Doppelseitigkeit, Symmetrie der Anlage (vorwiegend in der Mantelzone) und Abnahme der Herdgröße und -zahl in apicocaudaler Richtung aus.

Zum Formenkreis der hämatogenen Lungentuberkulose gehört auch die seltene Endobronchitis caseosa; sie befällt isoliert Segment- oder Lappenbronchen.

Das Segment tritt bei der hämatogenen Tuberkulose als pathogenetische Einheit wenig hervor. Die hämatogene Ausbreitungsweise führt selten zum isolierten Segmentbefall. Luftstrombahn und Bronchus-Parenchymeinheit stehen genetisch nicht im Vordergrund. Die hämatogene Dissemination ist feinherdiger als die bronchogene Streuung und lokalisiert sich, meist in corticopleuraler Anordnung (PAGEL 1930), in der Lappenmantelzone und liegt also in der Segmentperipherie. Im Röntgenbild auffällige Segmenttuberkulosen kommen bei diffusen hämatogenen Formen nicht vor. Hingegen können aus diskreten Streuungen z. B. in den Spitzen — befallen werden häufig das apikale und posteriore Oberlappensegment — Segmentprozesse entstehen, die sich in der frühen postprimären Phase oder durch spätere Exacerbation phthisisch umwandeln und bronchogen abseuchen. Die hämatogene Bronchustuberkulose kann ebenfalls Ausgangsbasis für isolierte bronchogen-phthisische Segmenttuberkulosen sein. Bei hämatogener Tuberkulose tritt die Atelektase als zusätzliches Formelement sehr selten in Erscheinung, ein Beweis, daß für ihre Entstehung bronchogenmechanische Ursachen im Vordergrund stehen. Bei Vorherrschen nervös-reflektorischer Ursachen wären im hämatogenen Geschehen mit seiner erhöhten Gewebsreagibilität Atelektasen wohl häufiger zu beobachten.

Das isolierte Segmentgeschehen tritt bei der hämatogenen Tuberkulose also deutlich zurück, es kann sich der hämatogenen Anlage eines Prozesses aber aufpfropfen. Namentlich sind diskrete Spitzenstreuherde oder nach diffuser Streuung sich auf die Spitzen zurückziehende hämatogene Restherde Bindeglieder zwischen der subprimären Streuphase und dem eigentlichen phthisischen Segmentgeschehen.

Das Beispiel einer subprimär hämatogen angelegten und im Segment sich entwickelnden Phthise ist der folgende Fall.

Fall 34. B., Hans, 1919. Die Tuberkulose trat im Militärdienst auf. Abb. 61a zeigt einen vergrößerten linken Hilus und Herdbildungen im linken Unterlappen bei gleichzeitiger Pleurabeteiligung. Im Verlaufe weniger Monate heilte die Primärtuberkulose vollständig aus. Auf Abb. 61b, gut $4^1/_2$ Jahre später, besteht ein annähernd normales Bild, lediglich im linken Spitzengebiet ist die Streifenzeichnung stellenweise leicht vermehrt. Die eigentliche Lungenphthise entwickelt sich 10 Jahre nach Abb. 61a. Abb. 61c zeigt die Entwicklung eines weichen Infiltrates vorwiegend unterhalb der Clavicula; dieses schmilzt rund 2 Jahre später ein (Abb. 61d). Das Tomogramm stellt den Prozeß als infiltrativ-kavernöse Tuberkulose des posterioren Oberlappensegmentes dar (Abb. 61e).

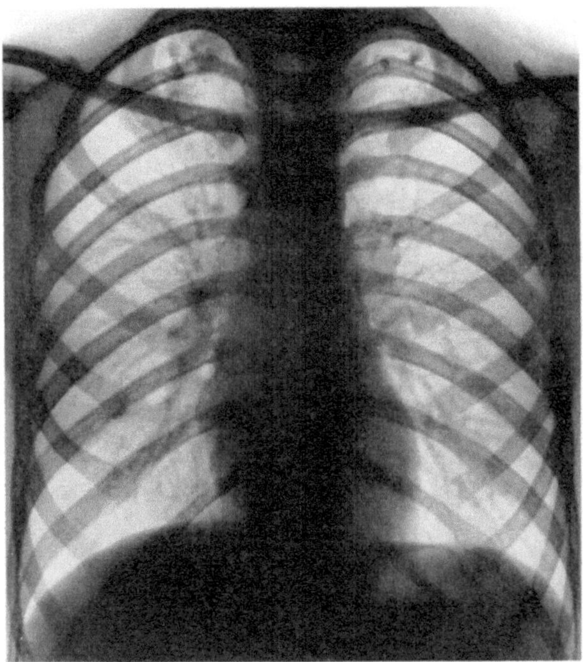

Abb. 62a. (Fall 35.) 8. 11. 49. Übersichtsbild. SIMONsche Spitzenherde in beiden Lungen.

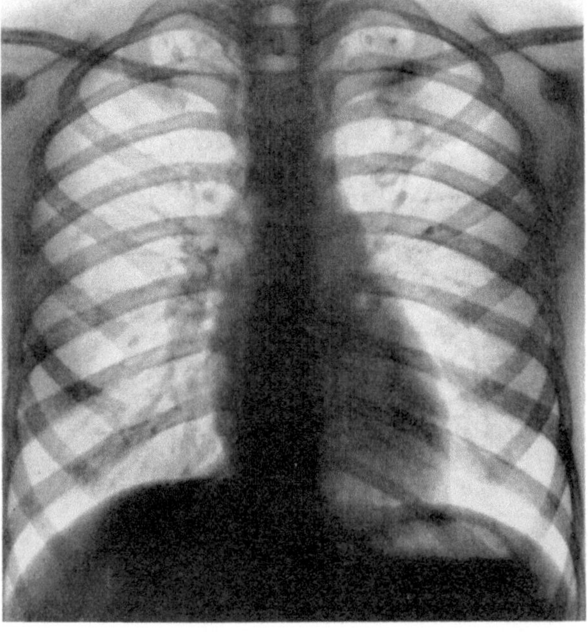

Abb. 62b. 5. 12. 50. Übersichtsbild. Infiltrativer linksseitiger Oberlappenprozeß.

Im nächsten Beispiel entwickelt sich eine Phthise auf der Basis von verkalkten Spitzenstreuherden (SIMONsche Herde), die aus der Kindheit stammen.

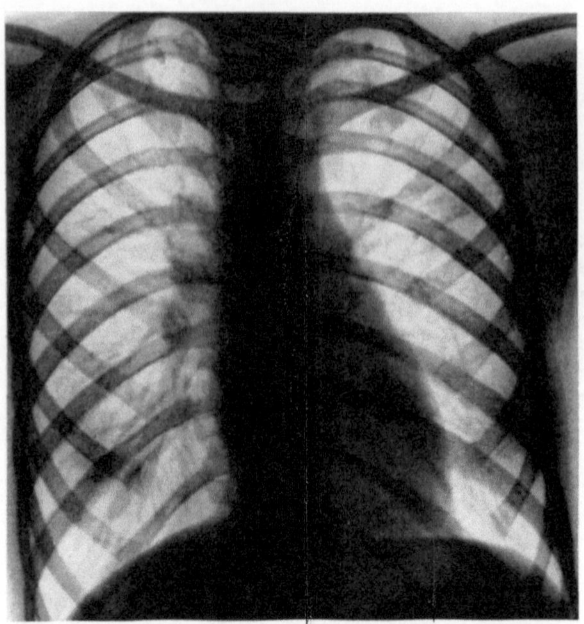

Abb. 62c. 7. 5. 51. Übersichtsbild. Teilweise Rückbildung des Infiltrates, Tochterinfiltrat im anterioren Oberlappensegment.

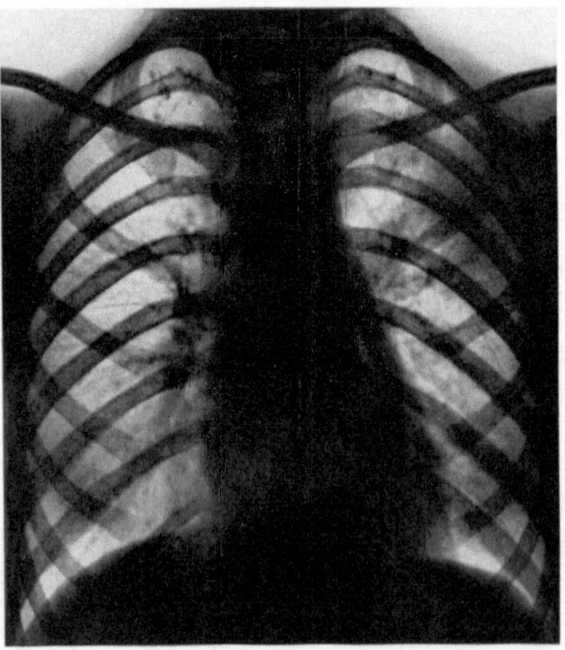

Abb. 62d. 7. 6. 51. Übersichtsbild. Zunahme тuber Infiltratbildung.

Fall 35. K., Frieda, 1940. Auf Abb. 62a finden sich beidseitig SIMON-Herde, die rechts teilweise noch Aktivität aufweisen. Rund 1 Jahr nach Abb. 62a entwickelt sich in enger Nachbarschaft der linksseitigen Kalkherde ein phthisischer Prozeß (Abb. 62b), der sich in der Folge bronchogen weiterentwickelt. Abb. 62c zeigt teilweise Rückbildung des Spitzeninfiltrates und ein Tochterinfiltrat in der Basis des Oberlappens, wohl im anterioren Segment. Schließlich findet sich auf Abb. 62d eine massive Verschlechterung. Entsprechend der tomographischen Abklärung handelt es sich um eine multisegmentäre Phthise. Nach dem röntgenologischen Ablauf dieser Tuberkulose ist die Phthise zweifellos

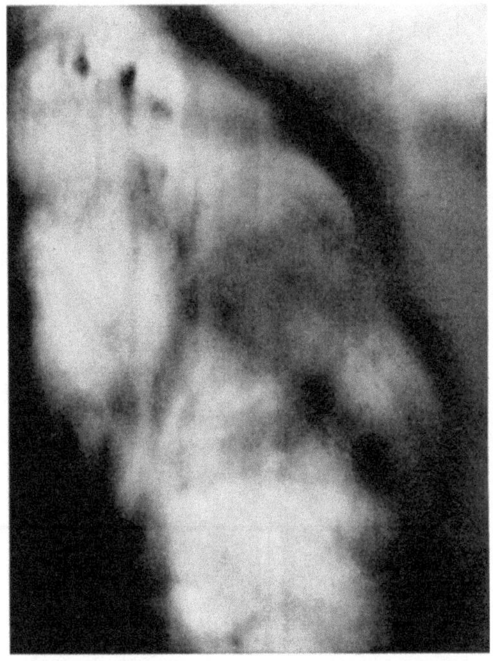

Abb. 62e. 10. 6. 51. Sagittaltomogramm, Schnitt 6 cm. Multisegmentärer infiltrativer Oberlappenbefall.

aus den linksseitigen Spitzenstreuherden hervorgegangen. Auf dem LOESCHCKE-Weg entsteht als erstes phthisisches Infiltrat ein Frühinfiltrat. In der weiteren Entwicklung wird wieder der bronchogene Weg benützt und durch zentripetal-zentrifugale Winkelstreuung werden Segmente des Oberlappens befallen. Abb. 62e zeigt nun das typische Bild einer um Segmentbronchen gelagerten infiltrativen Lungenphthise. Dem äußeren Aspekt nach könnte diese multisegmentäre Tuberkulose auch durch Drüsenperforationsstreuungen entstanden sein. Die genetisch enge Beziehung zu den SIMON-Herden spricht dagegen.

Beispiel eines gemischten hämatogen-bronchogenen Geschehens ist der folgende Fall.

Fall 36. W., Fritz, 1927. Abb. 63a zeigt eine beidseitige Tuberkulose; die basalen Oberlappensegmente rechts sind, wie auch die tomographische Analyse ergab, diffus, die übrige rechte Lunge locker-fleckig infiltriert. Links finden sich ebenfalls Streuherde. Rund $2^1/_4$ Jahre später hat sich das Erscheinungsbild wesentlich gewandelt. Abb. 63b zeigt eine massive hämatogene Dissemination in beide Lungen, welche die früheren Streuherde links überlagert und verwischt.

Der rechtsseitige Befall der basalen Oberlappensegmente ist massiver, hebt sich
aber als wohl bronchogener Prozeß innerhalb der hämatogenen Dissemination
deutlich ab. Der schon auf Abb. 63a große und „unruhige" rechte Hilus erscheint
auf Abb. 63b in den Prozeß einbezogen. Nach Anamnese und klinischer Untersuchung handelt es sich um eine primosekundäre Tuberkulose bei einem jugend-

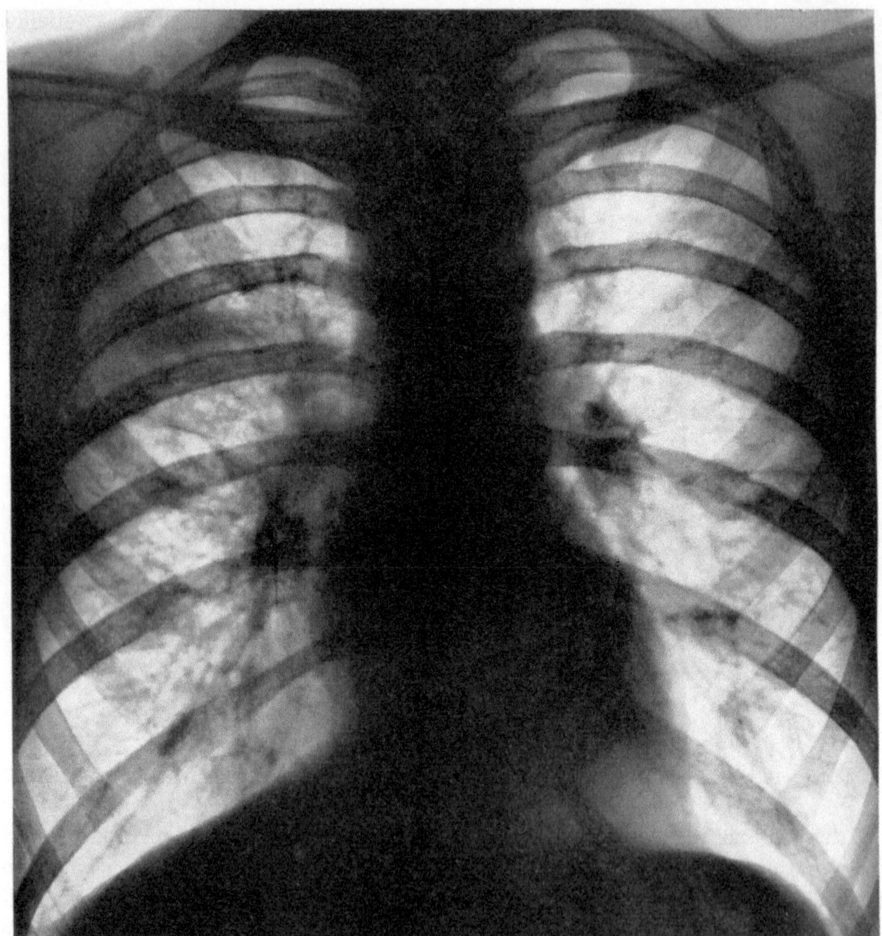

Abb. 63a. (Fall 36.) 7. 4. 51. Übersichtsbild. Infiltrat an der rechten Oberlappenbasis. Beide Hili, besonders
der rechte, vergrößert. Diffuse, feinfleckige Grundstreuung.

lichen Erwachsenen. Die hämatogene Grundstreuung war schon im ersten Bild
diskret vorhanden, der massive Segmentbefall scheint bronchogen entstanden.
Eine Drüsenperforation ist wahrscheinlich, konnte aber während der Heilstätten-
kur weder bronchoskopisch noch bronchographisch gefunden werden; frühere
Untersuchungen fehlen. Hingegen fand sich eine diffuse Bronchustuberkulose.
Die dichte, grobfleckige, hämatogene Streuung fassen wir als Exacerbation der
diskreten Grundstreuung und nicht als Zusatzstreuung auf. Ob Drüse oder
Bronchustuberkulose bei dieser hämatogen-phthisischen Mischform Quelle der
Segmentstreuung waren, bleibt offen.

b) Die Bedeutung der bronchogenen Streuung
für das Segmentgeschehen.

Über Jahrzehnte galt die Kaverne als wesentlichste bronchogene Streuquelle und Hauptursache der apicocaudalen phthisischen Abseuchung. Erkenntnisse der letzten Jahre, vor allem auf den Gebieten der pathologischen Anatomie, Klinik,

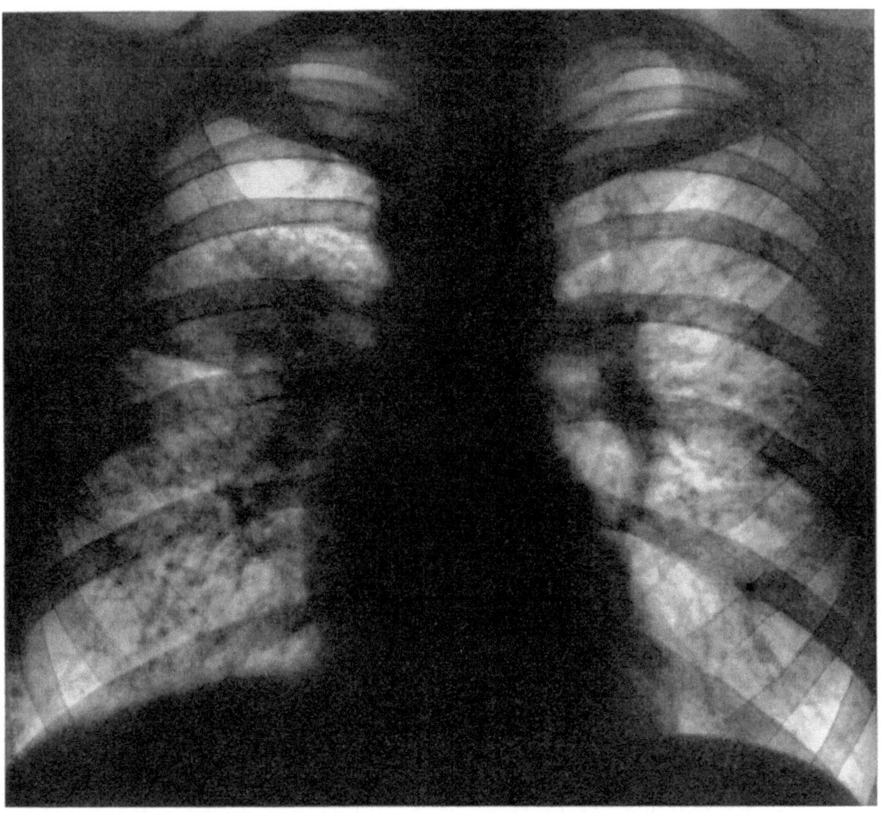

Abb. 63b. 17. 8. 53. Übersichtsbild: Massive grobfleckige hämatogene Dissemination, dichter Segmentprozeß im rechten Oberlappen.

Röntgenologie und Bronchologie, legten die Bedeutung der Bronchustuberkulose und der verkästen Hiluslymphdrüse als wichtige Quellen bronchogener Ausbreitung dar. Da die bronchogene Streuung die Luftstrombahn als Transportweg benützt, tritt das Segment als pathogenetische Einheit bei ihr am auffälligsten in Erscheinung. Die bronchogene Herdsetzung gruppiert sich vorwiegend peribronchial und läßt durch die Anordnung um Bronchusäste auf die genetische Beziehung schließen. Die Herde liegen mehr zentral, weniger peripher als die hämatogenen Herde. Namentlich bei Beginnformen herrscht Einseitigkeit vor, worin ebenfalls ein gewisser Gegensatz zur hämatogenen Dissemination zum Ausdruck kommt, die auch bei diskreter Streuung meist beidseitig angelegt ist. Die Erscheinungsform der bronchogenen Aussaat ist von Art und Lage der Streuquelle, dem Streuweg und von der Massivität der Streuung abhängig.

Segmentfüllend sind unter anderem massive Aspirationen aus großen Kavernen und verkäsenden Hilusdrüsen, auch Disseminationen nach Lungenblutungen. Während im allgemeinen das Metastasenfeld einer Kaverne kleinherdiger aufgebaut ist, führen Streuungen von Drüse und Bronchus aus eher zu konfluierend grobfleckigem und dichtem Segmentbefall.

α) Die Kaverne als Streuquelle.

Die Lage der Kaverne in der Parenchymperipherie und ihre Eigenschaft als eines chronisch streuenden Herdes bestimmen das Streuungsbild. Die Streurich-

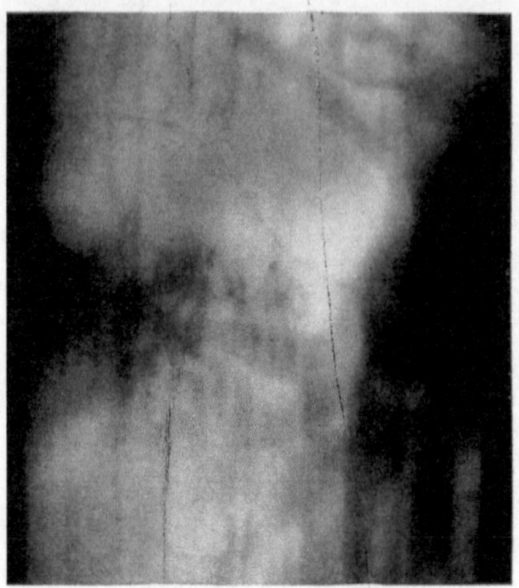

Abb. 64. (Fall 37.) 22. 2. 44. Sagittaltomogramm, 9 cm. Bronchogene Segmentstreuung in traubenförmiger peribronchialer Gruppierung.

tung ist vorwiegend zentripetal-zentrifugal (Abb. 84, S. 134). Der Streuungsvorgang erfolgt häufig schubweise bei relativ geringer Intensität des Einzelschubes. Das Metastasenfeld ist eher klein, der Segmentbefall protrahierter und erfaßt, succedan und oft etagenweise, ein oder mehrere Segmente.

Als Beispiel für einen lockeren, von einer Kaverne ausgehenden Segmentbefall, dessen Herdanordnung für die bronchogene Streuung im allgemeinen typisch ist, diene der nächste Fall.

Fall 37. W., Emma, 1890. Abb. 64 zeigt den Befall des rechten lateralen Mittellappensegmentes. Das Segment ist gegen den Oberlappen durch eine bogenförmig verlaufende Interlobärlinie begrenzt. Am Segmentstiel tritt in axialer Richtung die Segmentarterie ein, der zugehörige Bronchus ist in diesem Tomogrammschnitt undeutlich getroffen. Die Herde sind kleinfleckig konfluierend und aufgelockert peribronchial im Segmentraum gelegen.

Fall 12 zeigt eine von der Kaverne ausgehende intrasegmentäre, Fall 24 eine succedane mehrsegmentäre Streuung.

β) Die Bronchustuberkulose als Streuquelle.

Die isolierte Bronchustuberkulose befällt vorwiegend die großen Äste des Tracheobronchialbaumes. Prädilektionsstellen sind die Hinter- und Seitenflächen

der Haupt- und Stammbronchen und die Orifizien der Lappen und Segmentbronchen (ostial disease). Nach UEHLINGER (1952) kann eine tuberkulöse
Erkrankung der Bronchuswand durch hämatogene Infektion, durch bronchogene hilipetale Infektion im Abflußgebiet einer Kaverne und schließlich
örtlich, von einem tuberkulösen Lymphknoten aus durch direkten Einbruch
oder lymphogen entstehen. Die hämatogene Genese der Bronchialwand-
tuberkulose ist relativ selten, häufiger die lymphogene. Käsige Endobronchitis
als Folge von Drüseneinbrüchen beschrieb bereits RANKE (1916). Bei der
lymphogenen Entstehung handelt es sich nach WURM (1954) wahrscheinlich
„nicht um ein retrogrades Fortschreiten in der Lymphbahn, sondern um
einen Bacillentransport auf kollateralen, über die Bronchuswand laufenden
Lymphbahnen".

Bei der aktiven Bronchustuberkulose werden von den verschiedenen Autoren
(BARRAUD und Mitarbeiter 1947, SOULAS und MOUNIER-KUHN 1949, FROSTE
1950, LECOEUR 1950, RIECKER 1952, RENAULT und CHRÉTIEN 1954) katarrhali-
sche, infiltrative, produktiv-granulomatöse (z. B. Schleimhauttuberkulom) und
ulceröse Formen unterschieden. Die Häufigkeit der Bronchustuberkulose wird
unterschiedlich angegeben. AUERBACH (1949) fand sie pathologisch-anatomisch
vorwiegend bei kavernöser Tuberkulose in 42,1%. Bronchoskopisch beobachteten
FROSTE (1950) in 17%, HUZLY (1953) in 21,7%, HUZLY und BÖHM (1955) in
maximal 10—13% der Untersuchten aktiv spezifische Befunde; im eigenen
Krankengut konnten wir eine Häufigkeit von 33,7% der bronchoskopierten
Patienten feststellen. Typisch ist das Überwiegen der Bronchustuberkulose
beim weiblichen Geschlecht mit $^2/_3$ gegenüber $^1/_3$ beim männlichen Geschlecht.
SOULAS und MOUNIER-KUHN (1949) fanden 60—70% der Bronchustuberkulosen bei Frauen. In unserem Material war die Verteilung 61,4% bei
Frauen, 38,6% bei Männern. Die unspezifische Begleitbronchitis, die sich in
24,3% der Fälle feststellen ließ, wies keine Geschlechtsbindung auf und war
mit 50,5% bei Frauen und 49,5% bei Männern auffallend gleich verteilt. (Die
Zahl der in den Jahren 1951/52 bronchoskopierten Patienten, auf die sich
unsere Untersuchungen stützen, betrug 300; 55% aller Patienten wurden
bronchoskopiert.)

Die Bronchustuberkulose kann Ursache für die Entstehung phthisischer
Beginnformen sein und als komplizierende Erkrankungsform zur canaliculären
Ausbreitung und Bildung fortgeschrittener Phthiseformen beitragen. Ein Großteil beginnender und entwickelter Lungentuberkulosen ist auf die Bronchustuberkulose zurückzuführen. SCHÜRMANN (1930) sah nie eine isolierte Bronchen-
wanderkrankung ohne Parenchymprozeß. Vor allem die ulceröse Schleimhauttuberkulose setzt Metastasen im Lungengewebe. Die Metastasen finden sich
uni- oder multisegmentär, meist in dem dem erkrankten Bronchus zugehörigen
Parenchymbezirk. Der Streuweg ist vorwiegend zentrifugal (Abb. 65a und b).
Die Zusammengehörigkeit von Bronchuswandherd und parenchymatösem Metastasenfeld segmentärer Begrenzung betont die Bronchus-Parenchymeinheit.
Erkrankung von Haupt- und Lappenbronchen kann zu multisegmentärem, ein-
oder doppelseitigem Befall führen.

Eine häufige Komplikation der Bronchustuberkulose, die vor allem durch
Atelektasierung formgestaltend in den Ablauf der Tuberkulose eingreifen kann,

bildet die Bronchusstenose. Sie ist nach Lecoeur (1950) in etwa 25—30%, nach
Froste (1950) in 19%, im eigenen Krankengut in 22,3% der Bronchuswand-

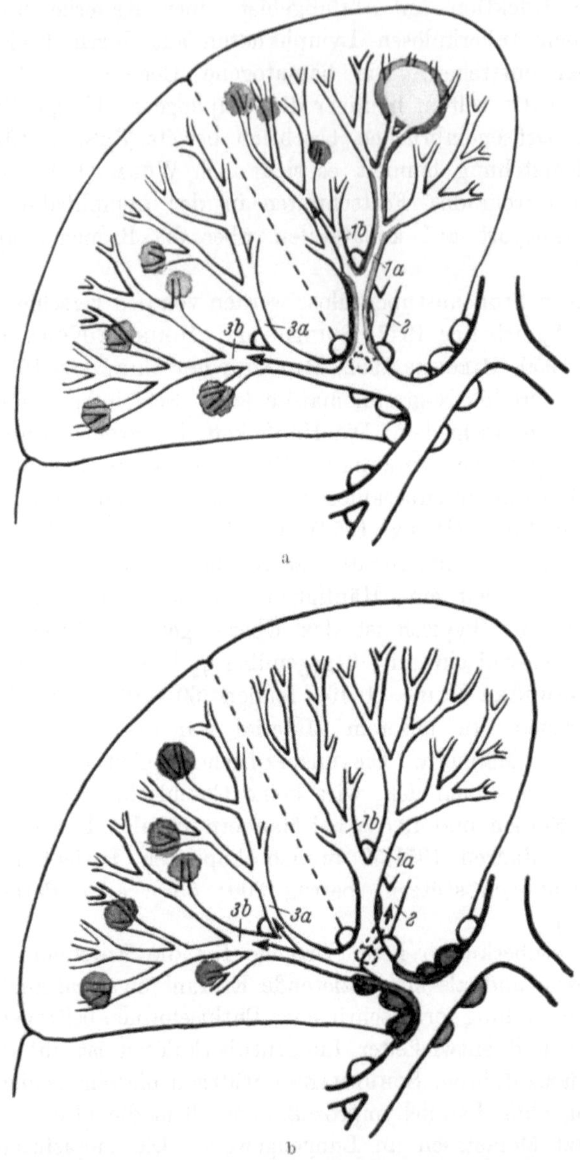

Abb. 65a u. b. Bronchustuberkulose als Streuquelle. a bei peripherer Lage der Bronchusaffektion; b bei zentraler
Lage der Bronchusaffektion. Beispiel einer Segmentstreuung. Herde, affizierte Bronchen und Drüsen schattiert;
die Pfeile weisen auf die bevorzugten Streuwege hin.

tuberkulosen festzustellen. Bronchusstenosen finden sich sowohl in der Phase
aktiver Veränderungen, vor allem aber bei der narbig-strikturierenden Abheilung;
auch die Bronchostenose zeigt mit 68% ein deutliches Überwiegen beim weiblichen
Geschlecht.

Der folgende Fall ist das Beispiel einer isolierten Segmenttuberkulose bei Bronchustuberkulose.

Fall 38. S., Gertrud, 1927. Auf dem Übersichtsbild, Abb. 66a, stellt sich im linken herznahen Unterfeld ein wenig auffälliger, kleinherdiger Prozeß dar. In Ergänzung zu ihm bringt das Tomogramm (Abb. 66b) eine deutliche bronchogene, grobherdig konfluierende Streuung im posterobasalen Segment des Unterlappens zur Abbildung. Die bronchoskopische Abklärung ergab eine isolierte Tuberkulose

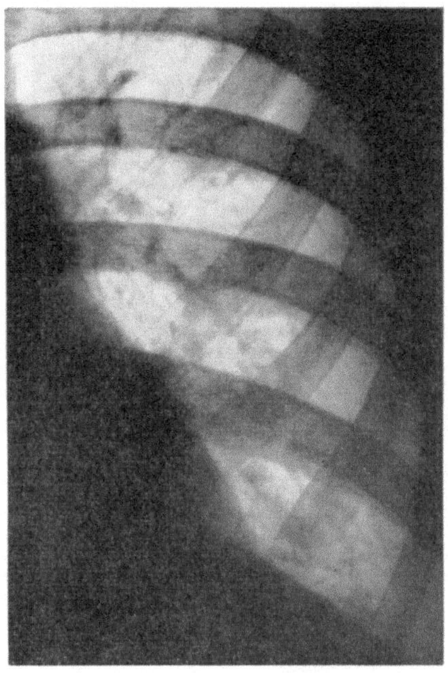
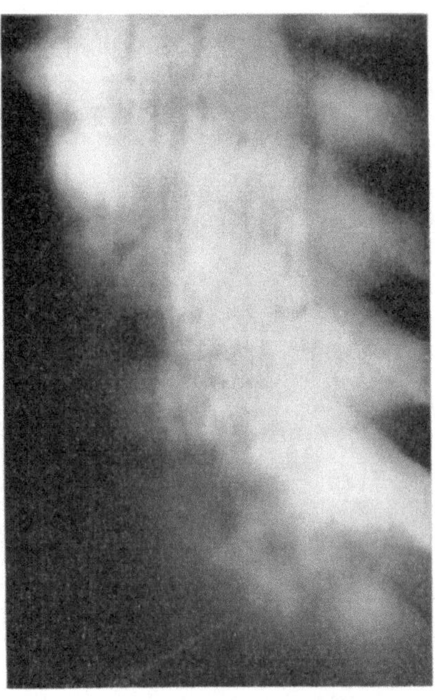

Abb. 66a. (Fall 38.) 18. 9. 53. Übersichtsbild. Geringe Veränderungen links parakardial.
Abb. 66b. 23. 9. 53. Sagittaltomogramm, Schnitt 4 cm. Grobfleckige Herde im posterobasalen Unterlappensegment.

des posterobasalen Segmentbronchus und als ihre Ursache eine fistulöse Lymphdrüsenperforation. Das endoskopische Bild zeigte am Eingang zum hinteren Segmentbronchus dicke, weiße Beläge auf einer ulcerierten, hochroten, leicht blutenden Schleimhaut und praktisch ausgefülltes Lumen. An der medialen hinteren Wand des Unterlappenbronchus fand sich eine engbegrenzte, linsengroße Vertiefung (Perforationsstelle) mit geringem rundlichem und gerötetem Rand. Im Sputum und Bronchialsekret waren reichlich Tuberkelbacillen nachweisbar.

Diskrepanz zwischen röntgenologischen Veränderungen, Sputumbefund und endoskopischem Bild ist für Bronchustuberkulose oft typisch; handelte es sich beim vorangehenden Beispiel um eine isolierte, im Übersichtsbild nur diskret in Erscheinung tretende segmentäre Bronchus-Parenchymerkrankung, so kommt im folgenden Fall eine Form zur Abbildung, bei welcher Bronchuserkrankung und Parenchymbefall parallel gehen.

Fall 39. S., Madeleine, 1929. Abb. 67a zeigt im Übersichtsbild links klein-
fleckig-streifige Verschattungen parahilär und im Unterfeld. Die in typischer

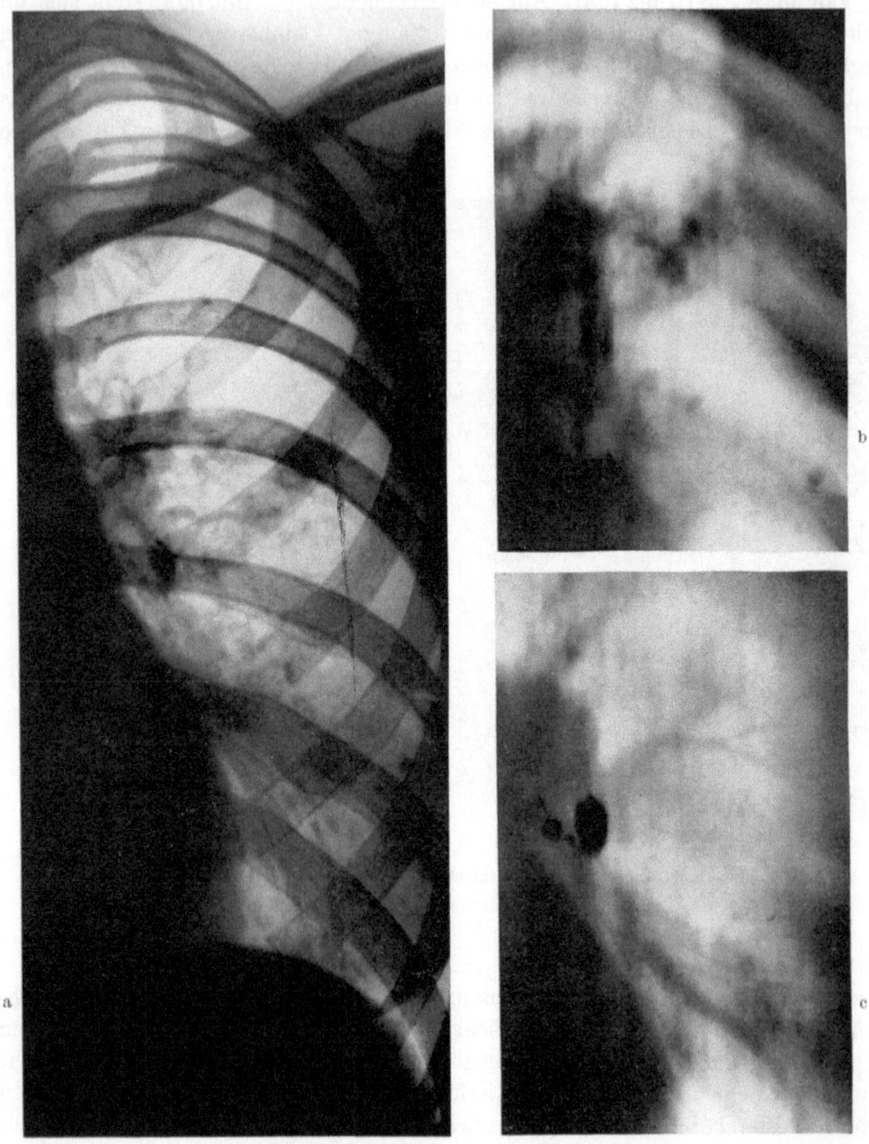

Abb. 67a. (Fall 39.) 12. 12. 53. Übersichtsbild. Grobherdige konfluierende Veränderungen in der linken Lunge.
Abb. 67b. 16. 12. 53. Sagittaltomogramm, Schnitt 4 cm. Befall des posterioren Oberlappen- und des apikalen
Unterlappensegmentes.
Abb. 67c. 16. 12. 53. Sagittaltomogramm, Schnitt 8 cm. Befall des laterobasalen Unterlappensegmentes,
Drüsenverkalkung im Hilus.

Weise an den Bronchus gebundene Streuung befällt mehrere Segmente. Auf
Abb. 67b findet sich ein Konvolut konfluierender, weicher Herdbildungen im
hilusnahen Gebiet des posterioren Oberlappensegmentes. In Abb. 67c fallen

bronchusstenosierende Drüsenverkalkungen und Herde in der Lingula auf.
Bronchoskopisch finden sich unterhalb der Tracheabifurkation Granulations-
hügel, besonders hinten lateral, und Ulcera im ganzen Umfang des linken Hauptbronchus. Sein Lumen ist mindestens auf die Hälfte reduziert. An der lateralen Wand des linken Unterlappenbronchus liegen schmierig belegte Ulcera-
tionen. Der Befund spricht also für eine floride, ulcerös-granulomatöse,

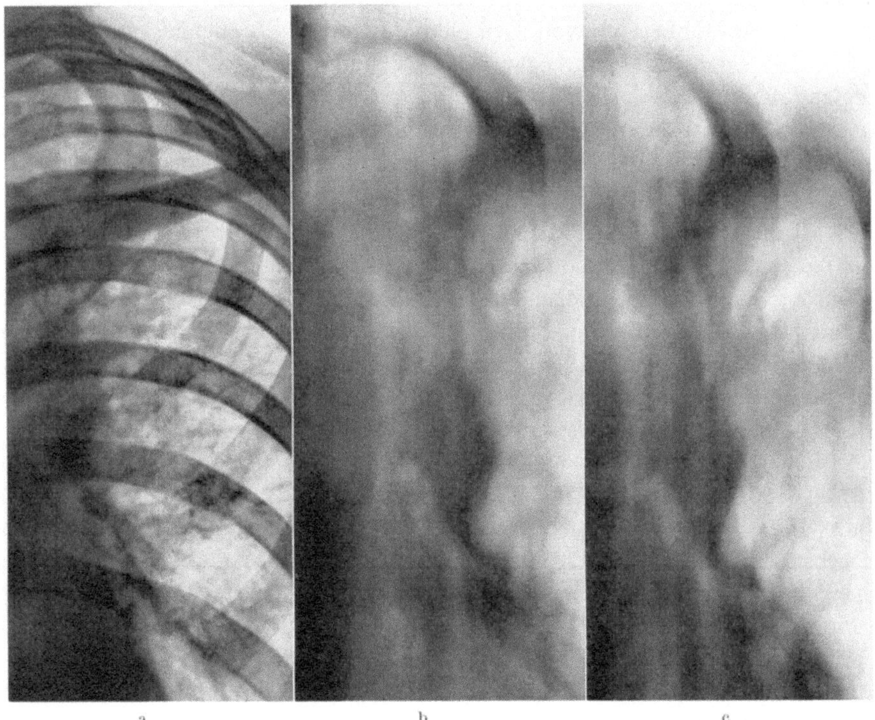

Abb. 68a. (Fall 40.) 29. 11. 52. Übersichtsbild. Atelektatische Verschattung des apikalen und posterioren
Segmentes des linken Oberlappens mit wabigen Aufhellungen.
Abb. 68b u. c. 2. 12. 52. Sagittaltomogramme, Schnitt 8 cm und Schnitt 8½ cm. Verengerung des Haupt-, Ver-
schluß des Oberlappenbronchus. Infiltrativ-atelektatische Verschattung mit bronchiektatischen Veränderungen.

stenosierende Bronchustuberkulose. Genetisch scheint auch hier der Zusammenhang von Bronchustuberkulose und bronchuswandnaher Hilusdrüsenerkrankung
wahrscheinlich.

Fortgeschrittene Segmentveränderungen des linken Oberlappens mit Atelektasierung und Bronchiektasien bei stenosierender Bronchustuberkulose zeigt
das nächste Beispiel.

Fall 40., H., Marie, 1929. In Abb. 68a stellt sich in der Übersichtsaufnahme
eine dichte, homogene Verschattung mit wabigen Aufhellungen im apikalen und
posterioren Segment des linken Oberlappens dar. In Abb. 68b und c ist der Oberlappenbronchus bei seinem Abgang vom Hauptbronchus deutlich stenosiert, der
Oberlappen ist — wie die ergänzenden, hier nicht abgebildeten Tomogramm-
schnitte zeigen — vollkommen atelektatisch; an Ästen der peripheren Bronchen
finden sich multiple Bronchiektasien. Bronchoskopisch besteht eine schwere

spezifische, ulcerös-granulomatöse Bronchitis des linken Hauptbronchus. Dieser ist auf $^1/_3$ des Lumens verengt, der Eingang des linken Oberlappenbronchus vollkommen verschlossen.

γ) Die Bronchialdrüse als Streuquelle.

Die Bedeutung der Bronchialeinbrüche von Hilusdrüsen ist seit langem bekannt. Schon G. Kuss (1898) beschrieb durch Drüsenperforation entstandene „cavernes ganglionaires". Auch Ranke (1916, 1919) erwähnt bereits die relative Häufigkeit des Einbruches von Lymphknoten in das Bronchialsystem. Ghon (1912) fand sie bei Kindern sogar in 17,7% und spricht von „endogener lymphoglandulärer Exacerbation", de Velasco (1932) beobachtete sie in 18,7%. Arnstein (1934) veröffentlichte eine ausführliche pathologisch-anatomische und klinische Studie „über indurierende und Zerfallsvorgänge in den mediastinalen Lymphknoten im höheren Alter".

Es ist das Verdienst von P. Schwartz (1949, 1953 u. a.) und E. Uehlinger (1953), in neuerer Zeit auf die Häufigkeit der Lymphknotenperforation und ihre Bedeutung für die Phthisiogenese hingewiesen zu haben. Nach Schwartz beginnt jede Phthise mit dem Einbruch tuberkulöser Hiluslymphknoten in den Bronchus; er bezeichnet den Vorgang als „automatische, endogene, lymphadenobronchogene Reinfektion in der Initialperiode der Phthise". Zweifellos spielt die Drüsenperforation als phthiseeinleitendes Ereignis eine große Rolle. Es geht jedoch zu weit, diesen Vorgang als obligat und automatisch anzusehen. v. Albertini (1951), v. Meyenburg (1951), O. Koch (1952), Huebschmann (1953), Könn (1953), Wurm (1953) lehnen die Bedeutung des Drüseneinbruches als beherrschendes Prinzip der Phthisiogenese ab. Uehlinger (1953) rechnet bei tuberkulösen Frischinfektionen mit ungefähr 10%, höchstens 20% Bronchialperforationen. Nach ihm können 2 Typen unterschieden werden:

1. Die Frühperforationen im Ablauf der frischen pulmonalen Erstinfektion;

2. die Spätperforationen im höheren Alter, jenseits des 60. Lebensjahres, als Folge der Reaktivierung eines Altinfektes.

Die Spätperforation wird durch Staubspeicherung und durch Staubumschichtungsprozesse anthrakotischer tuberkulöser Lymphdrüsen gefördert (Giese).

Die Perforation erfolgt in Form feiner Fisteln oder breiten Durchbruches. Öfters resultieren nach der Entleerung Drüsenkavernen (Brügger 1949). In der Mehrzahl der Fälle liegt eine einzige Fistel vor; nach Lecoeur (1950) finden sich allerdings bei einer Drüse oft mehrere Fisteln, bei $^1/_4$ der Fälle sogar mehrere fistelnde Drüsen verschiedener Lokalisation. Kleine Fisteln schließen sich rascher als große, nach Dufourt und Depierre (1954) in einigen Wochen oder Monaten. Die Streuung des meist käsig-breiigen oder bröckeligen bacillären Materiales kann einmalig, mehrmalig, kontinuierlich oder diskontinuierlich erfolgen; chronisch offene Tuberkulosen sind nicht selten durch rezidivierenden Drüseneinbruch bedingt.

Die Bronchialdrüsenperforation ist durch 2 Faktoren charakterisiert:

1. Die Drüsen befinden sich für den Streumechanismus taktisch in äußerst günstiger Lage (Uehlinger 1953);

2. der Drüseneinbruch kann sehr massiv und einer Überfallsinfektion vergleichbar sein.

Der Streubereich ist daher meist groß, das Metastasenfeld umfaßt ein oder mehrere Segmente. Der Streuweg ist immer zentrifugal (Abb. 69); der Segmentbefall erfolgt vorwiegend akut, simultan und massiv. Nach UEHLINGER (1953) werden vor allem horizontal verlaufende Bronchen, der anteriore Segmentbronchus des Oberlappens, die Mittellappenäste und der apikale Segmentbronchus des Unterlappens betroffen. Unseres Erachtens wird auch das posteriore Oberlappensegment relativ häufig befallen.

Der Einbruch führt nicht nur zur spezifischen Bronchus- und Parenchymerkrankung, sondern durch Bronchusblockierung auch zu Atelektasen und

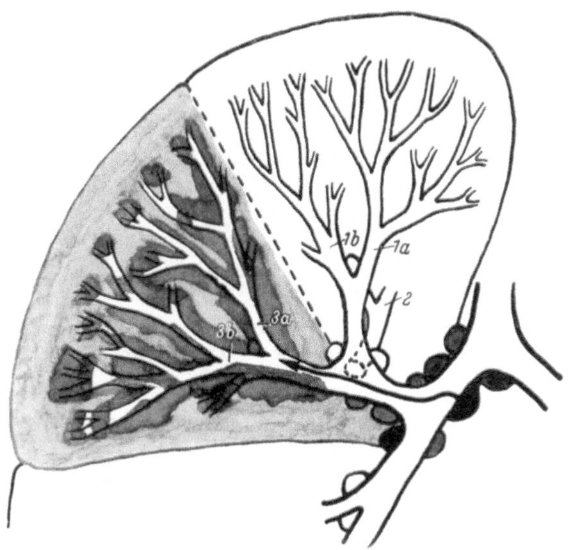

Abb. 69. Hilusdrüse als Streuquelle. Beispiel eines Segmentbefalles.

bronchiektatischen Sekundärveränderungen. Durch Verschmelzung von Metastasenherd und Atelektase entstehen häufig segmentfüllende Mischprozesse. Röntgenologisch stellen sie sich als dichte, homogene Verschattungen dar, in deren Achse nicht selten, durchgehend oder unterbrochen, das Bronchuslumen erkennbar ist. Im Tomogramm finden sich „Bronchusabbrüche" und wabige Bronchusveränderungen. Weniger intensive Streuungen führen zu klein- oder grobherdig infiltrativ-konfluierendem Segmentbefall oder wolkigfleckigen, segmentbegrenzten Aspirationsinfiltraten („infiltrat nébuleux", DUFOURT 1953). Die Herde sind in ihrer Anordnung typisch bronchogen und um die Bronchusäste gruppiert und liegen hilusnah in den zentralen Segmentabschnitten. Spätfolgen der Bronchialdurchbrüche können, worauf STEINER (1948, 1949, 1951) besonders hingewiesen hat, Bronchusstenose, Atelektase und Bronchiektasie sein.

Während Kaverne und Bronchustuberkulose leicht diagnostiziert werden können, ist ein Bronchialdrüseneinbruch direkt schwer erkennbar. Oft kann indirekt aus der Streuform auf einen Durchbruch geschlossen werden. Die

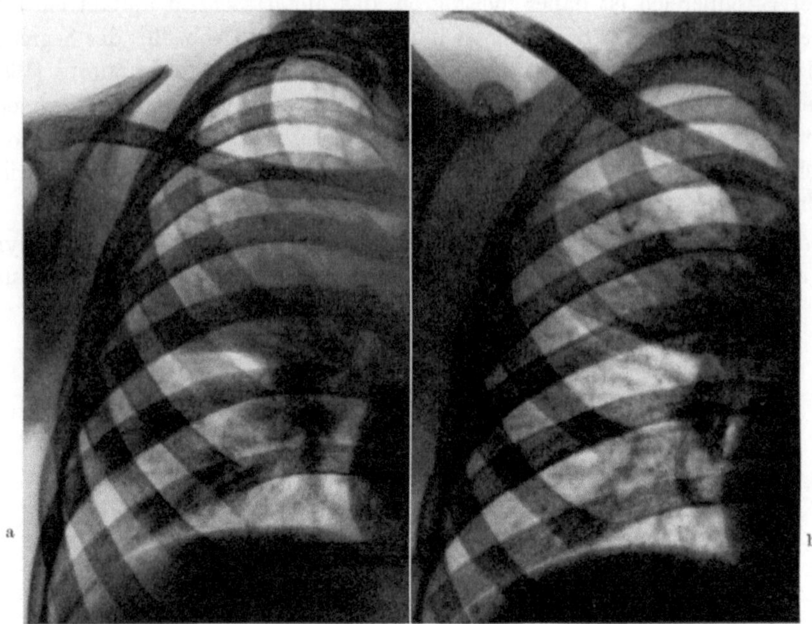

Abb. 70a. (Fall 41.) 8. 9. 51. Übersichtsbild. Verschattung eines axillären rechten Oberlappensegmentes.
Abb. 70b. 13. 10. 53. Übersichtsbild. Teilweise Rückbildung der Verschattung, multiple
Hilusdrüsenverkalkungen.

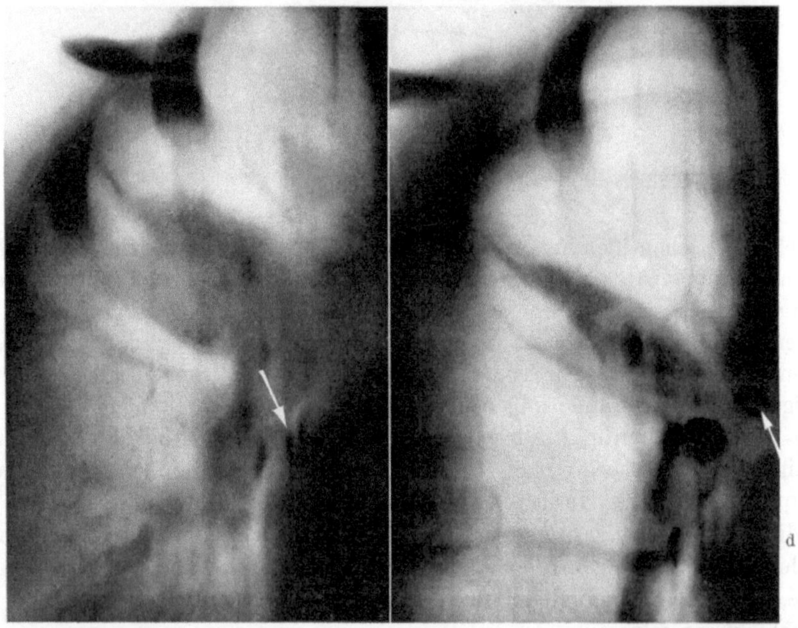

Abb. 70c. 14. 10. 53. Sagittaltomogramm, Schnitt 7¹/₂ cm. Öffnung einer Drüse in den rechten Stammbronchus.
Abb. 70d. 2. 4. 54. Sagittaltomogramm, Schnitt 7 cm. Öffnung einer Drüse in den rechten Hauptbronchus.

röntgenologische Darstellung von Hilusdrüsenkaverne und Drüseneinbruchstelle
gelingt manchmal durch Bronchographie und Tomographie. Auch bronchoskopisch

ist die Perforation nicht immer diagnostizierbar. Görgényi-Göttche und Kassay (1950) hatten nur 52,9% der autoptisch festgestellten Perforationen auch bronchoskopisch erkannt. Nach Dufourt und Depierre (1954) entgehen $^{1}/_{3}$ der pathologisch-anatomisch verifizierten Drüseneinbrüche der endoskopischen Untersuchung. Bei Kindern fanden Görgényi-Göttche und Kassay (1950) mit 47,1% einen sehr hohen Prozentsatz von Bronchialperforationen, Jeune und Mounier-Kuhn (1951) 13%, Dufourt und Depierre (1954) bis zu 30%. Bei Erwachsenen fanden Froste (1950) in 1,2%, Boucher (1951) in 23,2%, Suter und

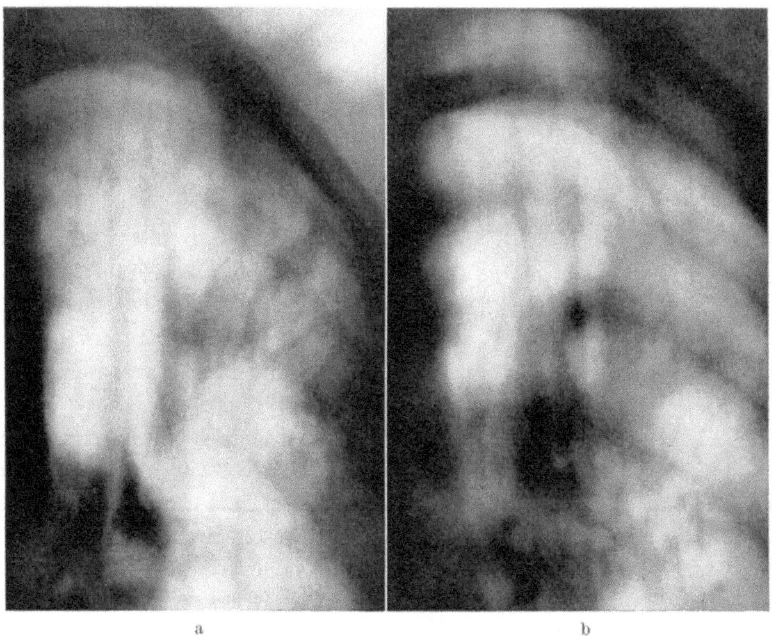

Abb. 71a. (Fall 42.) 18. 8. 44. Sagittaltomogramm, Schnitt 6 cm. Hilusdrüsenkaverne mit breitem Durchbruch in den linken Oberlappenbronchus.
Abb. 71b. 23. 4. 45. Sagittaltomogramm, Schnitt 4³/₄ cm. Befall des posterioren Oberlappensegmentes.

Iselin (1952) in 10% der bronchoskopierten Patienten Lymphknotenperforationen. Huzly und Böhm (1955) geben an einem Material von 1500 Patienten floride Drüsenfisteln in 2,6%, Narben und Restzustände in 8,1% an. In unserem eigenen Krankengut beobachteten wir Perforationen bei 300 bronchoskopisch untersuchten Erwachsenen in 4,0%.

Mehrfacher Drüsendurchbruch bei Primärtuberkulose eines Kindes stellt sich im folgenden Beispiel dar.

Fall 41. W., Josef, 1948. Auf Abb. 70a findet sich eine homogene, infiltrativ-atelektatische Verschattung eines axillären Segmentes des rechten Oberlappens im Sinne einer „Epituberkulose". Diese bildet sich in der Folge zwar zurück, ist auf Abb. 70b 2 Jahre später aber immer noch deutlich vorhanden. Das Tomogramm der gleichen Zeit (Abb. 70c) stellt Verkalkung im Segmentprozeß, im rechten Hilus und den paratrachealen und peribronchialen Drüsen dar; die auf der Abbildung am weitesten caudal gelegene Drüse zeigt einen feinen, in den Stammbronchus mündenden Fistelgang. Auf Abb. 70d, 6 Monate später, mündet eine

weitere Drüsenperforation in den rechten Hauptbronchus. Es ist anzunehmen,
daß dieses über Jahre sich hinziehende, in Schüben ablaufende Segmentgeschehen
durch rezidivierende Drüseneinbrüche unterhalten wurde. Röntgenologisch
konnten zwei, bronchoskopisch eine Perforationsstelle nachgewiesen werden.

Die Bedeutung der Bronchialdrüsenperforation für die Phthisiogenese belegt
auch das folgende Beispiel.

Fall 42. M., Frieda, 1930. In Abb. 71 a ist eine rundliche, in den Oberlappenbronchus sich öffnende, haselnußgroße Hilusdrüsenkaverne sichtbar. Es lassen
sich wenig ausgedehnte, fleckig-strei-
fige Streuherde in der Parenchymperipherie erkennen. Rund 8 Monate später
hat sich, nach mehreren, hier nicht abgebildeten Streuschüben, das Erscheinungsbild wesentlich gewandelt. Auf
Abb. 71 b stellt sich links parahilär
ein pflaumengroßes, dichtes, wolkiges,
unscharf abgegrenztes Infiltrat mit
haselnußgroßer Kaverne dar, das im
posterioren Oberlappensegment gelegen
ist. Der caudale Segmentbefall ist locker,
kleinherdig. Diese lymphadenobronchogene Reinfektion leitet ein über
10 Jahre sich erstreckendes, in Schüben von Involution und Evolution ab-
laufendes, beide Lungen zerstörendes
Phthisegeschehen ein.

Beispiel für eine Spätperforation
mit wenig ausgedehntem, typisch bron-
chogenem Metastasenfeld ist der
nächste Fall.

Fall 43. A., Marie, 1881. In Abb. 72
stellt sich hilusnah ein wolkig-fleckiges
Infiltrat mit peribronchialer Herdanordnung dar. Die bronchoskopische
Untersuchung ergab eine Drüsenper-

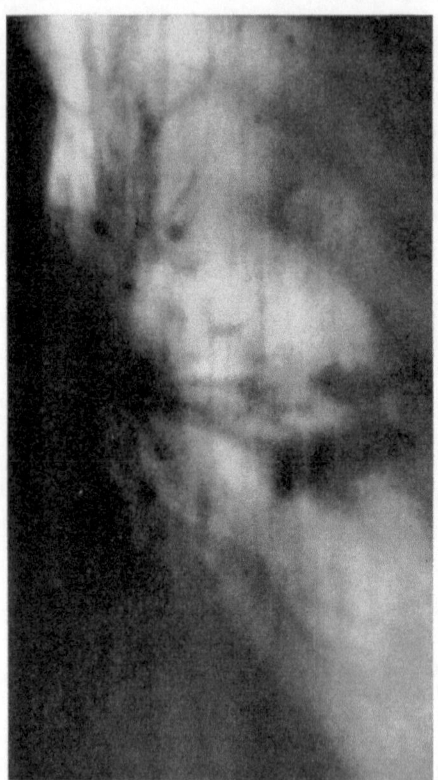

Abb. 72. (Fall 43.) 18. 4. 52. Sagittaltomogramm,
Schnitt 6 cm. Bronchogenes Metastasenfeld.

foration an der medialen Wandung
des linken Hauptbronchus, 1 cm unterhalb der Carina, und eine Bronchustuberkulose im linken Unterlappenbronchus.

Die Auffassungen über die Genese des bronchogenen Herdes haben in den
letzten Jahren eine wesentliche Ausweitung erfahren. Während früher im zer-
fallenden Spitzenherd, der Spitzenbronchitis und der Kaverne die Ursache der
bronchogenen Metastase gesehen wurde, tritt heute auch die Bronchialschleimhauttuberkulose und die Hilusdrüsenperforation als genetisch wesentliches
Moment in den Vordergrund. Namentlich im jugendlichen Erwachsenenalter,
wo kavernöser Zerfall selten ist, spielen diese beiden Ursachen eine sehr wichtige
Rolle. Offene Lungentuberkulose ohne kavernösen Zerfall muß Verdacht auf
Bronchustuberkulose erwecken. Viele Ergebnisse früherer Untersuchungen, z. B.

die nichtkavernösen offenen Kindertuberkulosen (OPITZ 1933), finden mit der Drüsenperforation ihre Erklärung. Vor der tomographischen Ära durfte bei unklarer offener Tuberkulose mit Recht eine verborgene, röntgenologisch nicht erfaßbare Kaverne als Quelle der Bacillenausscheidung angenommen werden. Heute ist der Kavernennachweis durch die Tomographie gesichert und cryptogene Bacillenquellen sind meist Bronchus- und Drüsentuberkulose.

2. Primärtuberkulose und Segment.

Die Primärtuberkulose ist durch die gesetzmäßige Bindung an ihre beiden Hauptherde, Primärherd und Primärdrüse, eine klar übersehbare Erscheinungsform und ihr Ablauf in gewissen Grenzen vorbestimmt. Der Primärherd ist meist unilokulär angelegt und stellt einen umschriebenen acinösen oder lobulären käsigpneumonischen Herd dar. Nach HUEBSCHMANN (1939) kann er pfefferkorn- bis haselnußgroß sein. Nach UEHLINGER (1953) haben pleuranahe Primärherde meist Keilform, Stirnfläche gegen die Pleura, Spitze gegen den Hilus gerichtet, subpleurale und zentrale haben mehr oder weniger Kugelform. In der Umgebung findet sich eine Zone perifokaler Entzündung. Die geringe Ausdehnung des Primärherdes bedingt, daß er den Schwellenwert röntgenologischer Sichtbarkeit oft nicht erreicht und im Röntgenbild nicht zur Darstellung kommt; sie bedingt aber auch, daß das Segment als Raum des Geschehens nicht in Erscheinung tritt, der Herd gleichsam unauffällig im Segmentgefüge liegt. Diese Invisibilität des Primärherdes besteht vor allem beim unkomplizierten Primärkomplex, bei dem der Primärherd vom Organismus beherrscht wird und zur Abheilung kommt. Durch Vergrößerung des Primärinfiltrates, Zunahme der perifokalen Entzündung (Primärinfiltrierung) kann es zum segmentären Erscheinungsbild kommen. Bei größeren Herden ist die Gefahr der Einschmelzung und Bildung einer Primärkaverne größer (HUEBSCHMANN 1939). Mit der Kavernisierung eröffnet sich für den Primärherd der Bronchialweg und damit die Möglichkeit bronchogener Evolution segmentären Charakters.

Zum Gesetz vom tuberkulösen Primärkomplex (RANKE 1916) gehört die Tatsache, daß jeder Primärherd von einer Tuberkulose der regionären Lymphknoten begleitet wird (PARROT-CORNETsches Gesetz). Die regionäre Drüsenerkrankung folgt dem Primärherd meist rasch und tritt röntgenologisch oft auffälliger in Erscheinung als der Parenchymherd. Die Lymphknotenkomponente des Primärkomplexes kann die Führung im Primärgeschehen übernehmen und stellt für den Organismus im allgemeinen eine wesentlich größere Belastung dar als der Primärherd. In der Mehrzahl der Fälle bildet sich der Primärkomplex — der Herd schneller als die Drüse — zurück; in der Minderzahl ist der Primärkomplex progressiv. Die Tuberkulose schreitet lymphogen fort und befällt die Lymphknoten des Hilus und der tracheobronchialen Lymphknotenkette. Mit der Entwicklung der Bronchialdrüsentuberkulose eröffnet sich ein zweifacher Ausbreitungsweg: die lympho-hämatogene Dissemination und die lymphobronchogene Streuung direkt durch Druseneinbruch oder indirekt durch Erkrankung der Bronchialschleimhaut. Auf die Bedeutung von Drüsen- und Bronchustuberkulose als Quelle bronchogener Streuung sind wir im vorhergehenden Abschnitt eingegangen. Der Hilus stellt die eigentliche Gefahrenzone

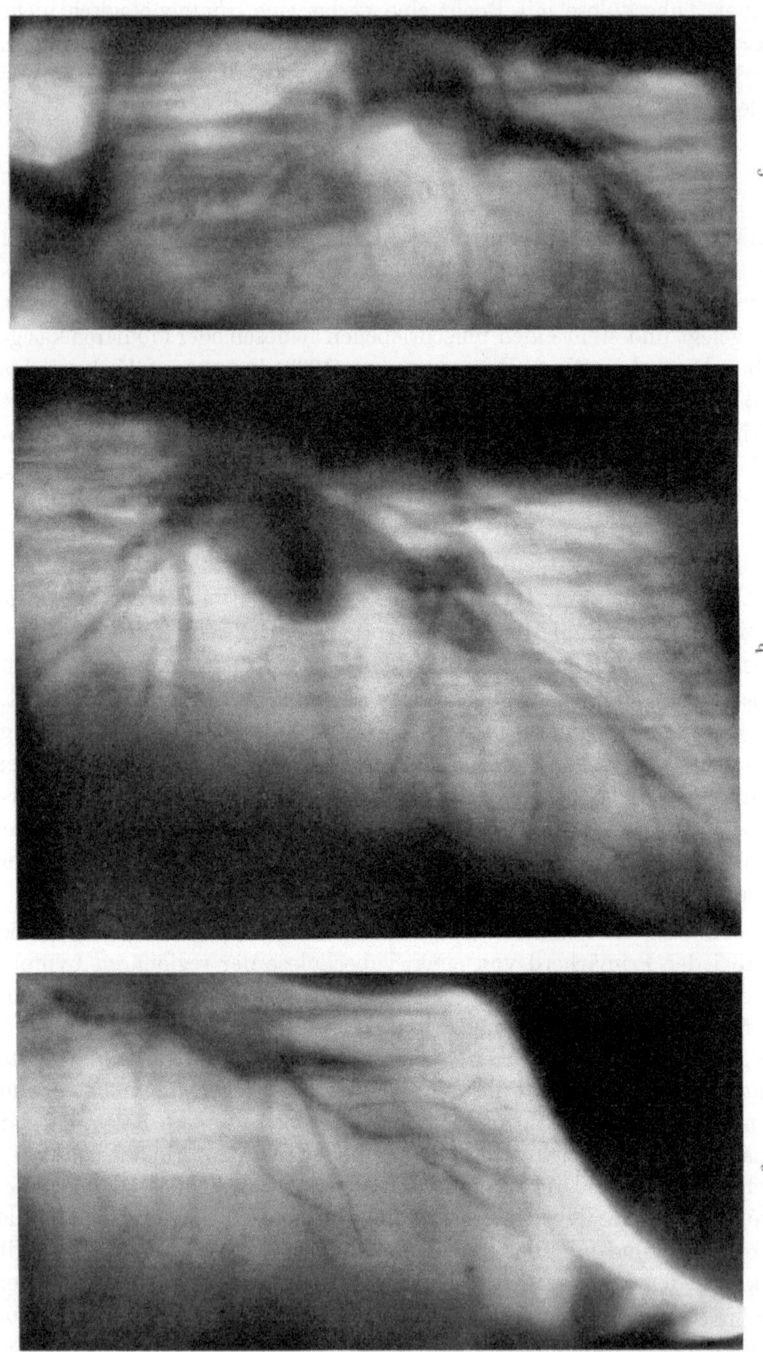

Abb. 73a. (Fall 44.) 24. 11. 53. Sagittaltomogramm, Schnitt 11 cm. Pleuranaher Primärherd rechts.
Abb. 73b. 24. 9. 53. Sagittaltomogramm, Schnitt 8 cm. Drüsenkomponente des bipolaren Primärkomplexes.
Abb. 73c. 7. 7. 54. Sagittaltomogramm, Schnitt 8 cm. Bronchogene Infiltration im anterioren Oberlappensegment. Hilusdrüsen verkleinert gegenüber Abb. 73b.

des primären Tuberkulosegeschehens dar. Massive Hilusdrüsenschwellungen, bei denen Gefäße und Bronchen durch Drüsenkonvolute ummauert und in die Gefahrenzone eingeschlossen sind, zeichnen sich durch große Streutendenz aus. Mit der Hilusdrüsenschwellung und der Eröffnung der bronchogenen Propagation treten im Ablauf der Primärtuberkulose segmentäre Prozesse in den Vordergrund. Die Kompression der Lappen- und Segmentbronchen durch vergrößerte Lymphknoten führt zu uni- oder multisegmentären Atelektasen, die Perforation von Hiluslymphknoten und die Bronchustuberkulose zu meist massiven infiltrativen

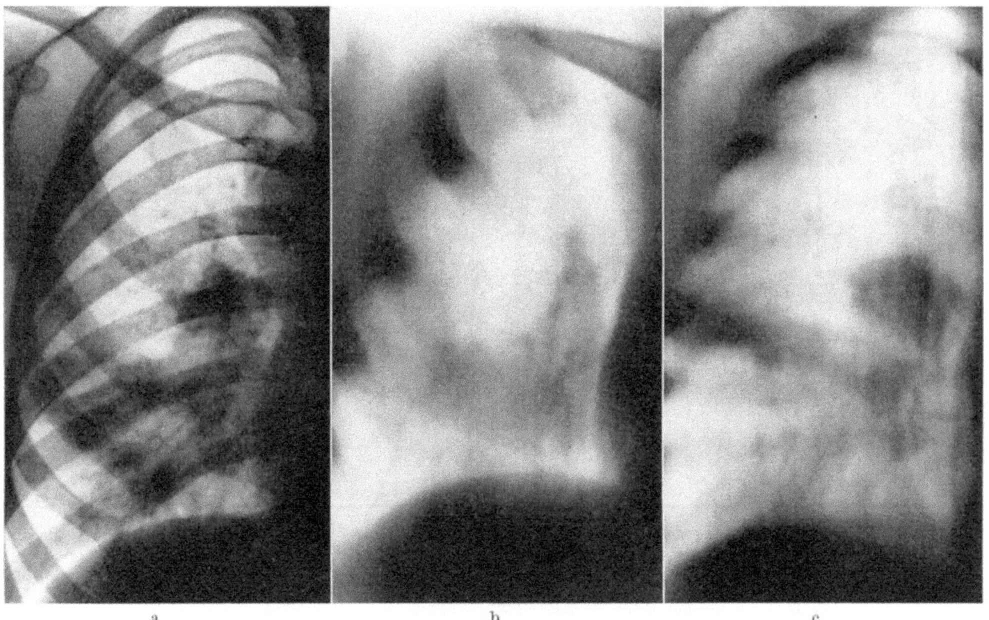

Abb. 74a. (Fall 45.) 18. 9. 43. Übersichtsbild. Primärtuberkulose mit Infiltrierung und massiver Drüsenvergrößerung.
Abb. 74b. 22. 12. 43. Sagittaltomogramm, Schnitt 9 cm. Verschattung des medialen Mittellappensegmentes.
Abb. 74c. 22. 12. 43. Sagittaltomogramm, Schnitt 5 cm. Verschattung im lateralen Mittellappensegment und wahrscheinlich im posterioren oder anterioren Oberlappensegment.

Segmentstreuungen, auf deren Erscheinungsbild wir oben eingegangen sind. Das Aufpfropfen solcher flächig-homogener, oft flüchtiger Schattenformen auf das Bild des Primärkomplexes wollten ELIASBERG und NEULAND (1920, 1921) seinerzeit als Epituberkulose verstanden wissen. Atelektatische Segmentprozesse zeichnen sich im Verlaufe des Primärgeschehens durch besondere Rückbildungsfähigkeit aus, infiltrative Veränderungen können die phthisische Evolution einleiten und dem Tuberkuloseablauf eine entscheidende Wendung geben.

Die Primärtuberkulose war früher fast ausschließlich die eigentliche Erkrankungsform des Kindesalters. Die langsamere, protrahierte Durchseuchung der Bevölkerung hat das jugendliche Erwachsenenalter in das primäre Geschehen einbezogen. Der Zunahme von Primärtuberkulosen in dieser Altersklasse geht die Häufung bronchosegmentärer Entwicklungsformen des progressiven Primärkomplexes parallel. Die Häufung berechtigt zur Annahme, daß Segmentprozesse nach Bronchustuberkulose und Drüsenperforation vorwiegend primärer Genese sind.

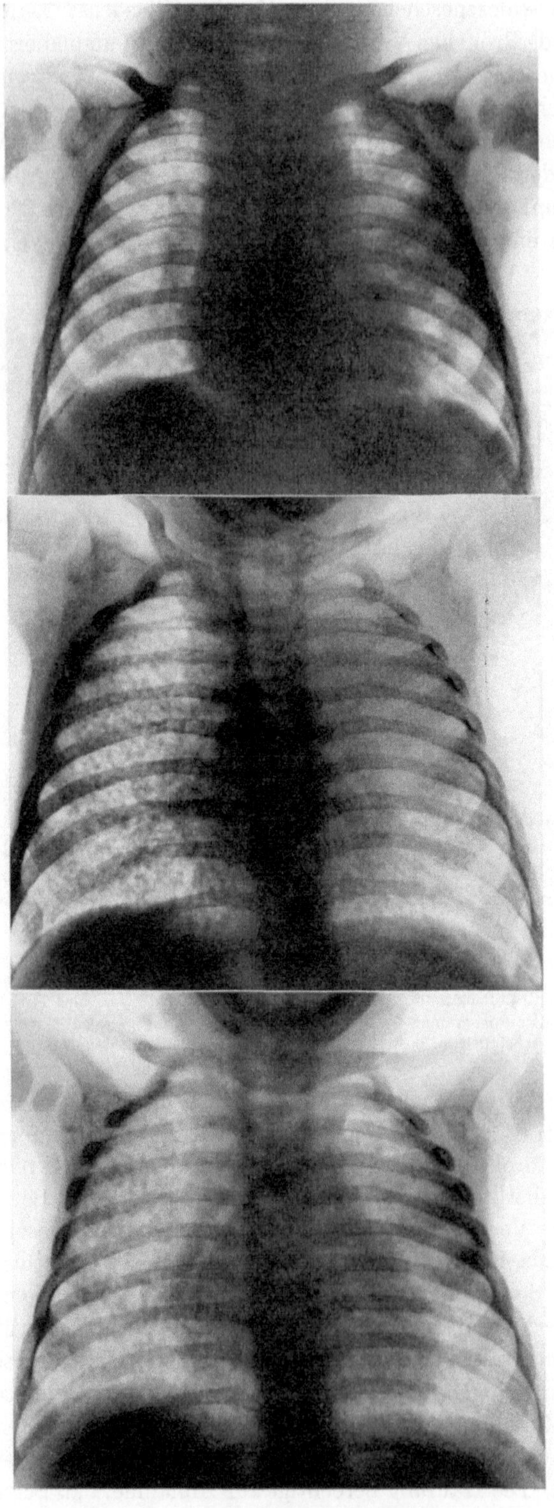

Abb. 75 a. (Fall 46.) 4.3.42.
Übersichtsaufnahme.
Bronchialdrüsentuberku-
lose mit infiltrativem
parahilärem linksseitigem
Prozeß (Primärherd).

Abb. 75 b. 1. 4. 42. Übersichtsaufnahme. Häma-
togene Generalisation
und Atelektase des linken
Oberlappens.

Abb. 75 c. 8. 4. 42. Über-
sichtsaufnahme. Rasche
Lösung der Atelektase,
Verstärkung des miliaren
Phthisebildes.

Im folgenden Beispiel stellen sich bei einer frischen Primärtuberkulose der jugendlichen Erwachsenen Herd- und Drüsenkomponente eines Primärkomplexes und frühphthisische Streuung deutlich dar.

Fall 44. I., Emma, 1929. Abb. 73a zeigt einen etwa kirschengroßen pleuranahen dreieckigen dichten Primärherd im rechten laterobasalen Unterlappensegment. Die befallene Parenchymeinheit dürfte nach Form und Größe des Herdes ein Lobulus sein; [POLICARD (1950) gibt für das Lungenläppchen eine Breite von 9—20 mm und eine Höhe von 21—27 mm an]. Der Primärherd liegt also peripher im Segment; die Entwicklung hat die lobuläre Anlage vorerst nicht überschritten. Die Drüsenkomponente stellt sich auf Abb. 73b dar; sie liegt im Winkel zwischen Oberlappen- und Stammbronchus. Isolierter Herd und isolierte Drüsen geben das bipolare Bild des Primärkomplexes wieder. Auf Abb. 73c finden wir eine frühphthisische Segmentinfiltration nach Drüsenperforation.

Im folgenden Beispiel werden die Schranken des Primärkomplexes ebenfalls überschritten und mehrere Segmente infiltrativ-atelektatisch befallen.

Fall 45. S., Margrit, 1938. Auf Abb. 74a besteht eine Vergrößerung der hilären und tracheobronchialen Drüsen rechts und eine massive, parahiläre Infiltrierung. Diese löst sich tomographisch in 2 Prozesse auf. In Abb. 74b besteht eine Dreieckverschattung, die dem Mittellappen (mediales Segment) zugehört; Abb. 74c zeigt einen bandförmigen caudalen Schatten, wahrscheinlich im lateralen Mittellappensegment und einen kranialen Dreieckschatten, wahrscheinlich im posterioren oder anterioren Oberlappensegment. Die multisegmentäre Infiltrierung entspricht einem gemischt entzündlichen-atelektatischen Prozeß (Epituberkulose) bei Primärtuberkulose eines $4^1/_2$ jährigen Kindes. Während die Drüsenkomponente sich deutlich manifestiert, läßt sich der ursprüngliche Primärherd nicht analysieren.

Massive Drüsentuberkulose mit schwerer hämatogener Aussaat und flüchtiger Atelektase des linken Oberlappens verbinden sich im primosekundären Geschehen eines 7 Monate alten Kindes beim folgenden Fall.

Fall 46. S., Theodor, 1941. Abb. 75a zeigt eine infiltrative Lungentuberkulose links bei verbreitertem Mittelschatten. Zweifellos handelt es sich um eine frische, hochaktive Primärtuberkulose. Bereits weniger als einen Monat später finden sich auf Abb. 75b eine diffuse miliare Aussaat und Atelektasierung des linken Oberlappens. Der linke Hauptbronchus ist stark verengt, der Oberlappenbronchus, wohl durch Drüsenkompression, verschlossen. Die Atelektase hat sich, wie Abb. 75c zeigt, nach 8 Tagen wieder gelöst, der übrige Befund nicht wesentlich verändert. Innerhalb eines Monates erfolgt Exitus infolge Meningitis tuberculosa. Die Autopsie deckt miliare Aussaat in Lunge, Milz, Leber, massive Vergrößerung und Verkäsung namentlich der linksseitigen hilären, paratrachealen und der Bifurkationsdrüsen und einen spezifisch pneumonischen Prozeß (Primärherd) im linken Oberlappen auf. Der foudroyante Ablauf dieser Primär-Sekundärtuberkulose vollzog sich innerhalb weniger Wochen.

3. Postprimäre Tuberkulose und Segment.

Die postprimäre Tuberkulose kann sich an die Primärtuberkulose unmittelbar oder mit zeitlichem Intervall anschließen.

Phthisische Frühentwicklungen können mit örtlicher Bindung an die Herd- und Drüsenkomponente des progressiven Primärkomplexes zustande kommen wie im Fall 44 oder, ohne örtliche Bindung, sich durch subprimäre lympho-hämatogene oder lymphobronchogene Frühstreuung entwickeln. Nach UEHLINGER (1953) ist vor allem bei Spätprimärinfektionen lympho-bronchogene Propagation durch Drüseneinbruch häufig mit hämatogener Frühgeneralisation verbunden. Er fand in seinem Obduktionsmaterial bei 114 Kindern und Jugendlichen im Alter von 1—18 Jahren mit letaler hämatogener Frühgeneralisation 8 Bronchialdrüsenperforationen und unter 48 Spätprimärinfektionen Armeeangehöriger 17 Bronchialdurchbrüche, davon 15 mit hämatogener Generalisation kombiniert.

Phthisische Spätentwicklungen können aus Residuen der abgeheilten Primärkomplexkomponenten (Herd, Drüse), aus Residuen subprimärer Frühstreuherde hämatogener oder bronchogener Genese (SIMON-Herde, Narbenfelder nach Perforationstuberkulosen usw.) oder aus frisch gesetzten Superinfektionsherden hervorgehen. Lymphknotenexacerbationen sind im höheren Lebensalter häufig und können Bronchialeinbrüche (sog. Spätperforation nach UEHLINGER) und Bronchustuberkulose zur Folge haben.

Bronchustuberkulose, Drüsenperforation und bronchogene Abseuchung von der Kaverne aus heben die große Bedeutung des Bronchialsystems für die Entwicklung und canaliculäre Propagation der Phthise hervor. Wir sind auf diese Momente im Abschnitt „Die Bedeutung der bronchogenen Streuung für das Segmentgeschehen" eingegangen. Diese vielfache Bindung an den Bronchialweg prädestiniert die Phthise zur Segmenttuberkulose.

Segmentär phthisische Evolutionen aus hämatogener Anlage stellten die Beispiele Fall 34 und 35 dar. Die streuende Drüse steht z. B. in den Fällen 30, 42, 43, 44, die Bronchustuberkulose in den Fällen 38, 39, 40 im Vordergrund. Beispiele phthisischen Fortschreitens durch bronchogene Propagation von der Kaverne aus sind z. B. die Fälle 12, 14, 24.

Die Entstehung einer Altersphthise durch Spätexacerbation einer verkalkten Hilusdrüse sehen wir im folgenden Fall.

Fall 47. H., Elise, 1887. Das Übersichtsbild, Abb. 76a, zeigt bei der 66jährigen Patientin eine wenig ausgedehnte, auf den Oberlappen beschränkte lockere, fleckig-streifige Verschattung und Verkalkung bronchopulmonaler und tracheobronchialer Drüsen. Im Tomogramm der Abb. 76b stellt sich die Tuberkulose als bisegmentärer Prozeß dar. Befallen sind mit fleckig-streifigen Veränderungen das anteriore und, auf hier nicht wiedergegebenen Nachbarschnitten, das apikale Oberlappensegment. Oberlappen- und Stammbronchus scheinen verdickt und verengt zu sein. Die Verkalkungen liegen in schaliger Anordnung in verschiedenen Drüsen. Die bronchoskopische Untersuchung stellte zu dieser Zeit eine floride spezifische, stenosierende Bronchitis mit Granulationen im rechten Haupt-, Stamm- und Oberlappenbronchus fest. Aus den befallenen Segmentästen quoll serös-eitriges bacilläres Sekret. Eine Perforationsstelle konnte nicht gefunden werden. Bei der Erörterung über die Genese dieser Bronchustuberkulose muß an eine Spätperforation im Sinne UEHLINGERs oder an eine anthrakotisch gebahnte Migration gedacht werden. Der Röntgenbefund allein würde die Diagnose einer cirrhotisch-indurativen Tuberkulose nahelegen. Die Diskrepanz zwischen geringfügigem Parenchymbefund und schwerer Bronchustuberkulose erklärt die Erfahrung, daß die Alterstuberkulose vor allem durch den positiven Bacillenbefund entdeckt wird. Wie die positive Tuberkulinreaktion im Kindesalter und die Röntgenuntersuchung im Erwachsenenalter die epidemiologisch wichtigsten

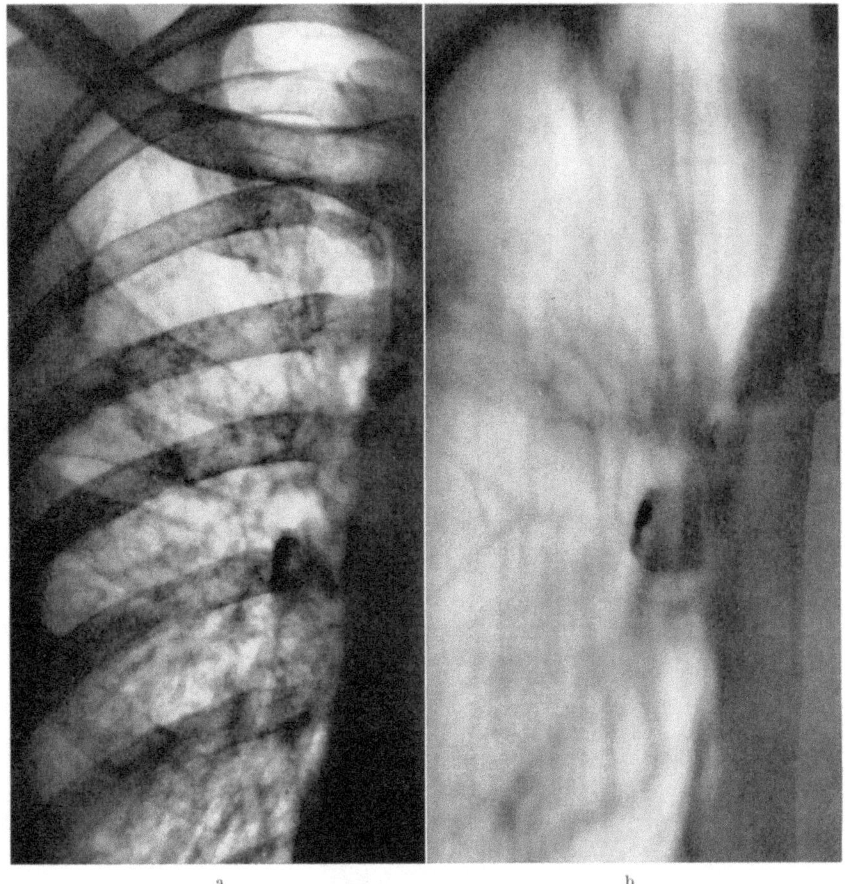

Abb. 76a. (Fall 47.) 10. 12. 53. Übersichtsaufnahme. Streifig-fleckiger Prozeß im rechten Oberlappen, schalige Drüsenverkalkungen.

Abb. 76b. 14. 12. 53. Sagittaltomogramm, Schnitt 11 cm. Wenig ausgedehnter Befall der anterioren und apikalen Segmente, Veränderung des rechten Stamm- und Oberlappenbronchus. Enge örtliche Beziehung der Verkalkung zu den Bronchen.

Wege zur Entdeckung offener Tuberkulosen sind, ist es im höheren Lebensalter der Bacillennachweis.

Im folgenden Fall handelt es sich um eine ausgedehnte, multisegmentäre Spätphthise.

Fall 48. S., Margrit, 1916. Abb. 77a zeigt eine massive atelektatische Schrumpfung des rechten Oberlappens. Die Trachea ist stark verzogen. In den bronchopulmonalen, aortalen und paratrachealen Drüsen finden sich Kalkkonkremente. Eine perlschnurartige Kalkkette liegt dem dislozierten Mittellappenbronchus an. Der lockere Befall des linken posterioren Segmentes bildet

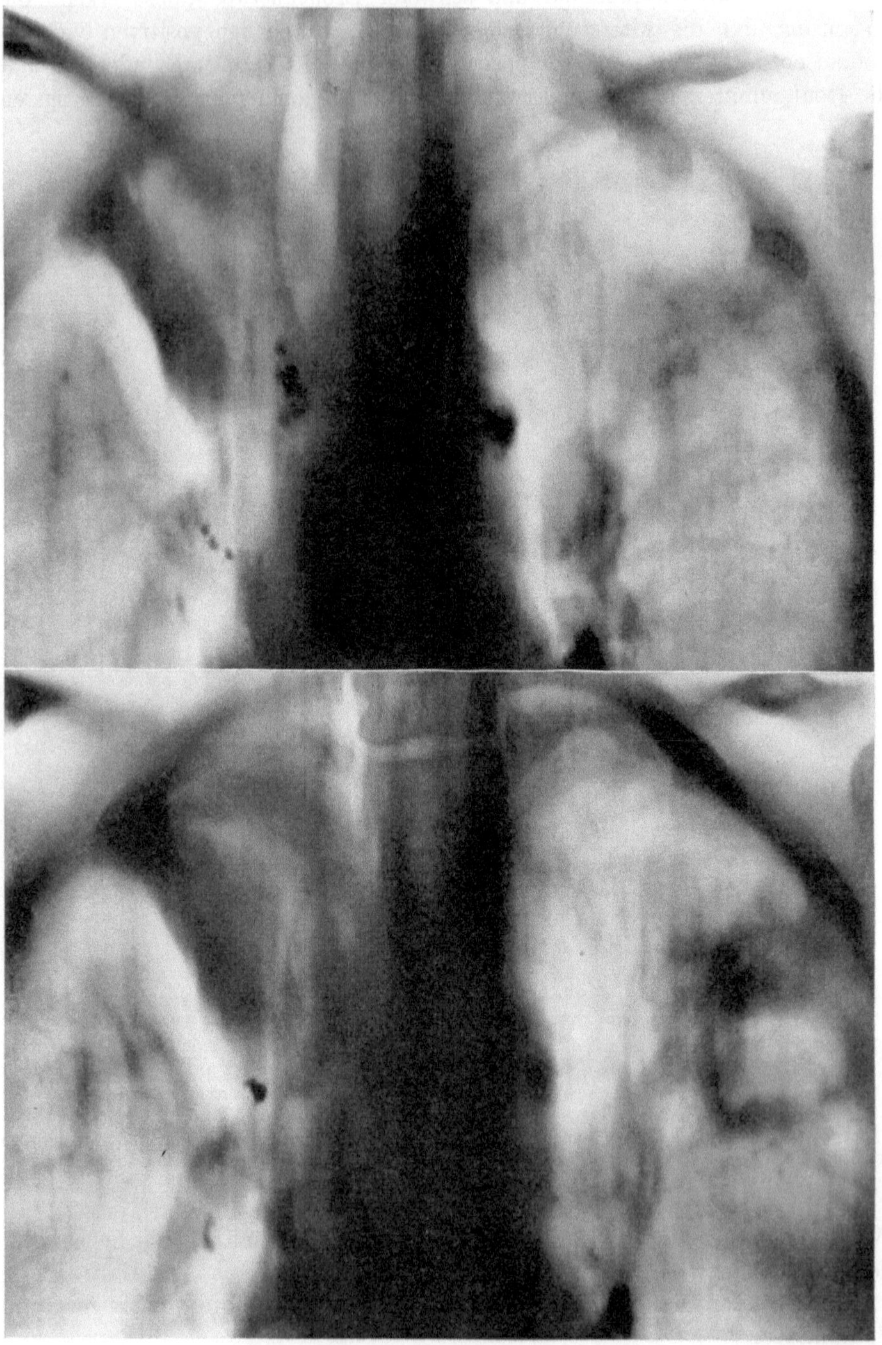

Abb. 77a. (Fall 48.) 4 1. 50. Sagittaltomogramm, Schnitt 8 cm. Oberlappenschrumpfung rechts, multiple
Drüsenverkalkungen.
Abb. 77b. 4. 1. 50. Sagittaltomogramm, Schnitt 7 cm. Infiltrativ-kavernöser Segmentprozeß links.

die Randzone des auf Abb. 77b im Nachbarschnitt getroffenen massiv-infiltrativ-
kavernösen Prozesses. Die Kaverne wird kranial von einem Bronchusast tangiert

und zum Teil von oben drainiert. Auch auf dieser Abbildung ist der rechte Oberlappen im Schrumpfungszustand dargestellt. Abb. 77c deckt im apikalen rechten
Unterlappensegment einen tuberkulomähnlichen Rundherd mit unregelmäßigem,
dattelgroßem Zerfall auf. Da eine, das primäre und postprimäre Geschehen in
seiner Gesamtheit erfassende Röntgenfilmserie nicht vorliegt, sind Genese und

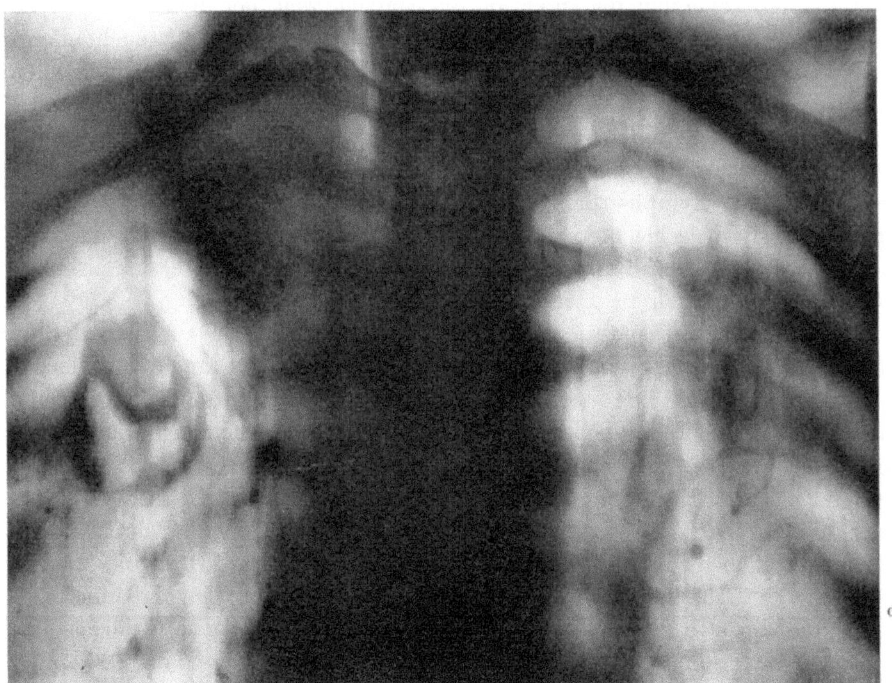

Abb. 77c. 4.1.50. Sagittaltomogramm, Schnitt 4 cm. Kavernöser Segmentprozeß rechts.

zeitliche wie formale Entwicklung dieses Falles ungeklärt. Wir vermuten, daß
der massive schrumpfende Oberlappenprozeß aus der Frühzeit, der beiderseitige
kavernöse Segmentbefall aus einer späteren Entwicklungsphase durch glanduläre
Exacerbation stammt.

C. Segment und Disposition.

Die Disposition bestimmter Lungenabschnitte zur Tuberkulose ist eine alte
Erfahrungstatsache. Schon LAËNNEC stellte fest: „les tubercules se développent
presque toujours primitivement aux sommets des lobes supérieures et surtout
du droit". Die erhöhte Anfälligkeit der Lungenspitze zur Phthise, die sog.
Spitzendisposition, war Gegenstand jahrzehntelanger Diskussion. FREUND (1902),
HART (1910, 1912) und BACMEISTER (1911, 1913) sahen die Ursache in der Enge
der oberen Thoraxapertur und in der dadurch bedingten Hemmung der Durchlüftung. Nach LOESCHCKE (1926) und ORSÓS (1928) führt der Zwerchfellzug zu
einem geweblichen Spannungsmaximum in der Lungenspitze und schafft damit
mechanisch disponierende Bedingungen. Nach TENDELOO (1902) und BEITZKE

(1923) führt der Dehnungszug zu Ausziehung und Stenosierung der Gefäße und
verschlechtert Blut- und Lymphbewegung. Orth (1887) und Laurell (1937)
halten eine orthostatisch bedingte Anämie für die Hauptursache der Spitzendisposition. H. H. Weber (1932, 1934, 1951) kommt auf Grund röntgenkymo-
graphischer und Stutz (1949) auf Grund bronchographischer Atmungsstudien zur
Anschauung, daß der inspiratorische Sog der Lungenspitze sehr gering sei. Nach
Lewke (1950) bevorzugt die Infektion die Spitzen, weil hier die Erreger durch
erhöhten intrapulmonalen Druck beim Hustenstoß in das Lungenparenchym ein-
gepreßt werden. Rothlin und Undritz (1944, 1952) stellen fest, daß in allen
Organen bei Mensch und Tier der im Raum oben gelegene Organabschnitt regel-
mäßig eine erhöhte Anfälligkeit zur postprimären Tuberkulose besitzt, und sehen
in dieser Tatsache ein Lokalisationsgesetz der Tuberkulose; „infolge der ungünsti-
geren Blut- und Lymphströmungsverhältnisse in den oben gelegenen Organpartien besteht ein schlechterer Austausch zwischen Blut und Gewebe in stoff-
wechseltechnischer und immunologischer Hinsicht (Phagocytose) als in blut-
reicheren Organpartien“.

Für die erhöhte Disposition bestimmter Lungensegmente zur Tuberkulose
wirken verschiedene Faktoren zusammen. Die hiliradiäre Stellung der Segmente
im Lungenraum und ihre unterschiedliche Lagebeziehung zur Körperhaltung
wirken sich statisch und mechanisch aus. Zweifellos unterstehen die bei aufrechter
Körperhaltung im Lungenraum oben gelegenen Segmente anderen statischen und
hämodynamischen Einflüssen als die unteren. Costosternaler und costodiaphrag-
maler Atemmechanismus bedingen aerodynamisch divergierende Belüftungsver-
hältnisse der höheren und tieferen Lungenabschnitte. Nach Stutz und Vieten
(1955) sind im Oberlappen das anteriore Segment und die Lingula, im Unterlappen die dorsalen Segmente am ausgiebigsten belüftet. Die Lungenspitze
ist der am wenigsten ventilierte Teil.

Die Segmente zeigen gegenüber den Erscheinungsformen der Tuberkulose
dispositionell unterschiedliches Verhalten. Untersuchungen über die Lokalisation
des Primärherdes berücksichtigten früher nur den Lungenlappen und das Lungen-
geschoß (Kartagener und Weber (1934), Leitner (1953).

Nach Kuss (1898) siedelt sich der Primärherd in der Lunge hauptsächlich
dort an, wo die Luft heftig strömt. Eine Zusammenstellung der Verteilung der
Primärherde nach pathologisch-anatomischen Untersuchungen auf die Lungenlappen gibt Wurm (1943).

Aus Tabelle 4 geht ein geringes Überwiegen der Primärherde in der
rechten Lunge (57,0%) hervor. Die Mehrzahl der Autoren findet die Primärherde
etwas häufiger in den Oberlappen, Uehlinger und Blangey hingegen in den
Unterlappen (Abb. 78). Selten liegen die Primärherde in der Spitze.

Ein gleiches Bild wie Uehlinger und Blangey geben die Untersuchungen von
E. M. Medlar (1948) (Abb. 79 a, b, c). Er fand von 105 verkalkten Primärherden
51 in der rechten Lunge, 54 in der linken Lunge in folgender Verteilung auf die
Lappen: Oberlappen 42 (= 40,0%), Mittellappen 7 (= 6,7%), Unterlappen
56 (= 53,3%). Die Abbildungen Medlars zeigen, daß das apikale Oberlappen-
segment von Primärherden relativ wenig befallen wird; nur 12,0% liegen im
Spitzengebiet. Das anteriore und posteriore Segment des Oberlappens, Lingula,
Mittel- und Unterlappen werden häufig betroffen; im Unterlappen ist eine

Tabelle 4. *Lokalisation der Primärherde.* (Zusammenstellung nach WURM 1943.)

Autor	Zahl der Fälle	Rechte Lunge				Linke Lunge		
		OL %	ML %	UL %	Total %	OL %	UL %	Total %
GHON-WINTER-NITZ	465	29,89	7,95	18,72	56,56	25,16	18,28	43,44
GHON 1924 . . .	100	28,00	8,00	16,00	52,00	26,00	22,00	48,00
PUHL	112	32,14	10,71	16,91	69,82	28,75	11,60	40,18
LANGE	170	24,11	6,47	22,94	53,53	25,29	21,18	46,47
SCHÜRMANN . .	648	28,24	6,32	19,44	54,01	26,23	19,75	45,99
FRIMANN-WAA-LER	161	27,00	6,00	26,00	58,40	20,00	22,00	43,44
UEHLINGER-BLANGEY . .	433	24,00	7,00	29,00	60,00	19,00	21,00	40,00

Segmentbevorzugung nicht festzustellen. Diese Anordnung der Primärherde vorwiegend in den unteren 2 Lungendritteln steht in auffallendem Gegensatz zur Verteilung der phthisischen Initialläsionen (Abb. 82a, b, c, S. 131). Die Primärherde finden sich also in den schlecht belüfteten Lungenspitzen seltener, während die extraapikalen Gebiete häufiger befallen werden. Bei den Untersuchungen KOURILSKYs und seiner Mitarbeiter (1951) über die segmentalen Beziehungen der Parenchymherde während der Primärinfektion findet sich eine Häufung der Herde in den Segmenten des Oberlappens (44,6%). Die Annahme ist wohl berechtigt, daß es sich nur zum Teil um eigentliche Primärherde handelte.

Es ist anzunehmen, daß Primärherde des dorsalen und oberen Lungenraumes, entsprechend der erhöhten Disposition dieser Abschnitte zur Phthise, eine größere Neigung zur primärphthisischen Entwicklung aufweisen als Herde in den ventralen und basalen Lungengebieten.

Die Lymphdrüsen der Lunge liegen im Hilus, in der Bifurkationsgegend und paratracheal auf relativ engem Raum zusammengedrängt. Überlagerung durch den Mittelschatten erschwert die röntgenologische Differenzierung erkrankter Drüsen. Untersuchungen über topographische Beziehungen von Drüsen zu bestimmten Segmenten liegen unseres

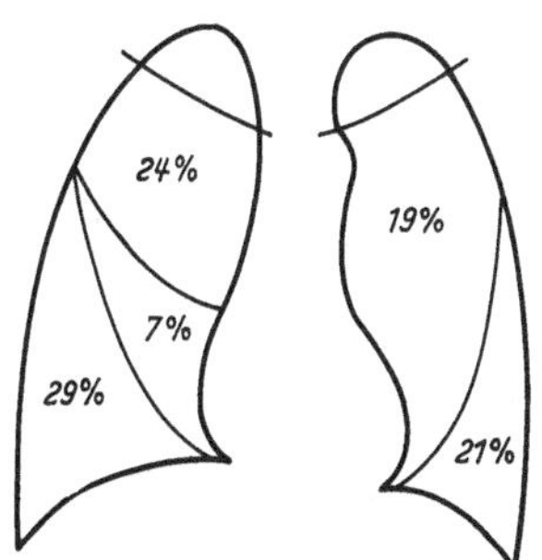

Abb. 78. Verteilung der Primärherde auf die Lungenlappen in Prozentzahlen. (Nach UEHLINGER und BLANGEY.)

Wissens noch nicht vor. Nach ROUVIÈRE (1932) berücksichtigt der Lymphabflußweg die lobäre Gliederung nicht. Nach ENGEL (1950) nimmt der Lymphstrom fast immer den kürzesten Weg zum Hilus. Eine isolierte Erkrankung einzelner Lymphknoten ist selten; die endothorakalen Lymphknotengruppen bilden meist eine pathologische Einheit (GÖRGÉNYI-GÖTTCHE 1951). Nach R. W. MÜLLER (1952) werden die an den Segment- und Lappenbronchen liegenden Knoten von der Tuberkulose zuerst betroffen; ihnen folgen die Knoten am rechten und linken Hauptbronchus und die paratrachealen Drüsen. Die Beziehung der Lymphabflußgebiete des Parenchyms zu den Drüsen geht aus einer schematischen Darstellung von ENGEL (1950) hervor (Abb. 80). Nach ENGEL sind die rechte tracheobronchiale Gruppe und die rechten Bifurkationsdrüsen besonders häufig und meistens stark, die aortale Drüsengruppe seltener und geringfügig befallen; dies erscheint verständlich, da nach ROUVIÈRE (1932) der Lymphabflußweg der Lingula und des linken Unterlappens über die rechtsseitige tracheobronchiale Lymphknotenkette führt.

Auf die häufigere und schwerere, meist mit Verkäsung einhergehende Erkrankung rechtsseitiger Lymphknoten weist auch die Seitenverteilung von

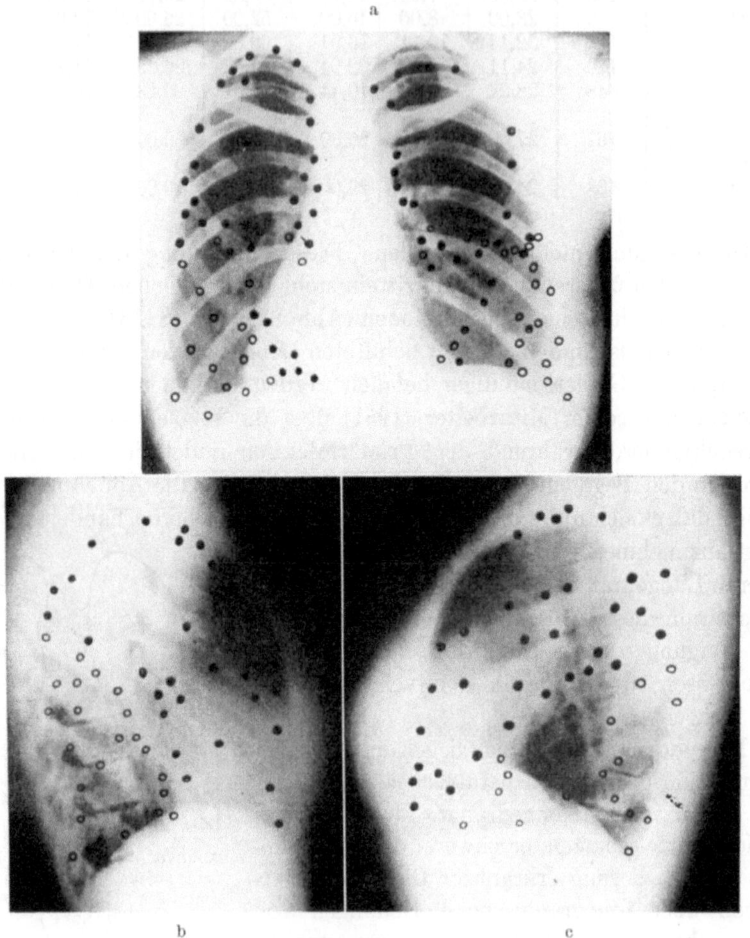

Abb. 79a—c. Verteilung der verkalkten Primärherde. (Nach MEDLAR.)
(Lokalisation: ● Oberlappen, ○ Unterlappen, ◗ Mittellappen). a Aufnahme in p.-a., b und c in frontalem Strahlengang. b rechte, c linke Lunge.

Lymphknotenperforationen hin. DUFOURT (1953) beobachtete unter 80 Drüseneinbrüchen 55 rechts und 25 links, KRAAN und MÜLLER (1950) unter 30 Perforationen 21 rechts, 9 links, JEUNE und MOUNIER-KUHN (1951) von 48 Perforationen 32 rechts und 16 links. Aus den angegebenen Zahlen lassen sich Lymphknotenperforationen zu $^2/_3$ rechts (68,4%) gegenüber $^1/_3$ links (31,6%) errechnen. Nach SUTER und ISELIN (1952) findet sich „ein leichtes Übergewicht der Unterlappen und hier wiederum eine gewisse Betonung der rechten Seite, so daß man an die Verteilung der Primärtuberkulosen beim Erwachsenen erinnert wird".

Nach SCHWARTZ (1952) sind Prädilektionsstellen der lymphadenogenen Bronchialschädigung die Bifurkationsgegend, die interlobären Gebiete der Hauptbronchen und die Anfangsteile der großen Lappenbronchen.

Entsprechend der zentralen Lage der Drüsen ist ihr Streuweg hiliradiär gerichtet und geht vorwiegend in das anteriore und posteriore Oberlappensegment, die Segmente des Mittellappens und der Lingula und das apikale Unterlappensegment (Abb. 81).

Bei infiltrativer Segmenttuberkulose mit meist hilifugaler lymphadenobronchogener Genese sah HOPPE (1953) Befall vorwiegend in den Oberlappen (51,7% rechts, 31,7% links), geringer auch im rechten Unterlappen. Im Oberlappen ist befallen: apikales Segment 6,7%, axillares Segment 16,7%, posteriores Segment 30,0%, anteriores Segment 31,7%. Homolaterale multisegmentäre Prozesse fand er in 29,5%. Das apikale Oberlappensegment wird von der Streuung also wenig betroffen. Im Gegensatz zu HOPPE sieht UEHLINGER (1953) das posteriore Oberlappensegment seltener befallen; beide Autoren finden übereinstimmend die häufige Beteiligung des anterioren Segmentes bzw. der axillaren Partie des Oberlappens. FRANK (1954) stellt an einem Krankengut von 173 Kindern fest: „von den Einzelsegmenten durch infiltrative Prozesse befallen ist am häufigsten das pectorale Segment des

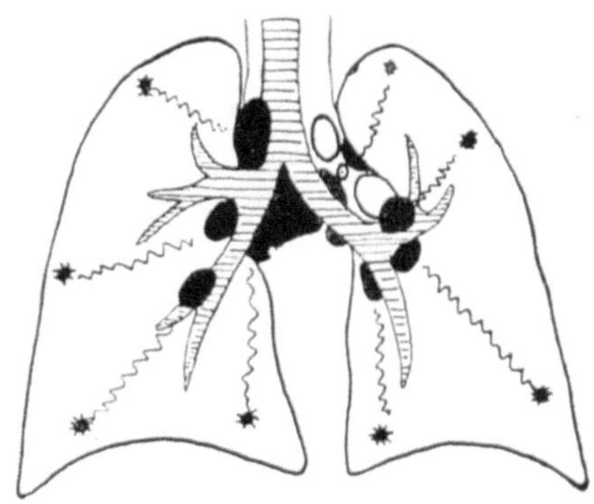

Abb. 80. Die Abflußgebiete der verschiedenen Bronchialdrüsen oder Gruppen von Drüsen. (Nach ENGEL 1950.)

rechten Oberlappens, dann das apikodorsale und pectorale Segment des linken Oberlappens und das apikale Segment des rechten Unterlappens".

Die Lokalisation der Beginnherde der eigentlichen Phthise belegt ebenfalls die Disposition bestimmter Lungenabschnitte. Schon REDEKER und WALTER (1928), MALMROS und HEDVALL (1938), HEDVALL (1946) u. a. m. haben auf die Bevorzugung der supra- und infraclaviculären Region der Lungen hingewiesen. Für die Betrachtung der Segmentbeziehungen der phthisischen Beginnherde sind die Untersuchungen von E. M. MEDLAR (1948) aufschlußreich. Im Gegensatz zu den Primärherden liegen die postprimären Minimalherde fast ausschließlich im apikalen und posterioren Oberlappensegment, weniger ausgesprochen im apikalen Unterlappensegment (Abb. 82a, b, c). Bei 55 Untersuchten lag der Minimalreinfektionsherd rechts 24, links 21, in beiden Lungen 10mal. In der oberen Hälfte der Lungenlappen lagen $^3/_4$ im dorsalen Anteil; bezogen auf die röntgenologischen Lungenfelder fanden sich supraclaviculär 46,9%, infraclaviculär 34,8%. Diese Zahlen bestätigen weitgehend die Untersuchungen von MALMROS und HEDVALL (1938) über die Lokalisation der Initialherde.

Diese Disposition des Lungenobergeschoßes zur Phthise geht auch aus den Untersuchungen von VIALLIER (1939) aus der Schule von DUFOURT hervor; er fand den Phthisebeginn unter 295 Fällen in 78% im oberen Lungendrittel, in 12,2% im mittleren, in 3,3% an der Basis und in 6,5% diffusen oder multipeln Beginn der Lungentuberkulose. Zu ähnlichen Ergebnissen kommen auch ALIBERT

(1932), Bertier und Carbonel (1930), Cardis und Toury (1938) u. a. m. Nach Reisner (1948) beginnen 90% der Erwachsenenphthisen im oberen Lungendrittel. Bei 220 Fällen mit phthisischen Initialläsionen gibt er folgende Verteilung an: supraclaviculär in 19,1%, supra- und subclaviculär gleichzeitig in 15,4%, subclaviculär in 65%.

Für die Beurteilung der Verteilung der Lokalisation der beginnenden Lungentuberkulose geben auch die Zahlen über den Sitz des Frühinfiltrates Aufschluß. Auch für sie liegen Angaben über die Segmentbeziehungen noch nicht vor; zahlreiche Untersuchungen hierüber berücksichtigen lediglich die Lage in den röntgenologischen Lungenfeldern. Romberg (1929) fand bei 127 Frühinfiltraten folgende Lokalisation: sub- bzw. retroclaviculär in 16,1%, infraclaviculär in 60,2%, Mittelfeld in 15,2%, Lungenspitze in 3,2%, Unterfeld in 5,3%; H. Alexander (1933) kommt bei 130 Frühinfiltraten zu analogen Ergebnissen: Spitze in 5,4%, subclaviculär in 9,2%, infraclaviculär in 68,8%, Mittelfeld in 16,2%, Unterfeld in 0,7%.

In der zweidimensionalen Projektion des Übersichtsbildes lokalisieren sich die Frühinfiltrate also vorwiegend infraclaviculär; in der räumlichen Betrachtungsweise jedoch kommt der Clavicula die Bedeutung einer Grenzscheide nicht zu. Mit Recht fand Braeuning (1938), daß die Erwachsenentuberkulose meist zwischen Spitze und Hilus beginnt. Reisner (1948) bezeichnet daher die Gegend um die Clavicula ihrer erhöhten Anfälligkeit wegen als „vulnerable zone". Die Beurteilung der Segmentbeziehung erfordert die Verteilung der bei rein röntgenologischer Projektion auf die Lungenfelder erhaltenen Zahlen auf den Lungenraum. Das Gebiet um die Clavicula umfaßt das apikale, anteriore und posteriore Oberlappensegment und das apikale Segment des Unterlappens.

Die Tuberkulome liegen nach Rüttimann und Suter (1953) vorwiegend im Oberlappen zu 69% bei annähernd gleicher Seiten- und Segmentverteilung, im Mittellappen zu 10%, in den Unterlappen zu 21%, rechts 14%, links 7%.

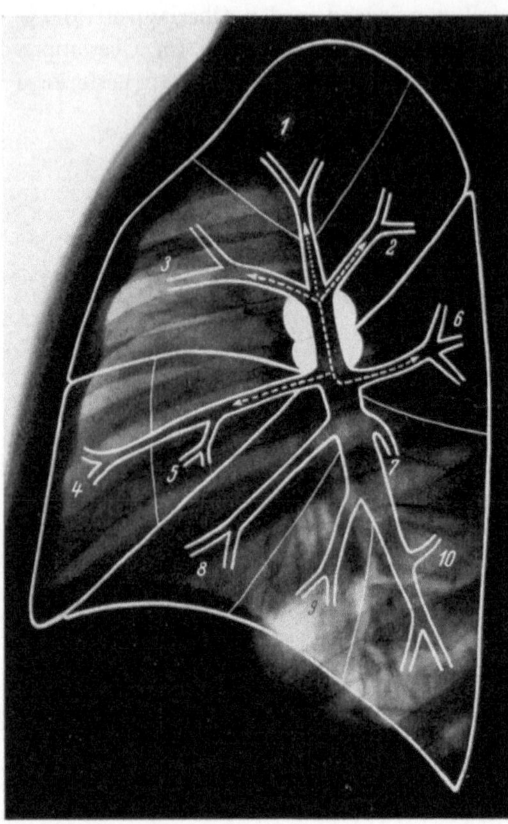

Abb. 81. Streuweg der Bronchialdrüsenperforation
(- - - - häufiger, ⋯⋯ seltener).

Die Kaverne als phthisischer Hauptherd lokalisiert sich, analog den post-primären Beginnherden, ebenfalls vorwiegend im oberen und dorsalen Lungen-gebiet. Herde in diesem Lungenraum zeigen eine große Evolutionstendenz; sie verkäsen meist, brechen häufig in den Bronchus ein und führen durch Kaverni-

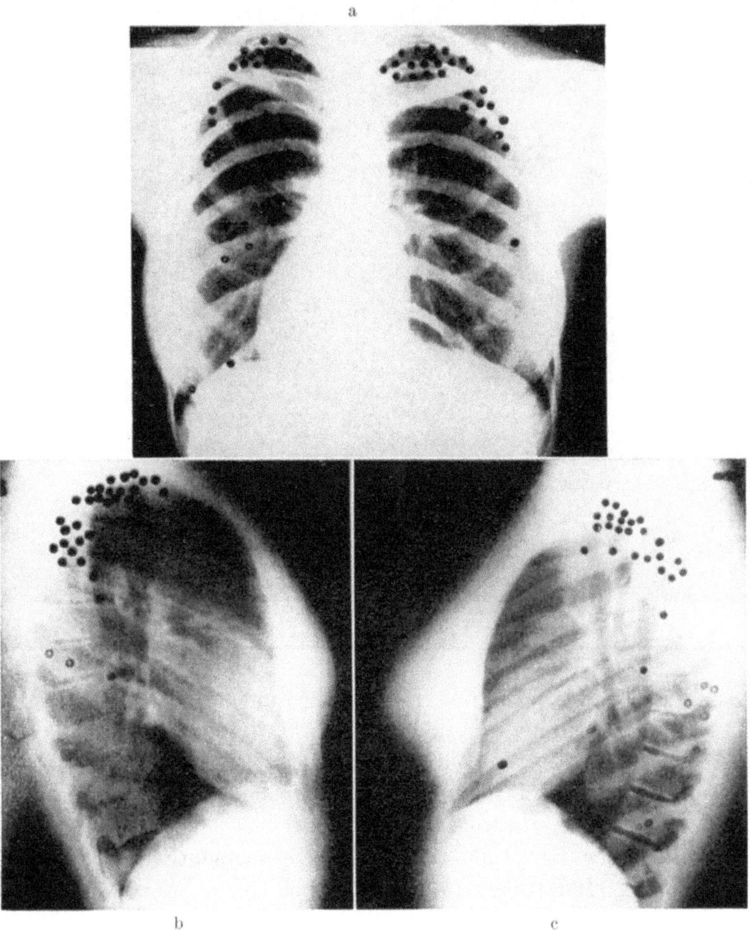

Abb. 82a—c. Verteilung der Minimalläsionen bei der Reinfektionstuberkulose. (Nach MEDLAR 1948.) (Lokalisation: ● Oberlappen; ○ Unterlappen). a Aufnahme in p.-a., b und c in frontalem Strahlengang. b rechte, c linke Lunge.

sierung und canaliculäre Abseuchung zur progressiven Phthise. Die Tatsache, daß der phthisische Frühherd und seine Evolutionsform, die Kaverne, in Segmen-ten liegt, in welchen Primärherde seltener zu finden sind, weist auf häufige häma-togene Anlage der Phthise und die Tendenz dieses Segmentterrains zu maligner Entwicklung hin.

Die Lokalisation der Kaverne stellt sich, bezogen auf die röntgenologischen Lungenfelder, nach HENNINGSEN (1938, 1941) folgendermaßen dar: im Spitzen-feld in 17%, im Oberfeld in 50,4%, im Mittelfeld in 22,6%, im Unterfeld in 0%. ROTACH (1947) kommt am Krankengut der Zürcher Heilstätte Wald zu ähnlichen Ergebnissen: Spitzenfeld 24,3%, Oberfeld 52%, Mittelfeld 20%, Unterfeld 3,7%.

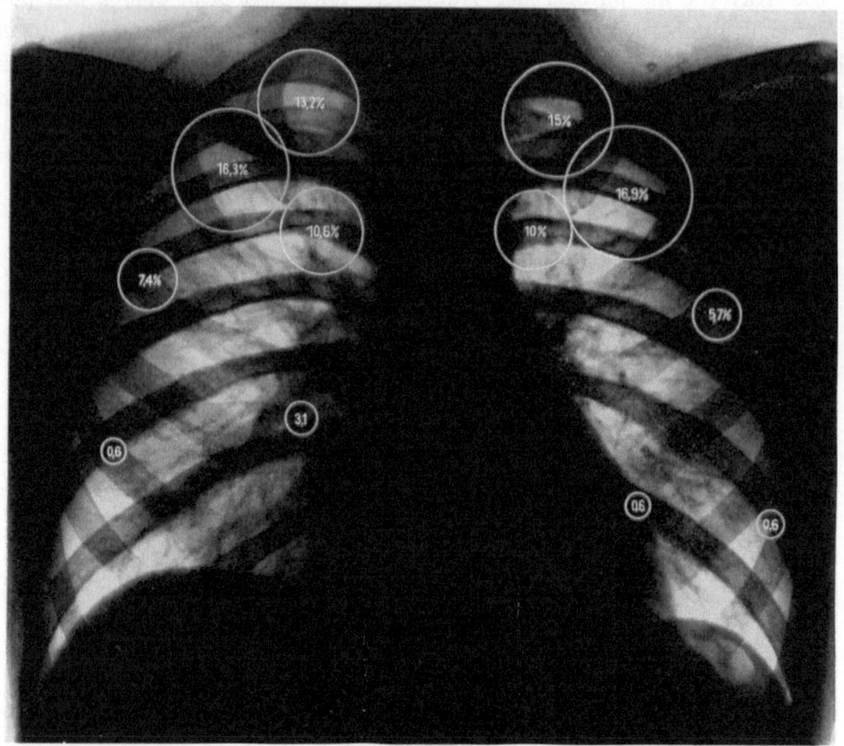

Abb. 83a. Übersichtsbild.

Nach ihm sind 64,7% der Kavernen im hinteren Lungendrittel, 29,0% im mittleren und 2,7% im vorderen Lungendrittel bzw. 33% in' den lateralen, 48,7% in den mittleren und 14,7% in den inneren medialen Lungenpartien gelegen. Die Mehrzahl der Kavernen lokalisieren sich nach den beiden Autoren also im Obergeschoß und in den hinteren Lungenabschnitten.

Die Verteilung der Kavernen auf die Lungensegmente berücksichtigt eine Arbeit von DÖLKER (1954) über 143 Fälle (Tabelle 5).

Tabelle 5. *Segmentbeziehung der Kaverne.*
(Nach DÖLKER 1954.)

Oberlappen	111	(= 77,6%)
apikales Segment	56	(= 39,2%)
posteriores Segment	34	(= 23,8%)
anteriores Segment	21	(= 14,8%)
Mittellappen und Lingula . .	4	(= 2,8%)
Unterlappen	28	(= 19,6%)
apikales Segment	21	(= 14,8%)
mediobasales Segment . . .	0	
anterobasales Segment . .	1	(= 1,4%)
posterobasales Segment . .	6	(= 4,2%)

Eigene Untersuchungen am Krankengut der Zürcher Heilstätte Wald ergaben bei einer Zahl von 160 Kavernen die in Tabelle 6 und Abb. 83a, b, c, wiedergegebene Lappen- und Segmentbeziehung.

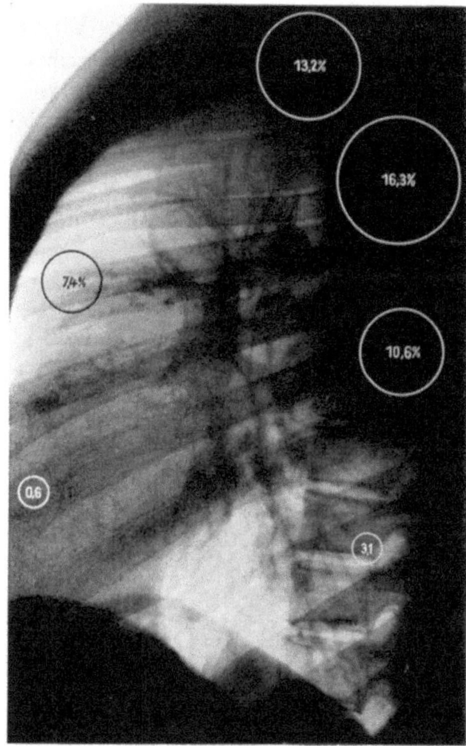
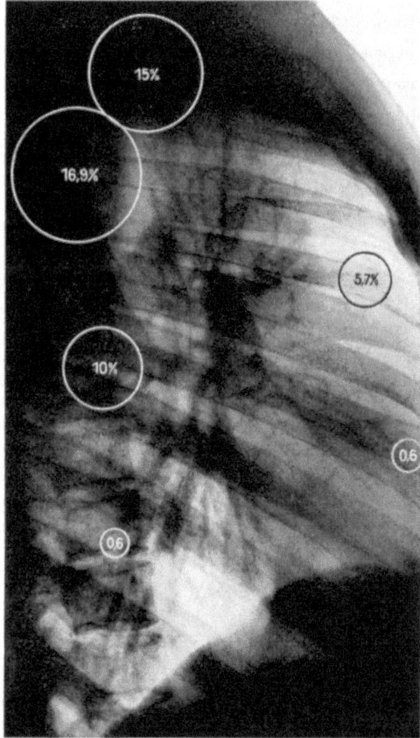

b Rechte Lunge. c Linke Lunge.

Abb. 83a—c. Prozentuale Verteilung der Kavernen auf die Segmente bei Phthise (Krankengut der Zürcher Heilstätte Wald). Die Größe der Kreise ist ungefähr proportional der Anzahl der Kavernen in den betreffenden Segmenten.
Rechte Lunge: Segmente: 1 = 13,2%; 2 = 16,3%; 3 = 7,4%; 4, 5 = 0,6%; 6 = 10,6%; 10 = 3,1%.
Linke Lunge: Segmente: 1 = 15,0%; 2 = 16,9%; 3 = 5,7%; 4, 5 = 0,6%; 6 = 10,0%; 10 = 0,6%.

Tabelle 6. *Verteilung von 160 Kavernen auf Lappen und Segmente.*
(Krankengut der Zürcher Heilstätte Wald.)

		Rechts	Links	Total
	Lunge	82 (= 51,2%)	78 (= 48,8%)	160 (= 100%)
Lappen	Oberlappen	59 (= 36,9%)	60 (= 37,6%)	119 (= 74,5%)
	Mittellappen bzw. Lingula	1 (= 0,6%)	1 (= 0,6%)	2 (= 1,2%)
	Unterlappen	22 (= 13,7%)	17 (= 10,6%)	39 (= 24,3%)
Segmente	1.	21 (= 13,2%)	24 (= 15,0%)	45 (= 28,2%)
	2.	26 (= 16,3%)	27 (= 16,9%)	53 (= 33,2%)
	3.	12 (= 7,4%)	9 (= 5,7%)	21 (= 13,1%)
	4., 5.	1 (= 0,6%)	1 (= 0,6%)	2 (= 1,2%)
	6.	17 (= 10,6%)	16 (= 10,0%)	33 (= 20,6%)
	7., 8., 9.	0	0	0
	10.	5 (= 3,1%)	1 (= 0,6%)	6 (= 3,7%)

Unsere Zusammenstellung zeigt in der rechten und linken Lunge gleiche Kavernenverteilung. Dreiviertel aller Kavernen finden sich in den Oberlappen. Im Lungenraum oben und dorsal (Segmente 1, 2, 6 und 10), liegen 85,7%, in den Segmenten 1, 2, 6 allein 82,0% sämtlicher Kavernen. In allen übrigen Segmenten

finden sich nur 14,3%. Hauptsitz der Lungenkaverne sind demnach das apikale
und posteriore Segment des Oberlappens und das apikale Segment des Unterlappens. Die Lokalisation der Primärkaverne ist analog der Verteilung ihres
primären Ursprungsherdes und daher, im Gegensatz zur tertiären Kaverne,
häufiger in den extraapikalen Lungenabschnitten zu finden.

Von Interesse für die dispositionelle Betrachtung der Lungensegmente ist
auch die Lokalisation der bronchogen von der Kaverne aus bestreuten segmentären

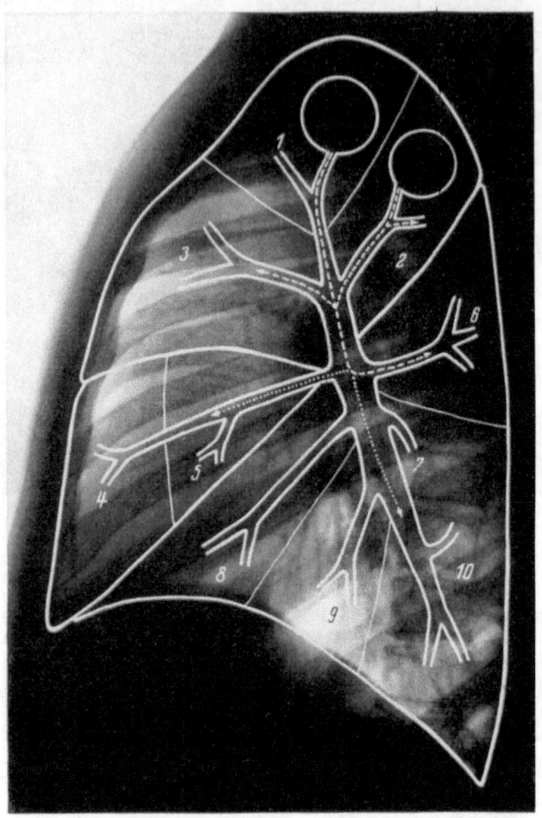

Abb. 84. Streuweg der Kaverne. (- - - - häufiger; ⋯⋯ seltener.)

Metastasenfelder. BRUN und PATIN (1953) fanden in 53,2% die Streuungen in
Oberlappensegmenten, vorwiegend in den hinteren und seitlichen Partien
(„secteurs axillaires et posterieurs droits" 39,2%, „secteurs axillaires gauches"
14,0%), in 1,8% im rechten Mittellappen und auffallenderweise in 20,0% in der
Lingula. Die Spitze des Unterlappens ist mit 12,0% befallen, die Basen hingegen
nur mit 7,0%. Nach unserer Beurteilung geht der Streuweg der Kaverne, wie
Abb. 84 zeigt, über den Ableitungsbronchus, befällt zunächst meist das kavernentragende Segment und führt — im Sinne der apicocaudalen Phthiseausbreitung —
vor allem in das unterhalb des apikalen und posterioren Oberlappensegmentes
gelegene anteriore Oberlappen- und apikale Unterlappensegment. Seltener werden
Mittellappen, bzw. Lingula und das posterobasale Unterlappensegment befallen.

Die Grenze des kavernentragenden Segmentes wird häufig durch eine typische bronchogene, zentripetal-zentrifugale V-förmige Winkelstreuung in die caudal gelegenen Nachbarsegmente überschritten.

Allerdings erfolgt die Progression der Phthise nur teilweise durch Streuung. Das Rezidiv entsteht, wie die Untersuchungen von E. WEBER (1954) am Krankengut der Zürcher Heilstätte Wald zeigen, vorwiegend (67%) in loco und also homosegmentär (Tabelle 7).

Tabelle 7. *Segmentbeziehung des Rezidivs.* (Nach E. WEBER 1954.)

Gesamtzahl der Rezidive		115	(100%)
Diese verteilen sich nach ihrer Lokalisation folgendermaßen:			
Homolaterale, homosegmentäre Rezidive (Rezidive in loco) . .		77	(66,9%)
auf ein Segment beschränkt (unisegmentär).	15		
auf mehrere Segmente eines Lappens ausgedehnt (multisegmentär)	62		
Rezidive in loco mit gleichzeitigem kontralateralem Rezidiv	3		
Rezidive in loco mit homolateralen Streuungen	3		
Homolaterale, heterosegmentäre Rezidive		14	(12,2%)
davon:			
homolobär-unisegmentär	3		
homolobär-multisegmentär	5		
heterolobär-unisegmentär	3		
heterolobär-multisegmentär	3		
Kontralaterale Rezidive		24	(20,9%)
davon:			
unisegmentär	16		
multisegmentär	8		

Die Bronchustuberkulose befällt nach SOULAS und MOUNIER-KUHN (1949) an erster Stelle den rechten Oberlappenbronchus, an zweiter die beiden Hauptbronchen, an dritter Stelle den linken Oberlappenbronchus.

Tabelle 8.
Lokalisation der Bronchusläsionen. (Nach SOULAS und MOUNIER-KUHN 1949 modifiziert.)

Trachea: 5%

Rechte Lunge %		Linke Lunge %
18—20	Hauptbronchus	16—18
25—27	Oberlappenbronchus	10—12
4—10	Mittellappenbronchus	
8	Unterlappenbronchus	3
53	total	31

Die Angaben von HUZLY (1953) lauten ähnlich; nach FROSTE (1950) ist der rechte Oberlappenbronchus ebenfalls am häufigsten erkrankt (38,5%), ihm folgt der linke Oberlappenbronchus (25,0%) und der linke Hauptbronchus (16,2%).

Am Krankengut der Zürcher Heilstätte Wald konnten wir bei vorwiegend kavernösen Tuberkulosen an 100 Bronchustuberkulosen die in Tabelle 9 und

Abb. 85 angegebene Verteilung feststellen. Danach findet sich die Bronchustuberkulose in annähernder Übereinstimmung mit FROSTE am häufigsten an den beiden Oberlappenbronchen, am linken Hauptbronchus und auffallenderweise auch am linken Unterlappenbronchus.

Tabelle 9. *Lokalisation der Bronchustuberkulose.* (Krankengut der Zürcher Heilstätte Wald.)

Anzahl der Läsionen: 146   Trachea: 2,8%

Rechte Lunge %		Linke Lunge %
5,4	Hauptbronchus	13,4
22,6	Oberlappenbronchus	19,0
3,4	Stammbronchus	
4,0	Mittellappenbronchus, Lingula	0,7
8,9	Unterlappenbronchus	19,7
44,3	total	52,8

In bezug auf die Richtung des Streuweges nimmt die Bronchustuberkulose eine Mittelstellung ein; sie streut je nach peripherem oder zentralem Sitz analog der Kaverne oder der Drüse.

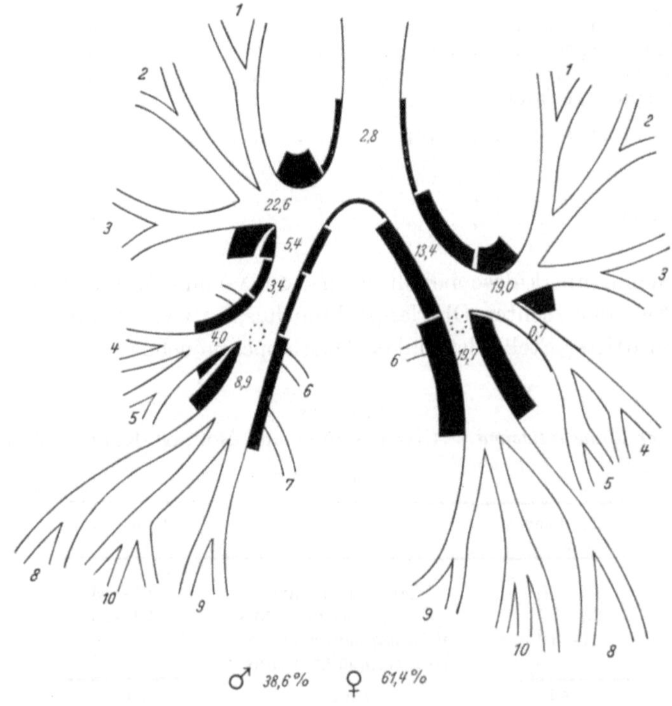

Abb. 85. Lokalisation der Bronchustuberkulose (Prozentzahlen). (Krankengut der Zürcher Heilstätte Wald.)

Die Bronchusstenose lokalisiert sich naturgemäß am häufigsten an den engen und durch winkligen Abgang besonders disponierten Ästen des Bronchialbaumes. SOULAS und MOUNIER-KUHN (1949) fanden sie bei 58 Fällen vorwiegend am linken Haupt- und rechten Oberlappenbronchus.

Tabelle 10.
Lokalisation der Bronchusstenose. (Nach SOULAS und MOUNIER-KUHN 1949 modifiziert.)
Trachea: 4 (isolierte: 1, mit Hauptbronchus: 3)

Rechte Lunge		Linke Lunge
3	Hauptbronchus	24
15	Oberlappenbronchus	4
2	Mittellappenbronchus	
3	Unterlappenbronchus	
23	total	28

Tabelle 11. *Lokalisation der Bronchusstenose.* (Krankengut der Zürcher Heilstätte Wald.)
Anzahl der Bronchusstenosen: 67

Rechte Lunge %		Linke Lunge %
2,1	Hauptbronchus	7,7
23,9	Oberlappenbronchus	16,2
3,4	Stammbronchus	
5,6	Mittellappenbronchus, Lingula	2,1
19,5	Unterlappenbronchus	19,5
54,5	total	45,5

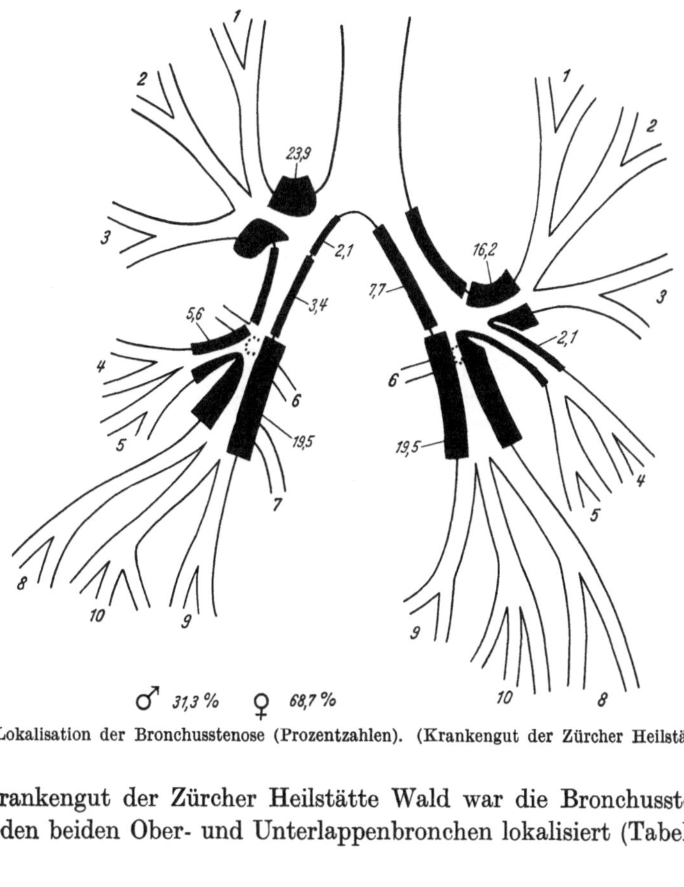

Abb. 86. Lokalisation der Bronchusstenose (Prozentzahlen). (Krankengut der Zürcher Heilstätte Wald.)

Im Krankengut der Zürcher Heilstätte Wald war die Bronchusstenose vor allem an den beiden Ober- und Unterlappenbronchen lokalisiert (Tabelle 11 und Abb. 86).

Nach unseren Untersuchungen findet sich die Bronchustuberkulose also am meisten im rechten Oberlappenbronchus. Die Beteiligung des Unterlappenbronchus ist auf häufigen spezifischen Befall des apikalen Unterlappensegmentes zurückzuführen. Dieses Überwiegen der oberen Lungenabschnitte steht in Analogie zur Lokalisation der Kaverne.

Da unsere Ergebnisse über den Sitz der Bronchustuberkulose und -stenose auf endoskopischer Untersuchung beruhen, soll nochmals darauf hingewiesen werden, daß endoskopische und röntgenologische Exploration des Bronchus wegen des

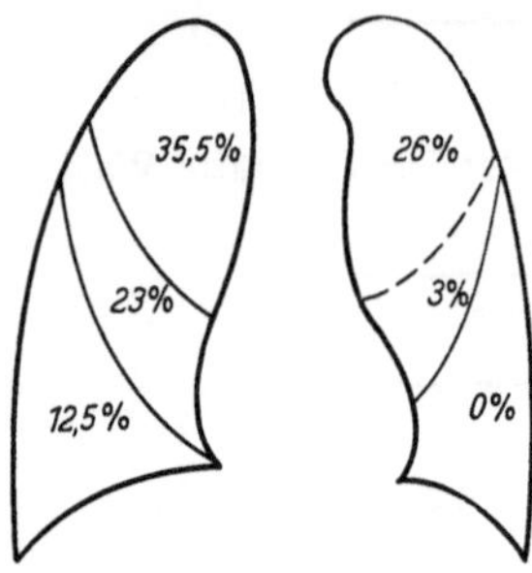

Abb. 87. Verteilung der Atelektasen bei Kindern in Prozenten. (Krankengut der Zürcher Heilstätte Wald.)

Tabelle 12. *Lokalisation der Atelektase bei Primärtuberkulose der Kinder.* (Krankengut der Zürcher Heilstätte Wald.)

Anzahl der Atelektasen: 27

Rechte Lunge %		Linke Lunge %
35,5	Oberlappen	26,0
23,0	Mittellappen, Lingula	3,0
12,5	Unterlappen	0
71,0	total	29,0

eingeschränkten Sichtbereiches der bronchoskopischen Methode ungleiche Ergebnisse zeigen. Namentlich die mittleren und peripheren Bronchen, auf deren Befall im bronchoskopischen Bild oft nur aus der Erkrankung der Orifizien geschlossen werden kann, zeigen röntgenologisch oft ausgedehnte Veränderungen. Die große Bedeutung der Bronchographie für die Bewertung auch der peripheren Bronchien geht aus der ausführlichen Darstellung von HUZLY und BÖHM (1955) hervor.

Atelektasen bei Primärtuberkulose werden, wie erwähnt, durch Kompression und Obturation des Bronchuslumens infolge Drüsenvergrößerung oder Drüsen-

Tabelle 13. *Lokalisation der Atelektase bei Primärtuberkulose der Kinder.* (Nach JEUNE und MOUNIER-KUHN und Mitarbeiter, 1951, modifiziert.)

Rechte Lunge %		Linke Lunge %
28,1	Oberlappen	31,8
23,3	Mittellappen	0
9,7	Unterlappen	7,1
61,1	total	38,9

einbruch verursacht. Bei Kindern sahen wir die Atelektase am häufigsten im rechten Oberlappen und mit annähernd gleicher Häufigkeit im linken Ober- und rechten Mittellappen (Tabelle 12 und Abb. 87); FRANK hingegen vor allem im Mittellappen.

JEUNE, MOUNIER-KUHN und Mitarbeiter (1951) fanden 1947—1950 bei 360 Kindern von 2—15 Jahren 139 atelektatische lobäre oder segmentäre Verschattungen, übereinstimmend mit unseren Ergebnissen vorwiegend rechts und im Ober- und Mittellappen (Tabelle 13). Zu analogen Ergebnissen kommen auch

Tabelle 14. *Vergleich der Lokalisation von Atelektase und Bronchustuberkulose (Prozentzahlen.)*
(Nach MARK 1953.)

Atelektasen	Rechte Lunge				Linke Lunge		
	total	OL	ML	UL	total	OL+Ling.	UL
Zürcher Heilstätte Wald: 1942—1950: 160 Fälle .	13,7	26,8	7	10	14,3	26,2	1,8
Bronchustuberkulose	HB	OLB	MLB	ULB	HB	OLB+LB	ULB
SOULAS und MOUNIER-KUHN 1949: 200 Fälle .	18—20	25—27	4—10	10	16—18	10—12	3
FROSTE 1950: 71 Fälle .	8	38,5	4	5,5	16,2	25	2,7

GRAHAM und HUTCHINSON (1947), sowie JONES, RAFFERTY und WILLIS (1942).

Die Atelektase ist beim Erwachsenen genetisch im Zusammenhang mit der Bronchustuberkulose zu betrachten. Die Lokalisation der Atelektasen geht in auffallender Weise mit dem Sitz der Bronchustuberkulose parallel (MARK 1953). Prädilektionsstellen der Atelektase beim Erwachsenen sind in erster Linie die Oberlappen (Tabelle 14 und Abb. 88); zur Totalatelektase kam es früher häufig bei Pneumothorax.

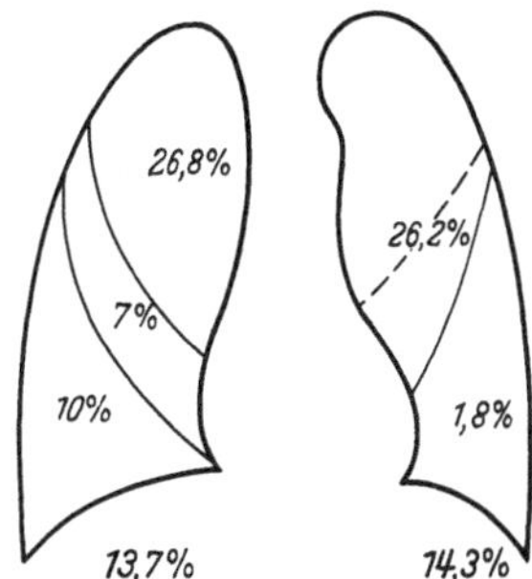

Abb. 88. Verteilung der Atelektasen bei Erwachsenen (Prozentzahlen). (Krankengut der Zürcher Heilstätte Wald.)

D. Die Atelektase als segmentärer Vorgang.

1. Begriff.

Atelektasen stellen wohl den auffälligsten Prototyp segmentären Geschehens dar. Sie sind eng in das vielfache Erscheinungsbild der Lungentuberkulose eingegliedert und treten sowohl im spontanen, unbeeinflußten Tuberkuloseablauf als auch nach Kollapstherapie und Resektion häufig auf.

Unter Atelektase wird im allgemeinen unvollständige Entfaltung und mangelnde Belüftung der Lungenalveolen verstanden. CORYLLOS und BIRNBAUM (1928) bezeichnen den Zustand der bei „Kollaps" und „Atelektase" erworbenen Luftleere als „Apneumatose" (ZIEGLER 1887). WURM (1954) schlägt neuerdings vor, den alten Begriff „Alveolarkollaps" zu gebrauchen. Heute wird der Begriff „Atelektase" oft weiter gefaßt und darunter nicht nur vollkommenes Fehlen der Luft, sondern auch Verminderung des Luftgehaltes verstanden und also die Hypoventilation miteingeschlossen. Auch der Kollaps stellt einen Zustand verminderten Luftgehaltes dar. Unter Kollaps versteht BRAUER den „Zustand der Lunge, den sie einnimmt, wenn ihr die Möglichkeit gegeben wird, dem ihr innewohnenden elastischen Zug zu folgen und somit zusammenzufallen". Kollaps und Atelektase sollen begrifflich auseinandergehalten werden. Aus Ähnlichkeit im Verhalten droht aber die Verwirrung der Begriffe. So ist die Verminderung des Luftgehaltes bestimmter Lungenabschnitte beiden eigen und zur Volumenverminderung kommt es nicht nur beim Kollaps, sondern sie tritt auch bei der

Atelektase auf. Dagegen soll nach HUIZINGA und SMIT (1951) und DUFOURT (1951) bei der Atelektase die Blutzirkulation unverändert oder vermehrt, beim Kollaps hingegen vermindert sein. O. SIMON (1941) stellt den „einfachen Kollaps" dem massiven (oder atelektatischen) Kollaps gegenüber.

Nach HUIZINGA und SMIT (1951) bestehen für das Verschwinden der Luft aus dem Parenchym 4 Möglichkeiten:

1. die Luft wird hinter einem Bronchusverschluß resorbiert;

2. die Luft wird durch einen raumbeengenden Prozeß aus der Lunge verdrängt;

3. die Luft wird durch Transsudat, Exsudat oder Sekret ersetzt;

4. die Luft wird nach der Vorstellung HILDINGs (1945) bei einer kompletten Obstruktion durch Schleimanhäufung infolge der Cilienbewegung der Bronchialschleimhaut vermindert.

HUIZINGA und SMIT (1951) reservieren den Begriff Atelektase der Resorptionsatelektase. Die Verdrängung der Luft durch Kompression bedingt eine Erschlaffung der Alveolen und stellt nach ihnen daher einen Kollaps dar. Nach der Resorption der Luft dringt meist seröse Flüssigkeit in die luftleeren Acini ein (HUEBSCHMANN 1928, LOESCHCKE 1930). Die Ausfüllung der Alveolen mit Transsudat und Exsudat, („atelektatische Anschoppung" FLEISCHNER 1934) stellt keine eigentliche Atelektase dar. Reine Atelektasen sind selten.

2. Ursache und Formen.

Die Bildung von Atelektasen ist ein komplexer Vorgang, bei dem verschiedene kausale Momente ineinandergreifen. Nach dem Vorherrschen einer Ursachenkomponente können im allgemeinen 3 Haupterscheinungsformen unterschieden werden:

a) Obturationsatelektase;

b) Kompressions- oder Entspannungsatelektase;

c) Kontraktions- oder Reflexatelektase.

a) Obturationsatelektasen.

Bei dieser Atelektaseform steht die Behinderung der Parenchymdurchlüftung durch Bronchusstenosierung im Vordergrund. Die Resorption der Luft in dem peripher von der Stenose gelegenen Lungenabschnitt tritt als zusätzlicher Faktor im Sinne einer Resorptionsatelektase hinzu. Die atelektasehemmende Wirkung der kollateralen Ventilation (BAARSMA, DIRKEN und HUIZINGA 1948) ist noch wenig geklärt. Die kausale Bronchusstenose ist häufig komplett; zur Auslösung des atelektatischen Obstruktionssyndromes genügt jedoch auch eine inkomplette Stenosierung, da sich die Verengerung des Bronchiallumens auf $^1/_3$ funktionell wie eine totale Stenose auswirken kann. Die Ursachen der Bronchusobstruktion bei Tuberkulose sind intramural, mural oder extramural gelegen. Intramurale Obstruktionen werden durch Schleim, Blut, Sekreteindickung oder Käsebröckel hervorgerufen; postoperativ auftretende Atelektasen können oft durch die Bildung eines Schleimpfropfes oder durch Schleimstauung infolge Hypersekretion oder Hypoexkretion zustande kommen. Murale Stenoseursachen sind Schleimhautödem, spezifische oder unspezifische Schleimhautläsionen bei aktiver Tuberkulose, Vernarbung und Narbenstriktur bei abheilender Tuberkulose und Bronchusknickung und -torsion. Extramural angreifende Bronchuseinengungen werden meist durch vergrößerte Hiluslymphdrüsen und peribronchitische Veränderungen hervorgerufen. Die Obturations- und Resorptionsatelektase stellt bei der Lungentuberkulose die häufigste Atelektaseform dar.

Die Atelektase bei Hilusdrüsentuberkulose kann durch Bronchusobturation (z. B. bei Drüsenperforation) und Bronchuskompression infolge Drüsenvergrößerung ausgelöst werden. Die Bedeutung von Bronchuskompression und Drüsenperforation für die Entstehung von Atelektasen hat RÖSSLE (1935) in seinen grundlegenden pathologisch-anatomischen Untersuchungen über die sog. „Epituberkulose" (ELIASBERG und NEULAND 1920, 1921) aufgedeckt. Während ELIASBERG und NEULAND die unspezifische Lungeninfiltrierung als anatomische Grundlage der Epituberkulose betrachteten und G. SIMON und REDEKER (1924, 1930, 1940), die perifokale Entzündung in den Vordergrund stellten, sahen RÖSSLE (1935) und ALEXANDER (1939) das wesentliche Moment in der Atelektase. RÖSSLE unterschied zwischen „reinen" Epituberkulosen durch Bronchuskompression und „unreinen" durch Einbruch verkäster Lymphdrüsen. Auch RANKE (1916), DUKEN (1924), WALLGREN (1925) und KLEINSCHMIDT (1927) haben auf die Bedeutung der Atelektase hingewiesen. RICH (1944) unterscheidet zwischen atelektatischer und pneumonischer, durch Drüseneinbruch entstandener Epituberkulose. SCHWARTZ (1952) will nicht von „epituberkulösen", sondern von rückbildungsfähigen Infiltraten sprechen und die „Radiergummipneumonie", die käsige Pneumonie und den tuberkulösen Typus unterscheiden. Die „Radiergummipneumonie" stellt eine Überempfindlichkeitsreaktion des Organismus gegen den Tuberkelbacillus bei Drüseneinbrüchen dar. Heute neigen wir zu der Anschauung, daß die Epituberkulose nichts Einheitliches, sondern infolge ihrer kausal engen Bindung an die Hilusdrüsentuberkulose meist einen atelektatisch-infiltrativen Mischprozeß darstellt, an dem Atelektase, Infiltrierung und Infiltration unterschiedlich beteiligt sein können. Die atelektatische Komponente ist durch Bronchusobstruktion bedingt, der infiltrative Anteil kann durch bronchogene Aspiration nach Drüseneinbruch hervorgerufen sein. Nach BRÜGGER (1950) bilden käsig-pneumonische Aspirationsherde, Atelektase und perifokal pneumonische Infiltrierung die anatomische Grundlage der großen gutartigen Lungenverschattungen. Auch nach UEHLINGER (1952) liegt der epituberkulösen Schattenbildung eine Mehrzahl von Prozessen zugrunde, „die Atelektase ist nur der Vorhang, hinter welchem sich eine Vielzahl verschiedenster Prozesse abspielen kann".

Im folgenden Fall wurde ein multisegmentärer epituberkulöser Prozeß bei einem Kinde durch Drüsenkompression ausgelöst.

Fall 49. B., Heidi, 1949. Auf Abb. 89a sehen wir einen bisegmentären Oberlappenprozeß rechts, bei dem zunächst das apikale und das anteriore Segment atelektatisch sind. Innerhalb 3 Wochen bildet sich durch progressive Bronchuskompression eine totale Oberlappenatelektase aus (Abb. 89b). Im ergänzenden Tomogramm (Abb. 89c) stellen sich die Atelektase und die Stenosierung des Oberlappenbronchus deutlich dar. Die große Rückbildungsfähigkeit der Atelektase geht aus Abb. 89d hervor, welche $3^{1}/_{2}$ Monate nach Abb. 89b und c ihre weitgehende Lösung und die erneute Belüftung der betroffenen Segmente zeigt.

Röntgenologisch ist der Anteil der Atelektase, der Infiltration und der Infiltrierung nicht zu differenzieren. Auf eine atelektatisch-infiltrative Mischform kann geschlossen werden, wenn im Verlauf einer aktiven Primärtuberkulose eine

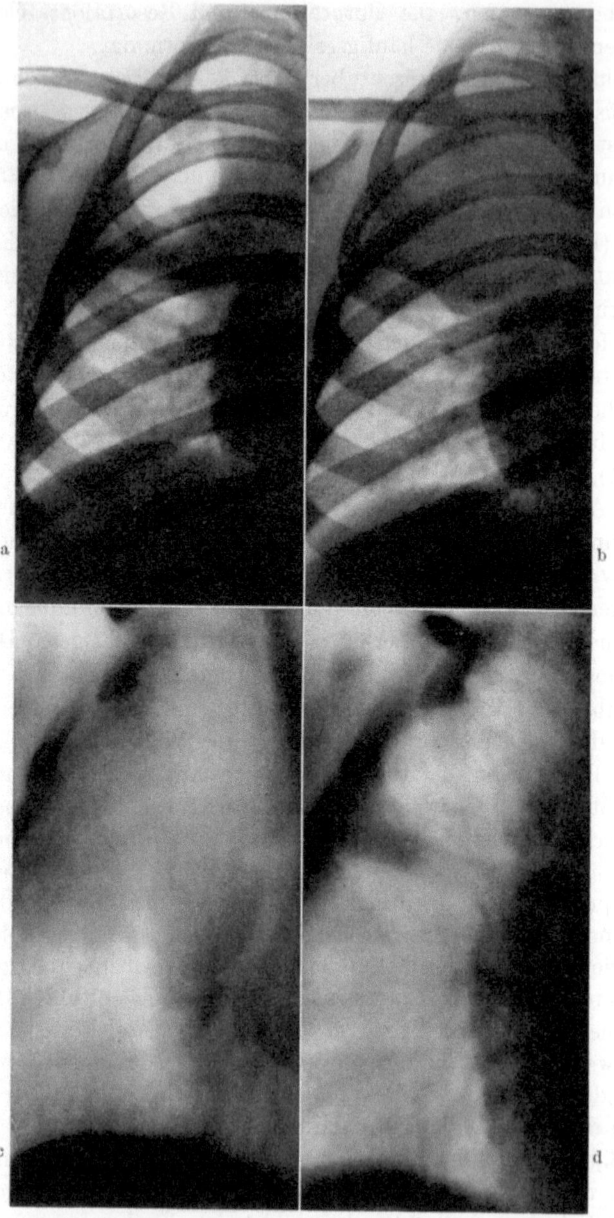

Abb. 89a. (Fall 49.) 20.1.51. Übersichtsaufnahme. Bisegmentärer rechtsseitiger Oberlappenprozeß.

Abb. 89b. 12.2.51. Übersichtsaufnahme. Totalverschattung des Oberlappens.

Abb. 89c. 8.2.51. Sagittaltomogramm, Schnitt 5½ cm. Stenose des rechten Oberlappenbronchus und homogene milchglasartige Verschattung des Lappens.

Abb. 89d. 31.5.51. Sagittaltomogramm, Schnitt 6 cm. Öffnung des Oberlappenbronchus und teilweise Lösung der Atelektase.

massive segmentäre oder lobäre Verschattung auftritt und sich nach ihrer Rückbildung im ehemals atelektatischen Bezirk, z. B. Kalkresiduen eines Primärherdes nachweisen lassen.

Wir nehmen an, daß im folgenden Fall neben der Einengung des Bronchiallumens durch vergrößerte Bronchiallymphknoten eine Infiltrierung an der Bildung einer segmentbegrenzten Verschattung des laterobasalen Unterlappensegmentes beteiligt war.

Fall 50. I., Silvia, 1949. Auf Abb. 90a stellt sich eine dreieckige, dem Zwerchfell aufsitzende, scharf begrenzte, homogene Verschattung dar, an deren medialem

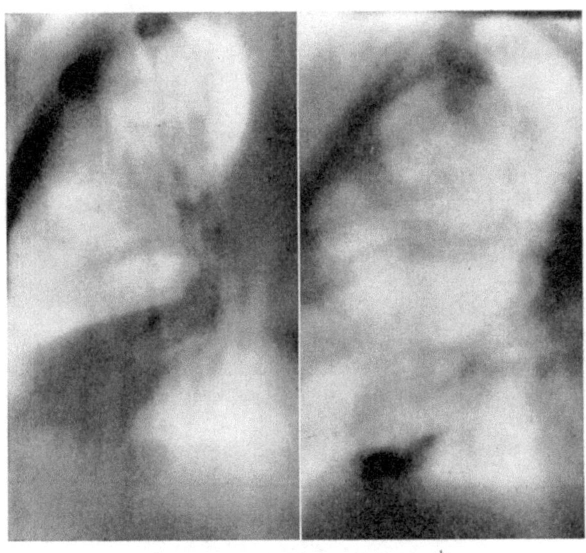

Abb. 90a. (Fall 50.) 11. 5. 50. Sagittaltomogramm, Schnitt 6 cm. Verschattung des rechten laterobasalen Unterlappensegmentes.
Abb. 90b. 3. 4. 51. Sagittaltomogramm, Schnitt 6 cm. Verkalkter Primärherd in Höhe der Zwerchfellkuppe an Stelle der früheren Verschattung.

Stiel eine schmale Bronchuslichtung einmündet. Es handelt sich um eine Primärtuberkulose des laterobasalen Unterlappensegmentes. Nach ungefähr 1 Jahr hat sich die atelektatische Komponente vollständig gelöst (Abb. 90b). An der Stelle der Verschattungsbasis in Höhe der Zwerchfellkuppe findet sich ein deutlicher Kalkherd, der wohl aus dem zum Teil nekrotisierten früheren Primärherd resultiert.

Atelektasierungen können uni- und multisegmentär auftreten. Häufig sind alle Segmente eines Lappens befallen. Die kausale Bronchusstenose kann dabei monostenotisch einen Lappenbronchus oder polystenotisch mehrere Segmentbronchen gleichzeitig ergreifen. Nicht selten trifft die Polystenosierung räumlich nicht benachbarte Segmentäste, obwohl ätiologisch die gleiche Ursache (z. B. Drüsenkompression) zugrunde liegt.

Im folgenden Fall kam es bei einem 7jährigen Kinde im Verlauf einer primären Hilusdrüsentuberkulose zur akuten Atelektasierung des rechten apikalen Oberlappensegmentes und des ganzen rechten Unterlappens.

Fall 51. W., Nelly, 1933. Auf Abb. 91a stellt sich eine Atelektase des rechten apikalen Oberlappensegmentes mit einer nach oben steilen, scharfen Begrenzungslinie gegenüber dem Nachbarsegment als homogene Verschattung deutlich dar. Der Hauptbronchus ist von normaler Breite und setzt sich als sichtbare Gabel: Oberlappen-Stammbronchus fort. Über dem Zwerchfell findet sich eine massivere, kleinhandtellergroße Verschattung, die der Atelektase des ganzen rechten Unterlappens entspricht. Diese ist 6 Monate später (Abb. 91 b) bis auf den Teil im anterobasalen Segment weitgehend gelöst. Das Zwerchfell, das im Zustand der vollständigen Atelektasierung (Abb. 91 a) hochgetreten war, ist wieder an normaler Stelle. Die Segmentatelektase des Oberlappens befindet sich in Lösung.

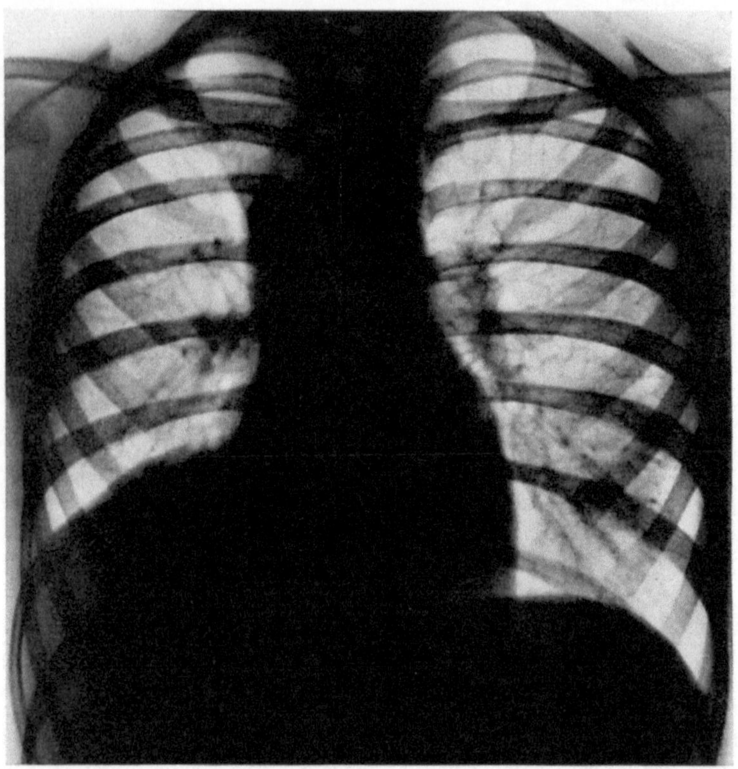

Abb. 91 a. (Fall 51.) 24. 7. 40. Übersichtsbild. Atelektase des rechten apikalen Oberlappensegmentes und des rechten Unterlappens.

Die Ursache dieser Simultanatelektasen sehen wir in der Polystenosierung der entsprechenden Bronchen durch vergrößerte Hilusdrüsen.

Im Falle 23 ist die Kompression von Segmentbronchen durch dem Bronchus eng anliegende infiltrative Herde und die spezifische Erkrankung der Bronchen selbst die Ursache succedaner Atelektasierung. Eine Obturationsatelektase durch narbigen Bronchusverschluß im Verlaufe des Abheilungsvorganges einer kavernösen Tuberkulose wurde im Fall 3 dargestellt.

b) Kompressionsatelektasen.

Bei raumverdrängenden Prozessen können Lungengebiete zum Kollaps kommen, indem die Luft durch Kompression aus den Alveolen ausgepreßt und

eine Wiederentfaltung der Lunge verhindert wird. Nach ROSENBACH (1876) steht
weniger die Kompression als die Behinderung der inspiratorischen Luftfüllung
im Vordergrund. Mit der unter dem Druck erfolgenden Raumverkleinerung geht
eine Entspannung des elastischen Systems einher; daher werden diese Zustände
nicht nur Kompressionsatelektase, sondern auch Entspannungsatelektase genannt. Nach H. ALEXANDER (1942, 1951) kann Kompression allein jedoch
niemals alle Luft aus den Lungen austreiben. Überdies kommt es nach FLEISCH-
NER (1934) bei Kompressionen auch meist zu Verschlüssen größerer und kleinerer

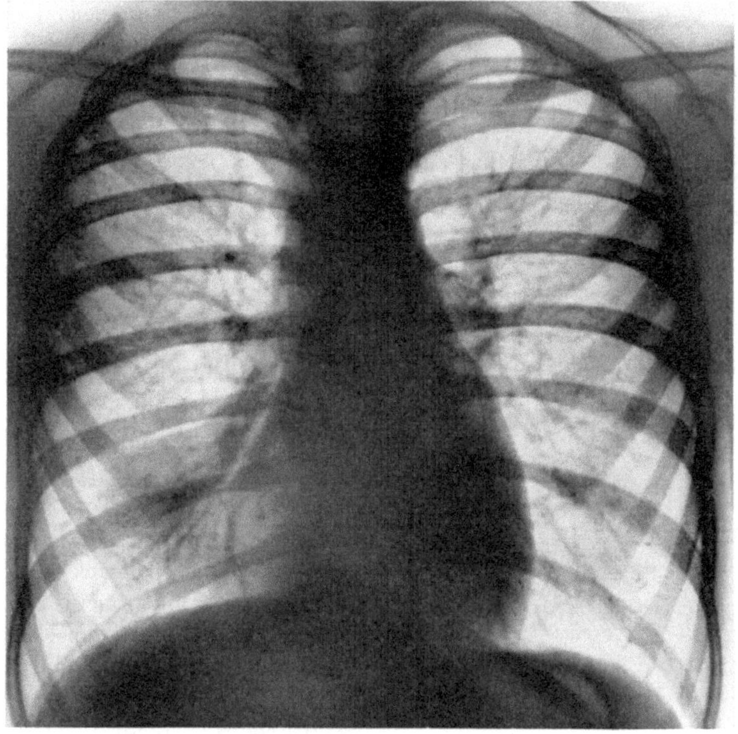

Abb. 91b. 28. 1. 41. Übersichtsbild. Partielle Lösung beider Atelektasen, dreieckige Restverschattung
des anterobasalen Unterlappensegmentes.

Bronchen, zur Luftresorption und daher zur Koppelung von Kompressions-
und Resorptionsatelektase.

Die Kompressionswirkung kann sowohl von intra- wie extrapulmonalen Prozessen ausgehen. Bronchialdrüsenanschwellung, expansiv wachsendes Tuberkulom, Pleuraerguß, Ventilpneumothorax, operativ gesetzte Kompression nach
Thorakoplastik, Plombierung usw. sind die häufigsten Ursachen der Kompressionsatelektase bei Lungentuberkulose. Auf die Kompressionsatelektasen als
Folge eines Zwerchfellhochstandes haben HUIZINGA und SMIT (1951) aufmerksam
gemacht. Sie sprechen von einem „Zwerchfellsyndrom", bei dem es zur Atelektase
der basalen Lungensegmente mit charakteristischem Bronchogramm kommt. Die
komprimierten großen Bronchen bieten ein „naked filling"-Bild, ähnlich wie wir
es bei Bronchiektasien sehen; nach Rückbildung der Atelektase und des Zwerchfellhochstandes erscheinen bronchographisch gewöhnlich wieder normale Strukturen.

Bei Pleuraerguß drängt das Exsudat die Lunge von der Brustwand ab, das elastische System über dem komprimierten Abschnitt der Lunge wird entspannt und ihr Volumen verkleinert. Der hydrostatische Druck des Exsudates wirkt sich besonders auf die hinteren und unteren Lungengebiete aus. Kompression und Retraktion üben einen Kollapseffekt aus und haben ebenfalls Verminderung des Luftgehaltes und Engerstellung der Bronchen zur Folge. Die Bronchusverengerungen sind — wie endoskopische Befunde zeigen — jedoch selten so hochgradig, um den Verschluß von Segment- oder sogar von Lappenbronchen zu bewirken.

Kompressionsatelektasen halten sich, im Gegensatz zu den bronchosegmentären Obturationsatelektasen, meistens weniger streng an Segment- oder Lappengrenzen. Die Übergänge von den luftarmen zu den normal belüfteten Lungenteilen sind unscharf und allmählich. Die Schattenintensität ist meist weniger dicht. Zudem überlagern sich auf der Übersichtsaufnahme die Erguß- und Atelektaseschatten und lassen sich oft erst im Tomogramm differenzieren. Diese Verhältnisse werden durch das folgende Beispiel dargestellt.

Fall 52. H., Annemarie, 1926. Abb. 92 zeigt einen Tomogrammschnitt des linken Hemithorax. Die durch einen Seropneumothorax von der Thoraxwand abgelöste Kollapslunge ist kranial von einem Luftmantel, caudal von einem Exsudatschatten umgeben. Im kranialen Lungenteil besteht normale Belüftung, im caudalen Teil ist die

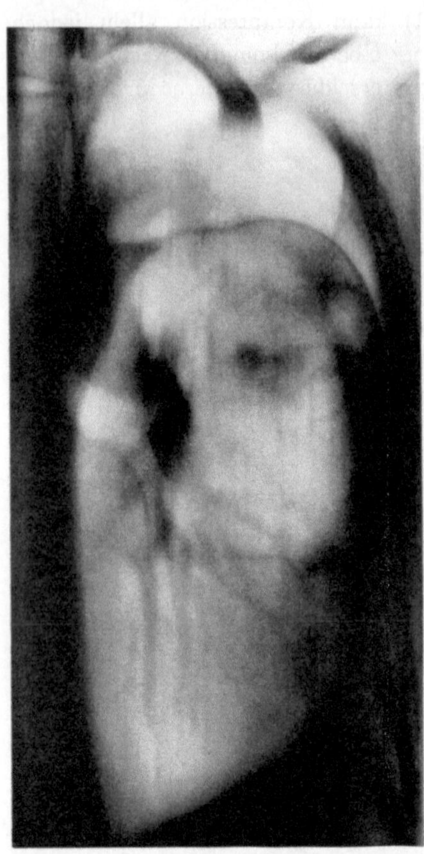

Abb. 92. (Fall 52.) 22. 12. 51. Sagittaltomogramm, Schnitt 8½ cm. Status bei Seropneumothorax. Luftmantel über der oberen, Ergußmantel über der unteren Lunge. Homogene Verschattung ohne scharfe Begrenzung im caudalen Lungenteil.

Lunge partiell atelektatisch. Die Zone verminderten Luftgehaltes läßt eine Bindung an Segmentgrenzen nicht erkennen. Segmentungebundene Schattenbegrenzung und Lokalisation der Atelektase in den basalen, dem hydrostatischen Druck des Ergußmantels ausgesetzten Lungenabschnitten stehen bei der Kompressionsatelektase der Pleuritis exsudativa im Vordergrunde.

c) Kontraktions- oder Reflexatelektasen.

Im Gegensatz zu den mehr passiven Formen der Atelektase durch Kompression und Obturation ist die Reflexatelektase die Folge eines aktiv-kontraktiven Vorganges, der durch Kontraktion der Bronchialmuskulatur und durch aktive

Retraktion des Lungenparenchyms bzw. seiner Alveolarmuskulatur zustande kommt. Schon JACOBAEUS (1933) nahm seinerzeit Bronchospasmen als Ursache von Atelektasierung an. KALBFLEISCH (1941, 1942, 1947, 1949/50), BRONKHORST und DIJKSTRA (1940), H. ALEXANDER (1942) und besonders STURM (1948, 1951) haben der reflektorischen Genese gewisser Atelektaseformen große Bedeutung beigemessen. Nach STURM ist jede Atelektase eine Reflexatelektase und kommt durch die aktive Kontraktion des neuromuskulären Lungenapparates zustande. Die am neuromuskulären System der Lunge angreifenden Reflexe können lokal von entzündlichen Prozessen in der Lunge selbst ausgehen oder dermatopulmonal, pleuropulmonal, bronchopulmonal oder sogar zentral entstehen und diencephal gesteuert sein. STURM (1946) spricht von einem sog. „Lungenkrampf" und sieht in der aktiven Lungenkontraktion eine „allgemeine Reaktionsform der Lunge auf irgendwelche nervale Reize aus infektiösen Quellen oder aus irridiativen Erregungen von erkrankten Nachbarorganen aus". Sie stellt einen Abwehrreflex der Lunge dar. CARDIS (1934, 1936) spricht in ähnlichem Sinne von einer Immobilisationsreaktion der Lunge gegen pathogenetische Reize. Die Auffassung STURMs ist nicht ohne Widerspruch geblieben. ESSER (1949), H. W. WEBER (1950), HEIN und STEPF (1952) z. B. lehnen eine rückenmarksegmentale Innervation „funktioneller" Lungensegmente ab. WURM (1954) kommt in seiner kritischen Betrachtung über die Kontraktionsatelektase sogar zu folgendem Schluß: „Wir sagen daher wohl kaum zu viel, wenn wir feststellen, daß eine Kontraktionsatelektase, wie sie sich A. STURM in Anlehnung an REINHARDT vorgestellt hat, nicht vorkommt." Bestehen auch über die Innervation durch Grenzstränge, Vagus, Phrenicus und intramuralen Plexus keine Zweifel, so ist die Frage, ob dem reflektorischen Moment bei der Atelektaseentstehung eine dominierende oder nur eine mitbestimmende Rolle zukommt, noch ungenügend entschieden. Am meisten scheinen aktiv-kontraktive Ursachen bei kurz dauernden, pleurogen ausgelösten Atelektaseformen vorhanden zu sein. Für die Bildung chronischer Atelektasen, wie wir sie bei der Lungentuberkulose am häufigsten antreffen, dürfte der reflektorische Entstehungsmechanismus nicht genügen. Mit Recht sagt H. ALEXANDER, „man muß von einem Krampf verlangen, daß er sich in kürzerer Zeit wieder löst". Ein Krampf allein kann also chronische Atelektasen nicht unterhalten, sie müssen durch zusätzliche Faktoren fixiert werden. ENGEL (1950) hält die Lungenmuskulatur allein für zu schwach, um Totalatelektasen einer ganzen Lunge zu erzeugen. R. W. MÜLLER (1951) stellt für Atelektasen bei Tuberkuloseformen des Kindes das rein mechanische Geschehen ganz in den Vordergrund.

Auf Grund unserer eigenen Erfahrungen lassen sich Atelektasen im Verlaufe der Lungentuberkulose in den allermeisten Fällen nach eingehender diagnostischer Abklärung durch Tomogramm und Bronchographie als bronchosegmentär begrenzte Prozesse erkennen, für die passiv-mechanische, bronchostenotische Ursachen im Sinne der Obturations- und Resorptionsatelektasen zur Erklärung ausreichen. Bei allen chronischen Atelektasen unseres Krankengutes, die nach Resektion bioptisch untersucht werden konnten, war immer ein bronchostenotischer Prozeß nachzuweisen. Auch postoperative Atelektasen entstanden meist durch Schleimpfropf, Sekretverhaltung als Folge von Hypersekretion oder ungenügender Expektoration, oder durch Schleimhautödem.

Wohl ist es schwierig, in dem komplexen Atelektasegeschehen mechanische und funktionell-reflektorische Ursachenmomente voneinander abzugrenzen. Bei akuten, rasch entstehenden und verschwindenden Atelektasen, bei denen zudem Bronchusobstruktion auszuschließen ist, können reflektorisch-nervöse Mechanismen wirksam sein. Vor allem scheinen uns Atelektasen pleurogener Genese kontraktorischen Ursprungs zu sein. Die Atelektasierung entsteht häufig früh vor röntgenologisch nachweisbarer Exsudatbildung. Erste Anzeichen sind oft nur geringe Verdichtungen der Kollapslunge (Präatelektase) und die Änderung des intrapleuralen Druckes zu stark negativen Werten. Dem klinischen Aspekt nach imponieren pleurogene Kontraktionsatelektasen durch ihre auffällige Dynamik, die Raschheit ihrer Entstehung und Lösung und die relative Intensität der Veränderungen. Am häufigsten treten sie nach lokaler Irritation der Pleura, z. B. durch Kaustik und nach exsudativen Pleuritiden bei Pneumothorax auf. Bei ihrer Entstehung lassen sich oft hohe negative intrapleurale Druckwerte nachweisen, die eine Kompressionswirkung des Pneumothoraxluftmantels ausschließen. Bei der Thorakokaustik lösen Berührung der Pleura oder thermische und elektrische Reize die Atelektase aus. Nach DUFOURT, DESPIERRE und EMERY (1946) spielt bei den pleurogen-reflektorischen Atelektasen die Traumatisation die wichtigste Rolle. Zusätzliche, die Atelektasierung fördernde Faktoren sind gleichzeitig auftretende Hypoventilation und Ödem der Bronchialschleimhaut, welches vor allem die mittleren und kleinen Bronchialäste verschließt. Die Dynamik pleuroreflektorischer Atelektasen belegt das folgende Beispiel.

Fall 53. G., Eugen, 1924. In Abb. 93a stellt sich ein Pneumothoraxkollaps dar. Die Lunge ist durchschnittlich retrahiert und der Luftmantel allseitig gleich breit. Im Oberlappen befindet sich eine pflaumengroße Verschattung mit kavernöser Aufhellung, von der eine bleistiftdicke Verwachsung nach der lateralen Brustwand zieht. Feine Adhärenzen finden sich außerdem im Spitzengebiet. Ober-, Mittel- und Unterlappen grenzen sich deutlich voneinander ab. Drei Tage nach Abb. 93a wurden die Adhärenzen kaustisch durchtrennt. Die ganze rechte Lunge kollabierte sofort und ist auf Abb. 93b, einen Tag nach dem Eingriff aufgenommen, vollkommen atelektatisch, auf Faustgröße geschrumpft und dem Mittelschatten angelegt. Die intrapleuralen Druckwerte waren bei diesem massiven Kollapszustand deutlich negativ ($-9/-4$ cm Wassersäule). Eine Kompressionswirkung durch den Pneumothoraxluftmantel kann also ausgeschlossen werden. Die kontralaterale Seite wurde von dem reflektorischen Geschehen nicht beeinflußt. Die Lösung der Atelektase trat sehr rasch ein. Bereits 2 Tage später ist sie in Abb. 93c zum größten Teil, 14 Tage später (Abb. 93d) gänzlich erfolgt und die in Abb. 93a dargestellte Kollapsausgangslage wieder erreicht. Die Atelektase im Zustand der Abb. 93b umfaßt alle 3 Lappen der rechten Lunge. Auf Abb. 93c scheint der Unterlappen atelektatisch, während sich bei den übrigen Lappen das atelektatische Gebiet unscharf abgrenzt und Segmentbeziehungen nicht erkennbar sind.

Eine vorwiegend reflektorische Kontraktionsatelektase, die während einer akuten Pleuritis exsudativa bei Pneumothorax aufgetreten ist, haben wir im folgenden Beispiel vor uns.

Fall 54. P., Fritz, 1907. In Abb. 94a stellt sich eine Pneumothoraxlunge in unauffälligem Kollapszustand sowie Exsudat im Sinus dar. Die intrapleuralen

Druckwerte betragen zu dieser Zeit —6/—3 cm Wassersäule. In Abb. 94b besteht
ein deutlicher Ergußspiegel, die ganze linke Lunge hat sich wesentlich retrahiert

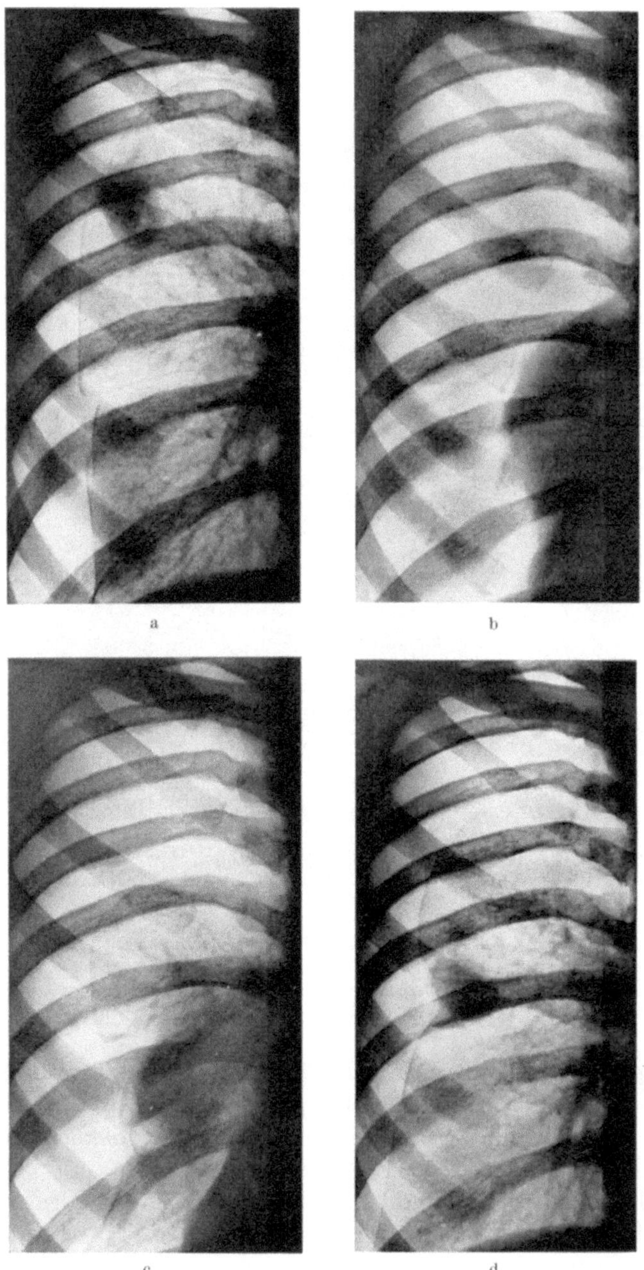

Abb. 93a. (Fall 53.) 12. 1. 43. Übersichtsbild. Pneumothoraxkollaps bei rechtsseitigem infiltrativ-kavernösem
Oberlappenprozeß mit strangförmigen Verwachsungen.
Abb. 93b. 16. 1. 43. Übersichtsbild. Totalatelektase nach Strangdurchtrennung.
Abb. 93c. 18. 1. 43. Übersichtsbild. Teilweise Lösung der Atelektase.
Abb. 93d. 2. 2. 43. Übersichtsbild. Vollkommene Lösung der Atelektase. Verwachsungsfreier Pneumothorax.

und ist teilweise atelektatisch. Die Atelektase geht mit unscharfen Grenzen in die Zone teilweiser Entfaltung über, Segmentgrenzen sind nicht erkennbar. Der intrapleurale Druck ist dabei stark negativ (−16/−7 cm Wassersäule). Mit dem Abklingen des pleuralen Reizzustandes gehen Kollaps und Atelektasierung der Lunge sukzessiv zurück. In Abb. 94c ist der ursprüngliche Kollapszustand annähernd wiederhergestellt. Auf dem linken Zwerchfell liegt eine Fibrinkugel.

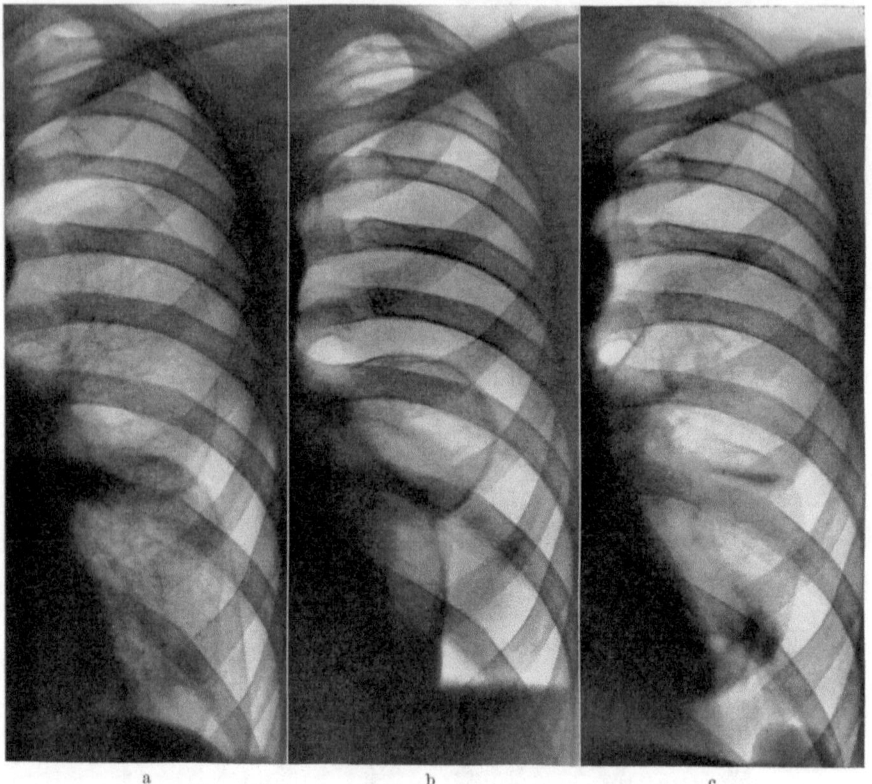

Abb. 94a. (Fall 54.) 23. 3. 45. Übersichtsbild. Linksseitiger Pneumothorax mit geringem Sinusexsudat.
Abb. 94b. 19. 6. 45. Übersichtsbild. Pleuraerguß und atelektatische Retraktion der Pneumothoraxlunge.
Abb. 94c. 26. 7. 46. Übersichtsbild. Rückbildung der Pleuritis, Fibrinkugel auf dem Zwerchfell. Kollapszustand
ähnlich wie in Abb. 94a.

Eine Ergänzung zu diesen beiden Fällen von Atelektasierungen in einer Pneumothoraxlunge gibt das folgende Beispiel. Ein ebenfalls lokal an der Pleura angreifender Reiz löst auf reflektorischem Wege in der vollkommen belüfteten Lunge die Atelektasierung größerer Lungenbezirke aus.

Fall 55. K., Lina, 1899. In Abb. 95a finden sich im apikalen Segment des linken Oberlappens eine pflaumengroße, dünnwandige Kaverne und weichfleckige Verschattungen im anterioren Oberlappensegment. Im Tomogramm der Abb. 95b scheinen die kavernedrainierenden Bronchen entzündlich verändert, bronchoskopisch konnte jedoch kein spezifischer Befund erhoben werden. Vor der Anlage einer MONALDI-Drainage wurde die Verödung der Pleurablätter durch intrapleurale Glucoseinstillation vorgenommen. Einige Tage nach der

Instillation kam es unter einem akuten Fieberschub zu einer vollkommenen
Atelektasierung sämtlicher Oberlappensegmente. In Abb. 95c ist dieser Zustand,
2 Monate nach Abb. 95a erfaßt. Abb. 95d läßt im schrägen Tomogramm die
Atelektase dieser 3 Segmente deutlich erkennen. Die Kaverne befindet sich im

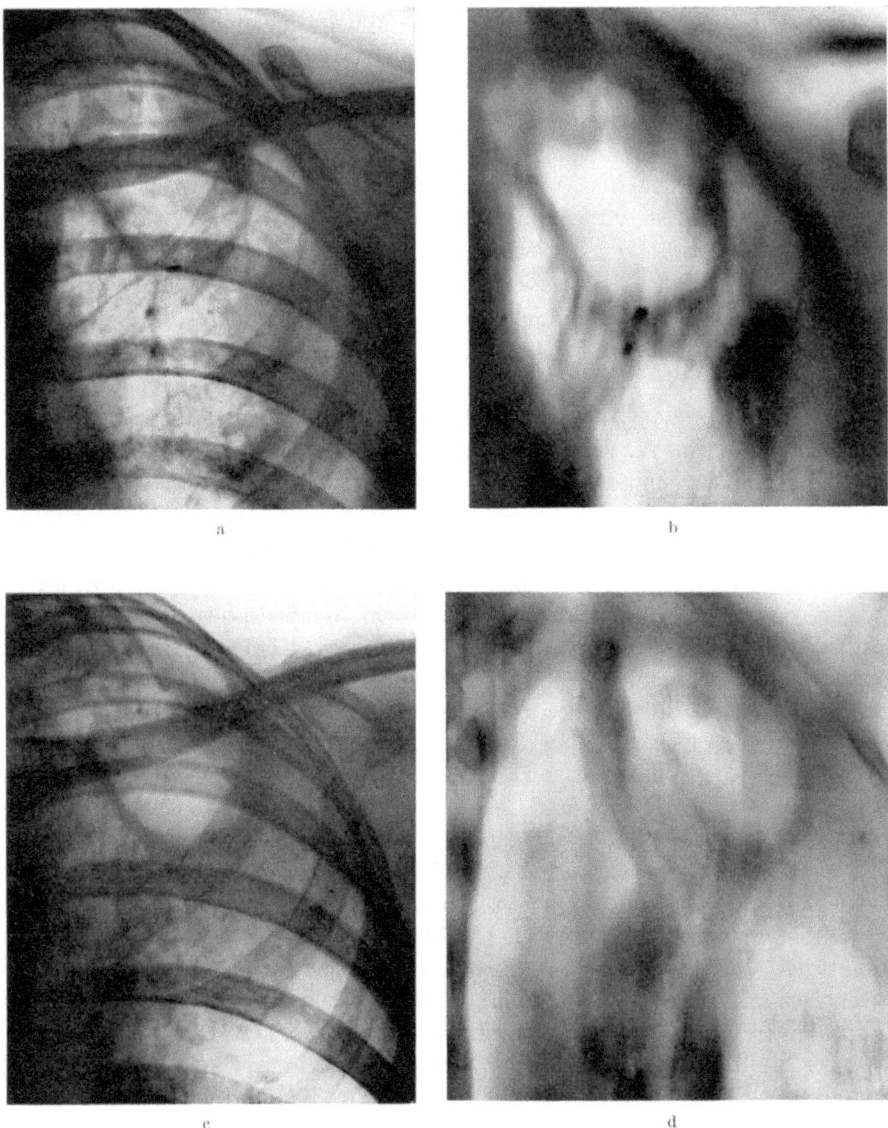

Abb. 95a. (Fall 55.) 5. 8. 52. Übersichtsbild. Infiltrativ-großkavernöser Prozeß im linken Oberlappen.
Abb. 95b. 20. 8. 52. Sagittaltomogramm, Schnitt 8 cm. Kaverne im apikalen, infiltrativer Prozeß im anterioren
Segment.
Abb. 95c. 2. 10. 52. Übersichtsbild. Massive Atelektasierung des linken Oberlappens (ohne Lingula)
bei erhaltenem Kavernenlumen.
Abb. 95d. 12. 11. 52. Schräges Tomogramm, Schnitt 8 cm. Atelektase der posteroapikalen und anterioren
Oberlappensegmente. Deutliche Darstellung des apikalen (kavernedrainierenden), des anterioren und des
posterioren (an der Rückwand der Kaverne gelegenen) Segmentbronchus.

apikalen Segment; an ihrer Rückwand zieht der posteriore Segmentbronchus in
das atelektatische posteriore Segment; auch die Äste des apikalen und anterioren
Segmentbronchus sind deutlich erkennbar. Bei der Wiederholung der Bronchoskopie im Stadium akuter Atelektasierung konnten im endoskopischen Sicht-
bereich keine Bronchostenosierungen festgestellt werden. Auffallenderweise blieb
die Kaverne trotz der Atelektase des kavernentragenden Segmentes offen. Nach
O. SIMON (1941) ist Offenbleiben einer Kaverne innerhalb der Atelektase be-
weisend dafür, daß nicht ein Lappenbronchusverschluß, sondern Polystenosie-
rungen peripherer, kleiner Bronchusäste an der Atelektasierung beteiligt sind.
In unserem Fall ist auch nach den Tomogrammen eine entzündliche Veränderung
peripherer Bronchusverzweigungen anzunehmen. Die Atelektase dürfte als
pleurogen-reflektorische Kontraktionsatelektase aufzufassen sein.

Die Atelektase ist vorwiegend Röntgensymptom (LÖFFLER 1950); ihre
röntgenologische Erkennung basiert auf direkten und indirekten Röntgenzeichen. Atelektatische Lungenbezirke stellen sich im Röntgenbild mit einem
homogenen, milchglasartigen Schatten (groundglass shadow, opacité) dar,
deren Ausdehnung oft die Grenzen des befallenen Segmentes erkennen läßt.
Die Segmentatelektase ist, entsprechend der Keilform der Segmente, meist
dreieckig, fächer- oder bandförmig, die Basis peripher und die Spitze hiluswärts gerichtet. Im Vergleich zum eigentlichen Volumen der Segmente stellen
sich infolge der Tendenz der Atelektase zur Retraktion und Raumverkleinerung
atelektatische Segmente meist kleiner dar. Je nach dem Grad der Luftverminde-
rung und Schrumpfung kann der Atelektaseschatten schleierartig bis weichteil-
dicht sein. Atelektatische Bezirke heben sich meist hart kontrastierend, scharf
und oft bogenförmig begrenzt gegenüber dem kompensatorisch überdehnten,
belüfteten Nachbarparenchym ab. Die indirekten Röntgenzeichen sind teils
statischer, teils dynamischer Natur und kommen durch die Schrumpfung der
Atelektase und die Störung des intrathorakalen Druckgleichgewichtes zustande.
Häufig finden sich Einziehung der Thoraxwand, Verschmälerung der Intercostalräume, Abschwächung oder Aufhebung der Atembewegung, Tracheaver-
ziehung zur kranken Seite und inspiratorische Anziehung des Mediastinums
(HOLZKNECHT-JACOBSONsches Phänomen). Bei Oberlappenatelektasen findet
sich nicht selten das sog. Mediastinalschnellen, bei Unterlappenatelektasen
Zwerchfellhochstand. Die atelektatischen Lappen oder Segmente führen bei ihrer
Schrumpfung oft eine Drehbewegung mit dem Hilus als Drehpunkt aus. Sie
erfolgt bei Oberlappenatelektasen nach oben, bei Mittel- und Unterlappenatelektasen nach unten. Nach Lösung der Atelektase treten Segmente und
Lappen in ihre Ausgangslage zurück. Ist im Pneumothoraxzustand die Adhäsions-
kraft des capillären Pleuraspaltes aufgehoben, beobachten wir Schrumpfungen in
hilipetaler Richtung. (LÖFFLER, HAEFLIGER, MARK 1953). Auf typische Formen
schrumpfender Atelektasen hat neuerdings P. CH. SCHMID (1954) hingewiesen.

Ein Beispiel für die Drehbewegung atelektatischer Lappen stellt der folgende
Fall dar.

Fall 56. K., Annemarie, 1938. Im Verlauf einer Hilusdrüsentuberkulose kommt
es bei einem 11jährigen Kinde zu einer massiven Atelektase des rechten Oberlappens. Dieser ist auf Abb. 96a dicht verschattet, geschrumpft und gegenüber dem Mittellappen scharf abgesetzt; die Interlobärlinie verläuft steil nach

kranial und lateral. Unterhalb der Schattengrenze ist die Lichtung des Mittellappenbronchus erkennbar und der Bronchus selbst im Zuge der Drehbewegung
des Oberlappens nach oben nachgerückt. $5^{1}/_{2}$ Monate später hat sich, auf Abb. 96 b,
die Atelektase weitgehend gelöst. Die Ober-Mittellappengrenze ist nach unten
getreten und findet sich an normaler Stelle.

Die Lokalisation der Atelektase bei Lungentuberkulose wird durch Lage und
Stellung der Lappen- und Segmentbronchen, vom Sitz der auslösenden Prozesse

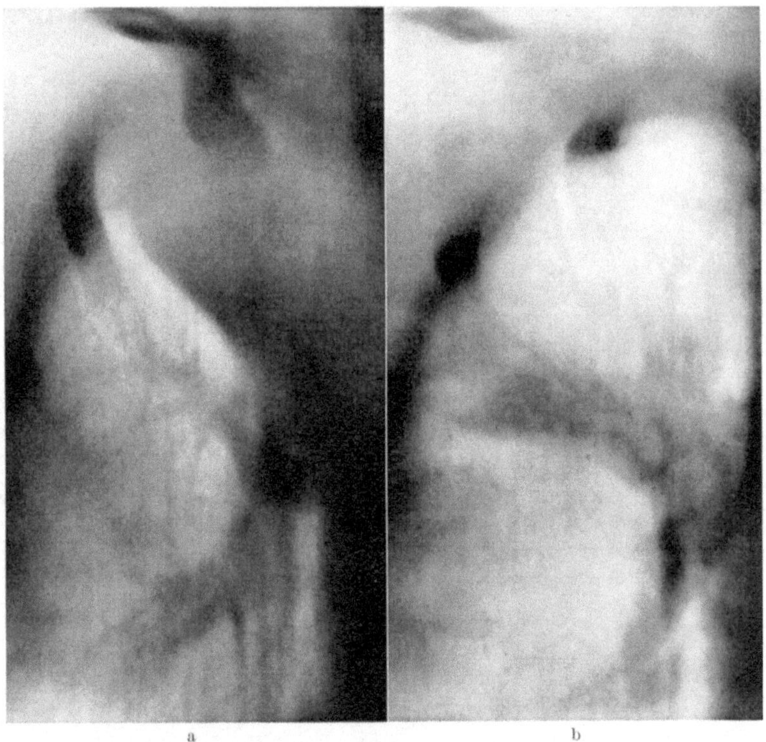

Abb. 96a. (Fall 56.) 18. 3. 49. Sagittaltomogramm, Schnitt 8 cm. Atelektatische Verschattung des rechten
Oberlappens mit schräg und steil gestellter Lappengrenze.
Abb. 96b. 2. 9. 49. Sagittaltomogramm, Schnitt 7 cm. Ausdehnung des Oberlappens. Weitgehende Lösung
der Atelektase. Horizontale Lappengrenze.

und von funktionell-pathogenetischen Faktoren bestimmt. Auf die unterschiedliche Lokalisation der Atelektasen bei Kindern und Erwachsenen sind wir im
Abschnitt „Segment und Disposition" eingegangen. Der häufige Sitz der Atelektase in den Oberlappen und vor allem rechts, dürfte zum Teil darin begründet
sein, daß die Segmentbronchen des apikalen und posterioren Oberlappensegmentes im spitzen Winkel vom Hauptbronchus abgehen und dadurch ihr Lumen bei
Schleimhautödem, Stenose und Dislokation des Bronchus leichter verlegt wird. Die
engen Beziehungen der Hilusdrüsen zu den Bronchen des Ober- und Mittellappens
bringen eine Disposition dieser Bronchen zur Erkrankung und zur Kompression
durch Stenose mit sich. Die pathogenetisch enge Bindung der Atelektase an die
Bronchustuberkulose macht die parallele Lokalisation von Atelektase und
Bronchustuberkulose verständlich. Die Bronchustuberkulose ihrerseits findet

sich bei der chronischen Lungentuberkulose am häufigsten in den apikalen und posterioren kavernedrainierenden Segmentbronchen. Die Parallelität des Sitzes von Kaverne, Bronchustuberkulose und Atelektase, wie sie aus den Zahlen der Abb. 97 hervorgeht, gestattet die Auffassung, daß die chronische Atelektasierung bei Lungentuberkulose am häufigsten durch Bronchusstenose als Folge der von der Kaverne ausgehenden Bronchustuberkulose zustande kommt. Diese An-

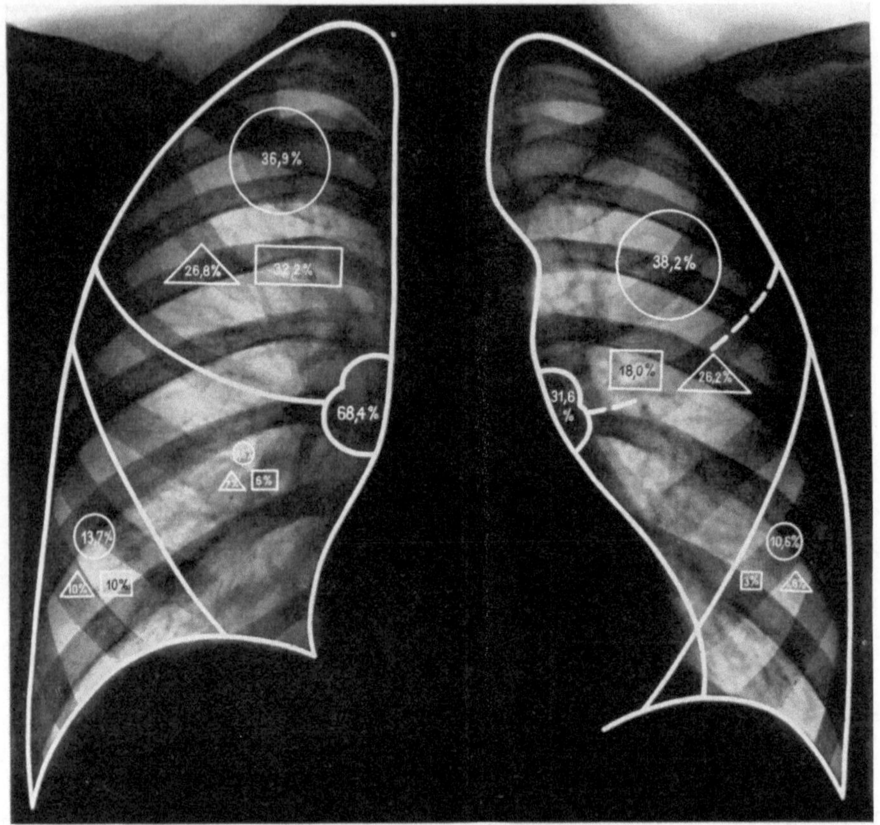

Abb. 97. Verteilung von Kavernen (O), Bronchustuberkulose (□) und Atelektase (△) auf die Lungenlappen, der Drüsenperforation auf die beiden Seiten.

nahme von der großen Bedeutung der Bronchustuberkulose als Atelektaseursache wird auch gestützt durch die Untersuchungen über die Geschlechtsverteilung von Atelektase und Bronchustuberkulose. Bei der chronischen Lungentuberkulose unseres Krankengutes fanden sich $^2/_3$ (= 67,4%) aller Atelektasen bei Frauen, $^1/_3$ (= 32,6%) bei Männern. Die Bronchustuberkulose zeigt die gleiche Geschlechtsverteilung. SOULAS und MOUNIER-KUHN (1949) fanden z. B. die Bronchustuberkulose in 60—70% bei Frauen. Die Atelektasen bei mit Pneumothorax behandelten kavernösen Lungentuberkulosen fanden sich in unserem Material zu 70,2% bei Frauen und zu 29,8% bei Männern, waren also ebenfalls beim weiblichen Geschlecht doppelt so häufig. Die kavernöse Lungentuberkulose hingegen weist keine Geschlechtsbindung auf. Um so auffallender ist daher das Überwiegen sowohl der Bronchustuberkulose wie auch der Atelektasen beim weiblichen

Geschlecht. Interessanterweise, und mit diesen Schlüssen vollkommen übereinstimmend, zeigt auch die epituberkulöse Atelektase bei Kindern keine Geschlechtsbindung und ist in unserem Material bei Knaben und Mädchen mit je 50% gleichmäßig vertreten.

Atelektasen können reversibel oder irreversibel bzw. flüchtig oder dauernd sein. Die Dauer des atelektatischen Zustandes hängt einerseits von der aus-

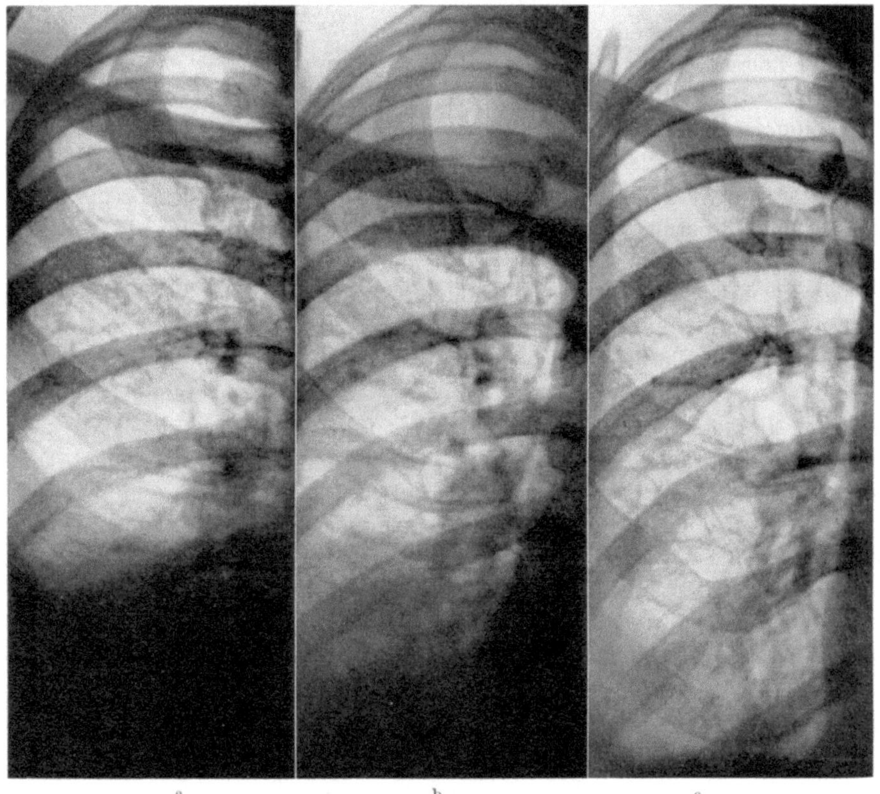

Abb. 98a. (Fall 57.) 10. 8. 49. Übersichtsbild. Pleuritische Verschattung über dem rechten Unterfeld.
Abb. 98b. 15. 8. 49. Übersichtsbild. Massive Atelektase des rechten Oberlappens mit scharfer Begrenzung.
Abb. 98c. 2. 9. 49. Übersichtsbild. Lösung der Atelektase, Rückbildung der Pleuritis.

lösenden Ursache, andererseits von Sekundärveränderungen innerhalb des atelektatischen Parenchymes, die den atelektatischen Zustand fixieren, ab. Rasche Entwicklung und Lösung charakterisieren die Dynamik akuter transitorischer Atelektasen. Reflektorisch-kontraktorische Atelektasen kommen nach Abklingen der auslösenden Reflexe rasch zur Rückbildung. Obturationsatelektasen lösen sich nach Beseitigung der Stenoseursache. Auch die seröse atelektatische Anschoppung ist reversibel und eine restitutio ad integrum möglich, wenn keine entzündliche Komponente hinzutritt.

Ein Beispiel für die Dynamik akuter Atelektasen bildet der folgende Fall.

Fall 57. M., Emma, 1900. Auf Abb. 98a stellt sich bei einer 49jährigen Patientin eine beginnende exsudative Pleuritis rechts mit basaler Verschattung dar. Bereits 5 Tage später kommt es unter starker Dyspnoe zur Atelektase aller Segmente des rechten Oberlappens (Abb. 98b). Der atelektatische Bezirk grenzt sich gegen das lufthaltige Parenchym scharf ab. Der Schatten selbst ist homogen-milchglasartig. 18 Tage später tritt im Röntgenbild vollkommene Lösung der Atelektase ein (Abb. 98c).

Sekundäre entzündliche Vorgänge im atelektatischen Parenchym führen zum Bild der atelektatischen Pneumonie (FLEISCHNER 1934) bzw. der Kollapspneumonie (BEITZKE). Durch Abstoßung der Alveolarepithelien, Bildung eines Granulationsgewebes, Verödung der Alveolen und Wucherung des interstitiellen Gewebes kommt es zur fibrös-indurativen Umwandlung des Parenchyms und zum irreversiblen Zustandsbild der sog. atelektatischen Induration. WURM (1938) unterscheidet 3 Formen: die atelektatische Induration mit elastischer Cirrhose, die atelektatische Induration mit Karnifikation und die atelektatische Induration mit interstitiell-pneumonischer Fibrose. Vor allem schleichende bronchogene Infektionen führen zu Parenchymindurationen. Primär reversible Atelektasen können dadurch irreversibel und chronisch werden. Die häufigste Ursache chronischer Atelektasierung bildet die posttuberkulöse Bronchus-Narbenstenose. Nach LECOEUR (1950) sind $^1/_4$ aller Bronchustuberkulosen von Bronchostenosen gefolgt. Die Bronchusstenose stellt im allgemeinen eine schwerwiegende Komplikation dar; sie kann zu Kavernenblähung, Sekretstauung, Sekundärinfektion, Bronchiektasie und Abszeßbildung führen, Veränderungen, die meist irreversibel sind und therapeutisch die Resektion befallener Segmente oder Lappen notwendig machen können. Chronische Atelektasierung mit Bronchiektasien des Mittellappens werden als „Mittellappensyndrom" (BROCK 1950) bezeichnet. Auf die zentrifugalen und zentripetalen Wechselwirkungen bei der Entwicklung segmentärer Prozesse hat ZDANSKY 1952 hingewiesen, und den Mittellappen überhaupt als „punctum minoris resistentiae" der Lunge bezeichnet. Bei chronischen Atelektasen im Pneumothorax kommt es nicht selten zur schwartigen Ummauerung der Kollapslunge, zum Zustand der „incarcerated lobe or lung" und nach SAMSON und BURFORD (1947) zur fibrösen Durchwucherung des Lungenparenchyms von der pleuralen Schwarte aus.

3. Atelektase und Lungentuberkulose.

Die engen Beziehungen der Atelektase zur Tuberkulose und zum segmentären Aufbau der Lunge bedingen, daß atelektatische Vorgänge bei Lungentuberkulose häufig zu beobachten sind. Wohl entsteht die Atelektase nicht primär, sondern ist eine Folge tuberkulöser Prozesse; sekundär kann sie aber als Formkomponente Entstehung und Rückbildung der Lungentuberkulose mitgestalten und so zum Schrittmacher akuter und chronischer Tuberkulosen werden. Enge Wechselbeziehungen von Atelektase und Tuberkulose lassen sich sowohl bei den beginnenden wie auch bei den fortentwickelten Formen nachweisen. Wir sehen daher heute in der Atelektase mehr als nur eine „metatuberkulöse Erkrankung des Lungengewebes" (PAGEL 1930). Die Atelektase ist dem spezifisch tuberkulösen Geschehen häufig so inhärent, daß wir im Einzelfall nicht in der Lage sind, Atelektase und tuberkulöse Grundkrankheit zu trennen und daher von tuberkulös-atelektatischen Mischformen sprechen. Die atelektatische Komponente steht oft so sehr im Vordergrund, daß ihre charakteristischen Symptome: scharfe Begrenzung, Homogenität und Flüchtigkeit im Röntgenschatten dominieren.

a) Atelektase bei infiltrativer Lungentuberkulose.

Atelektasen können bei den zahlreichen Formen der Lungentuberkulose unterschiedlich beteiligt sein. Nach PAGEL (1930) sind bei kleinherdigen Prozessen in der Umgebung acinöser und lobulärer Herde pathologisch-anatomisch Atelektasen nachzuweisen, die sich durch den Druck exsudatgefüllter Alveolen auf die Umgebung und durch die Verstopfung feiner Bronchialäste durch Exsudat oder Käse bilden. Lobulärkäsige Zentren sind so von atelektatischen ödematösen Randzonen umgeben (atélectasie perilésionelle).

Nach H. ALEXANDER (1951) gelingt es bei den sog. Frühinfiltraten mitunter, atelektatische Randzonen nachzuweisen. Oft erscheinen Infiltrate dadurch vergrößert.

Atelektatische Zonen werden vielfach von großflächigen segmentären oder lobären Infiltrationen, vor allem wenn sie durch Konfluenz lobulärer Herde entstehen, eingeschlossen. Die Homogenität des röntgenologischen Erscheinungsbildes kann sowohl durch die infiltrative wie auch durch die atelektatische Komponente bedingt sein. Röntgenologisch, auch tomographisch, lassen sich beide Elemente weder qualitativ noch quantitativ abgrenzen. Überdies liegt nach FLEISCHNER (1931) eine Unterscheidbarkeit auch außerhalb jeder physikalischen Möglichkeit. Es kann ein Merkmal der reinen Atelektase oder ihrer Mischform sein, daß orthograd- oder längsgetroffene Bronchusaussparungen oder Bronchuserweiterungen erkennbar sind. Die Rückbildung frischer pneumonischer Prozesse beobachten wir unter der Einwirkung der Chemotherapie häufiger. Für FLEISCHNER (1931) ist die Möglichkeit einer restlosen Heilung nicht verkäster pneumonischer Herde sichergestellt, wobei die Aufhellung verschatteter Lungenbezirke „nicht immer und ausschließlich auf der Resorption tuberkulösen Exsudates, sondern vielfach zum Teil auf der neuerlichen Durchlüftung vorübergehend atelektatischer Alveolarbezirke beruht".

b) Atelektasen bei kavernösen Lungentuberkulosen.

Zwischen Kaverne und Atelektase lassen sich oft engere Beziehungen nachweisen. Wir beobachten vor allem zwei spezielle Atelektaseformen:

α) die perikavernöse Atelektase,

β) die kavernendistale Atelektase.

α) Perikavernöse Atelektase.

Nach BRONKHORST (1929) und REINDERS (1928) kommt es bei der Kavernenbildung häufig zu einer über den eigentlichen Gewebsdefekt hinausgehenden Ausweitung der Zerfallshöhle. Sie schafft um die Kaverne einen mehr oder weniger ausgeprägten Ring luftleeren Gewebes bzw. eine perikavernöse Atelektase (Abb. 113b, S. 174). Der Begriff ist Atelektasen vorzubehalten, die die Kaverne ringförmig umfassen, in der Umgebung Lungenparenchym frei lassen und nicht ganze Segmente oder Lappen füllen. Für ihr Zustandekommen ist das Zusammenspiel mechanischer und reflektorischer Faktoren maßgebend. Reflektorisch oder durch Quellungsdruck beim Erweichungsvorgang werden die angrenzenden lufthaltigen Alveolen luftleer. Die kavernöse Destruktion führt zu einer Unterbrechung des elastischen Systems und seine nachfolgende Retraktion zur Vergrößerung der

Kaverne. Letztere tritt auch beim Vorliegen eines Ventilmechanismus im Ableitungsbronchus auf, wenn es durch intrakavitäre Drucksteigerung zur Kavernenblähung kommt. Nach BRONKHORST und DIJKSTRA (1940), STURM (1948) ist die perikavernöse Atelektase der Typus einer reflektorischen Kontraktionsatelektase. HEIN und STEPF (1952) halten atelektaseähnliche perikavernöse Ringwallbildungen durch Gefäßstauung hervorgerufen, LUKAS (1951/52) glaubt die perikavernöse Atelektase auf rein mechanischem Wege durch Bronchenstenosierung

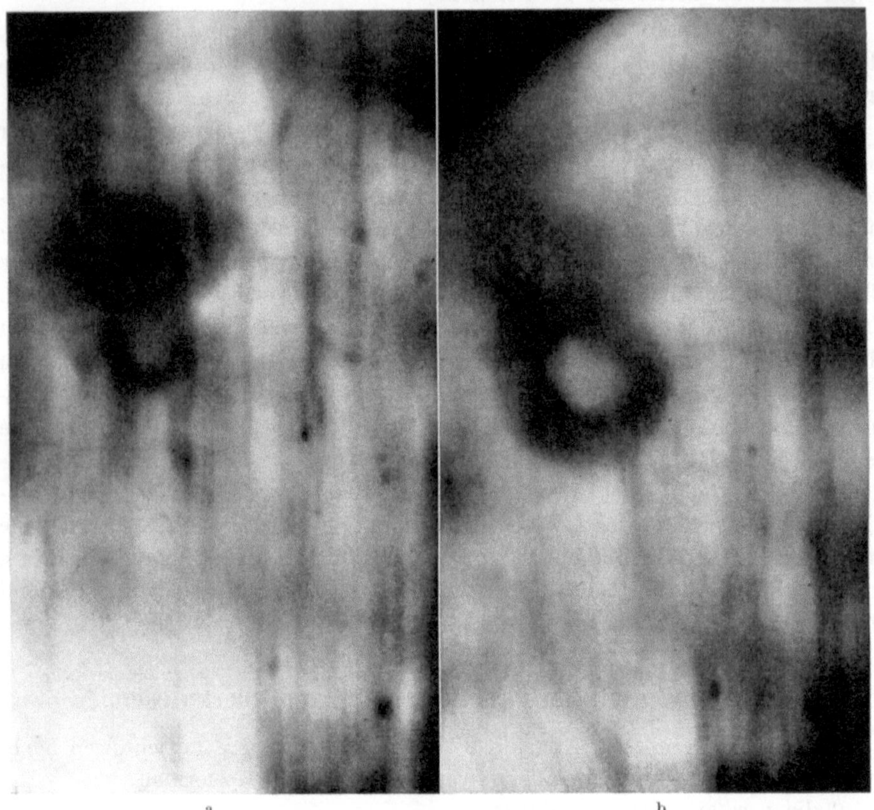

a   b

Abb. 99a. (Fall 58.) 9. 3. 44. Sagittaltomogramm, Schnitt 7 cm. Dünnwandige, kirschkerngroße Kaverne am unteren Rand eines Infiltrates.
Abb. 99b. 13. 4. 44. Sagittaltomogramm, Schnitt 7 cm. Breite, ringförmige perikavernöse Atelektase bei unverändertem Infiltrat.

oder -blockierung erklären zu können. Doch sind die jeweiligen Entstehungsursachen kaum zu erkennen und abzugrenzen; ein Zusammenwirken von mechanischen und reflektorischen Faktoren erscheint am wahrscheinlichsten. Bei den im Sinne der atélectasie perilésionelle sich bildenden perikavernösen Atelektasen wird die lokale Irritation zur genetischen Erklärung herangezogen.

β) Kavernendistale Atelektase.

Die kavernendistale Atelektase (s. Abb. 113d, S. 174) stellt sich als ein zwischen Kaverne und Pleuraoberfläche gelegener, meist keilförmiger und scharf begrenzter Schatten dar, der durch die Obliteration von aus der Kaverne peripher austreten-

den Bronchialästchen und die Unterbrechung der Ventilation des kavernendistalen Parenchymbezirkes zustande kommt. Nach WURM (1954) handelt es sich
dabei um „unreine", indurierte, von der Kaverne aus infizierte Atelektasen.
LUKAS (1951/52) schließt bei der Entstehung dieser kavernengebundenen Atelektaseform ein Reflexgeschehen aus. Perikavernöse und kavernendistale
Atelektase können, wie im Beispiel 73, gemeinsam vorkommen.

Der folgende Fall weist auf die Entstehung einer perikavernösen Atelektase hin.

Fall 58. T., Antoinette, 1923. Auf Abb. 99a stellt sich ein infiltrativ-kavernöser Prozeß im rechten posterioren Oberlappensegment dar. Die Kaverne ist

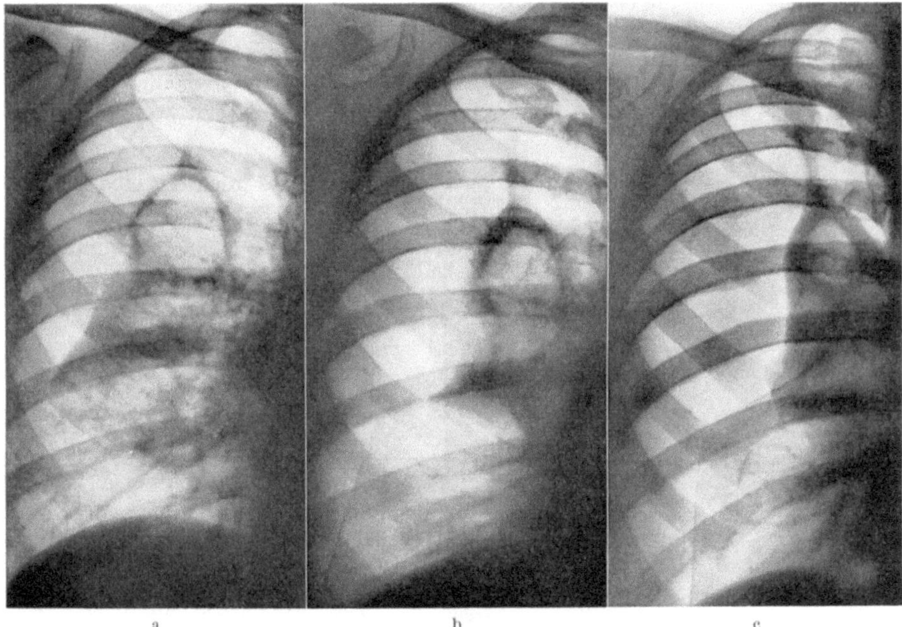

a   b   c

Abb. 100a. (Fall 59.) 2. 7. 41. Übersichtsbild. Kleinapfelgroße, zartwandige Kaverne im rechten Oberlappen,
Pneumothorax.
Abb. 100b. 29. 8. 41. Übersichtsbild. Breite perikavernöse Atelektase.
Abb. 100c. 28. 9. 41. Übersichtsbild. Totalatelektase des rechten Oberlappens, Kaverne verkleinert.

kirschengroß, dünnwandig und befindet sich am unteren Rand eines Infiltrates.
Ein Ableitungsbronchus ist nicht zu erkennen. Innerhalb eines Monats kommt
es zur Entwicklung einer massiven perikavernösen Atelektase, die sich im Röntgenbild 1 cm breit darstellt und die in ihrer Größe unveränderte Kaverne als ausgesprochener Ringwall umgibt (Abb. 99b).

Der nächste Fall zeigt in instruktiver Weise die succedane Entwicklung einer
perikavernösen Atelektase und anschließende massive Atelektasierung eines
kavernentragenden Lappens.

Fall 59. S., Klara, 1909. In Abb. 100a erkennen wir in einer Pneumothoraxlunge einen infiltrativ-kavernösen Prozeß mit kleinapfelgroßer, von einem zarten
Rand umgebener Kaverne, lockere Streuherde und wahrscheinlich atelektatische Zonen im rechten Oberlappen. Vom oberen Kavernenpol zieht eine Verwachsung nach kranial. 8 Wochen nach Abb. 100a hat sich in Abb. 100b die Form

der Kaverne nicht wesentlich verändert, hingegen ist sie nun von einem breiten perikavernösen Wall umgeben, der nach caudal in eine weitere Parenchymatelektase überzugehen scheint. Der Lappenkollaps ist ausgesprochener, die apikale Adhärenz gestreckter. Das Parenchym außerhalb des Kavernenwalles ist noch entfaltet und lufthaltig. Einen Monat später sind alle 3 Segmente des Oberlappens vom Atelektasevorgang erfaßt (Abb. 100c). Der Lappen ist weiter geschrumpft und tiefer getreten. Die Kaverne erscheint im homogenen dichten Atelektaseschatten wie ausgestanzt. Dieser Fall zeigt also die schrittweise Entwicklung einer Lappenatelektasierung, wobei zunächst eine Segmentatelektase und eine perikavernöse Atelektase vorhanden sind.

Ein Beispiel einer kavernendistalen Atelektase ist der folgende Fall.

Fall 60. F., Anna, 1891. In Abb. 101 bildet sich im apikalen Segment des rechten Oberlappens ein kavernöser Prozeß ab. Die Kaverne ist kirschengroß und zeigt proximal veränderte Ableitungsbronchen; peripher, zur lateralen Thoraxwand gerichtet, stellt sich ein homogener Schatten dar, der einer kavernendistalen Atelektase entspricht.

Beispiele für die Ausbildung kavernendistaler Atelektasen im Verlauf von Rückbildungsvorgängen bei Kavernen stellen auch die Fälle 3 und 73 dar.

Die Atelektase kann sich auf den tuberkulösen, infiltrativen und kavernösen Grundprozeß sowohl heilungsfördernd wie auch heilungshindernd auswirken. Das atelektatische Terrain bietet, wie die Erfahrungen aus der Kollapstherapie

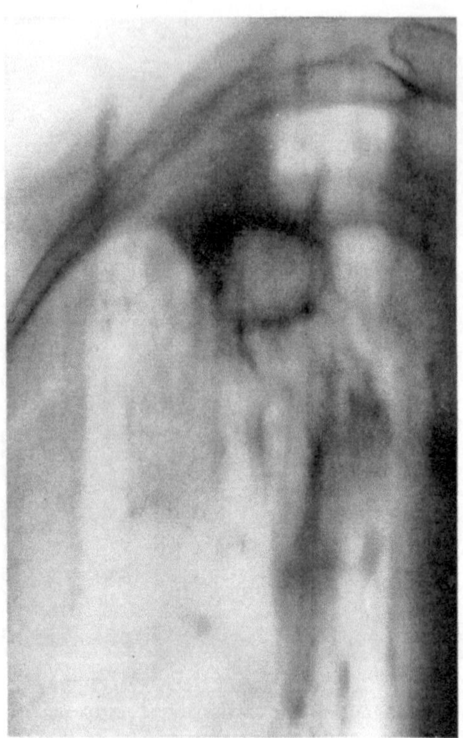

Abb. 101. (Fall 60.) 13. 3. 53. Sagittaltomogramm, Schnitt 8 cm. Kavernendistale Atelektase im apikalen Segment des rechten Oberlappens.

zeigten, für die Heilung günstige Voraussetzungen. Analog dem therapeutisch gesetzten Kollaps kann die Atelektase eine örtliche Ruhigstellung des erkrankten Lungenabschnittes, Hypoxämie des Gewebes, Verlangsamung der Lymphbewegung, Hemmung der Toxinresorption, Induration und Schrumpfung zur Folge haben. Zudem kommt es bei Obturationsatelektasen zur Stauungshyperämie. Die schlechtere Sauerstoffversorgung des atelektatischen Parenchyms bietet dem aeroben Tuberkelbacillus ungünstige Wachstumsbedingungen (CORYLLOS und BIRNBAUM 1928). Im atelektatischen Kollaps treten exsudative Veränderungen und perifokal entzündliche Reaktionen gegenüber der Induration zurück (WURM 1938). Eine innerhalb der Atelektase auftretende Bindegewebsentwicklung kann Schrumpfung und Abkapselung tuberkulöser Herde fördern. Zudem legen sich nach STIVELMAN (1934) Atelektasen wie eine schützende Hülle um den tuberkulösen Herd, grenzen ihn ab und kapseln ihn ein. Einen wesentlichen Schritt zur Heilung kann die Abriegelung der Kaverne als tuberkulösem Hauptherd bei der Atelektasierung bedeuten. Auf die enge pathogenetische Beziehung von Bronchusobliteration, segmentärer Atelektase und Kavernenrückbildung gehen wir im Abschnitt „Segment und tuberkulöse Rückbildung" gesondert ein. So kommt gesamthaft gesehen der Atelektase bei den natürlichen, unbeeinflußten Heilungsvorgängen in der tuberkulösen Lunge große Bedeutung zu (WURM 1938).

Atelektasen können jedoch für die Heilung tuberkulöser Prozesse auch ungünstige Voraussetzungen bilden. In den Nachbarzonen von Atelektasen gelegene tuberkulöse Herde werden durch Schrumpfungszug traumatisiert. Nicht selten entwickeln sich in besonders gefährdeten Gebieten schnell verkäsende Entzündungen und kavernöse Einschmelzungen. Starker Schrumpfungszug kann sich auch traumatisierend auf Herde der kontralateralen Lunge auswirken und die Exacerbation inaktiver und latent-aktiver Herde fördern. Kompensatorische Überdehnung und funktionelle Überbeanspruchung der den Atelektasen benachbarten Lungensegmente führt zu einem locus minoris resistentiae. Ein erhöhter Sog scheint außerdem eine erhöhte Aspirationsgefahr in sich einzuschließen. Sekundärfolgen der Atelektase können überdies Sekretretention, Infektion und Bronchiektasie sein und Folgen der Überdehnung ein chronisches Emphysem.

Zusammenfassend gesagt, wirkt die Atelektase in vielfacher Weise im Rahmen des tuberkulösen Geschehens. Sie läßt in oft auffallender Weise die enge Wechselbeziehung von Bronchus und Parenchym erkennen und hebt die pathogenetische Einheit des Segmentes hervor. Sie bildet meist ein wichtiges Hinweissymptom auf ein pathogenetisch tiefer liegendes Geschehen (LÖFFLER 1950). Vor allem die stenosierende Bronchustuberkulose ist häufigste und wichtigste Atelektaseursache.

Die Bedeutung der Atelektase als Erscheinungsform bei Lungentuberkulose hat sich im Laufe der letzten 10 Jahre wesentlich gewandelt. Während sie früher vorwiegend als eine den tuberkulösen Grundprozeß begleitende „epituberkulöse" oder ihm nachfolgende „metatuberkulöse" Erscheinungsform angesehen wurde, betrachten wir die Atelektase heute als unmittelbar dem tuberkulösen Geschehen eingegliedert.

E. Segment und Rückbildung der Tuberkulose.

Die wesentlichsten Rückbildungsvorgänge bei Tuberkulose sind Resorption, produktive Umwandlung, Induration und Verkalkung. Wird schon bei der Herdsetzung das Segment zum Ort des tuberkulösen Geschehens, so muß naturgemäß auch die Involution dieser Herde sich im Segmentraum abspielen. Häufig tritt der segmentäre Bezirk durch Induration und Schrumpfung besonders deutlich hervor. Typische Form und scharfe Begrenzung weisen wie bei der Atelektase auch bei indurativer Schrumpfung auf das Segment hin.

Bei großflächigen Prozessen mit segmentärer Begrenzung kann nach Resorption der Veränderungen das im pathologischen Zustand sich darstellende Segment wiederum aus dem Röntgenbild ausgelöscht werden; häufig bleiben aber streifenförmige, randständige Verschattungsreste (indurativ veränderte Interlobien oder

Septen), die die Grenze des Segmentes markieren, bestehen. So sehen wir nach produktiver Umwandlung und Induration von Parenchymläsionen hie und da Indurationsfelder mit erkennbarer segmentärer Begrenzung. Auch Kalkkonglomerate und Kalknarbenfelder können klare Segmentbeziehungen zeigen und das zugehörige bronchographische Füllungsbild Deformierungen aufweisen, die selektiv auf die zugehörigen Segmentbronchen beschränkt sind.

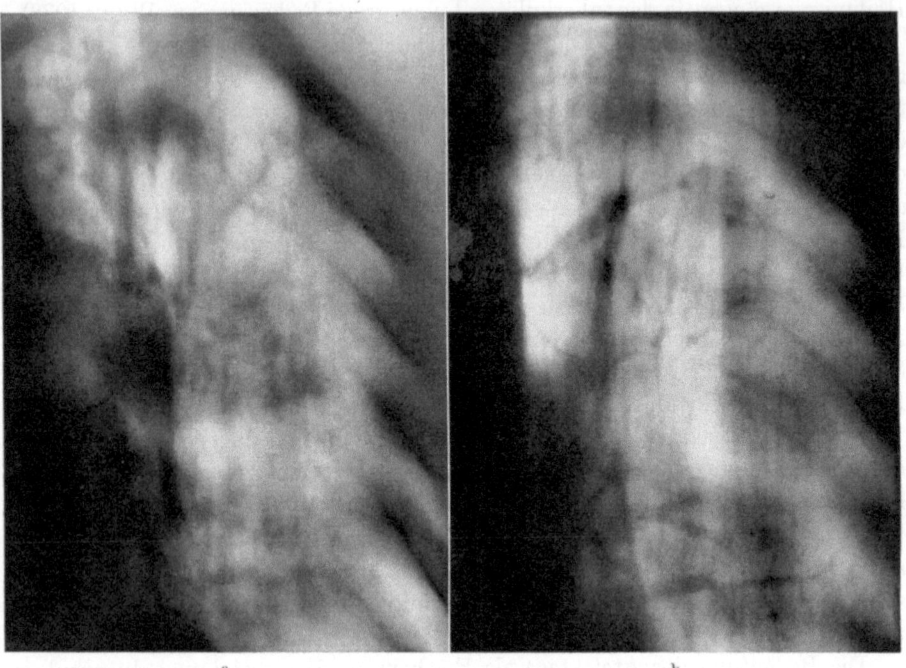

Abb. 102a. (Fall 61.) 8. 4. 52. Sagittaltomogramm, Schnitt 5¹/₂ cm. Zweipoliger infiltrativer Prozeß im linken posterioren Oberlappensegment.
Abb. 102b. 20. 1. 54. Sagittaltomogramm, Schnitt 5¹/₂ cm. Weitgehende Rückbildung mit geringen streifigen Residuen.

Die Rückbildung multisegmentärer Prozesse kann dynamisch gleichsinnig und zeitlich simultan oder succedan erfolgen. Bei dissoziiertem, gegensinnigem Ablauf steht Regression in einem der Progression im anderen Segment gegenüber.

Wir gehen im folgenden auf segmentgebundene Rückbildungsvorgänge ein und erläutern sie an verschiedenen Beispielen.

1. Segment und Resorption.

Bei exsudativen Lungentuberkulosen, die nicht bis in das Stadium der Verkäsung gelangt sind, ist weitgehende Rückbildung durch Resorption möglich. Selbst segment- und lappenfüllende großflächige Prozesse können aus dem Röntgenbild fast vollkommen verschwinden.

Die Rückbildung eines großflächigen, bisegmentären, exsudativ-kavernösen Prozesses auf geringe Residuen eines feinstreifigen Indurationsfeldes zeigte Fall 27. In ähnlicher Weise kommt es im folgenden Beispiel zur Regression einer weniger ausgedehnten, infiltrativen, bronchogen angelegten Tuberkulose des linken posterioren Oberlappensegmentes.

Fall 61. H., Georg, 1929. Im Abb. 102a stellt sich mit zwei infiltrativen Zentren ein Prozeß des linken posterioren Oberlappensegmentes dar. Dieses setzt sich medial gegen den Unterlappen durch eine scharfe Interlobärlinie ab. Der caudale infiltrative Teil ist um den Segmentstiel gruppiert, die Verschattung dreieckförmig; das subapikale Verschattungszentrum ist polymorph. Kavernöser Zerfall besteht nicht. Unter intensiver Chemotherapie kommt es zu weitgehender Rückbildung. In Abb. 102b ist der Ober-Unterlappenspalt als medial gelegener Streifen erkennbar. Sein schräger Verlauf markiert die dreieckige basale Begrenzung des posterioren Oberlappensegmentes. Im Parenchym des Segmentes selbst sind nur mehr vereinzelte feinstreifige Schattenzüge erkennbar. Die Rückbildung dieses segmentär-infiltrativen Prozesses durch Resorption und geringe Induration geschieht unter weitgehender Erhaltung von Größe und Form des befallenen Segmentes.

2. Segment und Schrumpfung.

Geht die Rückbildung mit ausgedehnten reparativen Veränderungen im Parenchym in Form von Induration und fibröser Umwandlung einher, oder kommt es im Ablauf einer Bronchuswanderkrankung zu narbig-irreversibler Bronchusstenose und Atelektasierung, so können sich Segmente und Lappen durch indurative oder atelektatisch-indurative Schrumpfung weitgehend retrahieren. Über hochgradige Schrumpfungen ganzer Lungenlappen durch Atelektase oder entzündliche Prozesse haben früher FLEISCHNER (1934), H. ALEXANDER (1929, 1935), TERPLAN (1940), in neuerer Zeit R. W. MÜLLER (1943), ESSER (1949), P. CH. SCHMID (1950, 1952) und P. GALY und Mitarbeiter (1951) berichtet. Parenchymschrumpfungen können auch durch funktionelle Störungen wie Hypoventilation und -exkretion bedingt sein; sie sind nach P. GALY häufig nach Pleuritis, Pleuraverschwartungen, narbiger Peribronchitis, Bronchiektasien, Zwerchfellhochstand und Pneumothorax zu beobachten. Nach AMEUILLE, LEMOINE und PALEY (zit. nach P. GALY und Mitarbeiter 1951) ist die Bronchusstenose nicht die einzige Ursache der Hypoventilation, auch Sekretstagnation spielt eine wesentliche Rolle.

Die Fähigkeit selbst großer Lungenbezirke, auf so kleinen Raum zusammenzuschrumpfen, daß aus der Rückbildungsform weder auf die ursprüngliche Ausdehnung des Prozesses noch des segmentären Befalles geschlossen werden kann, ist immer wieder erstaunlich. Band- oder dreieckförmigen Verschattungen geringer Ausdehnung können — wie tomographische und bronchographische Untersuchungen beweisen — geschrumpfte Segmente oder sogar Lappen als Schattensubstrat zugrunde liegen. TERPLAN (1940) beschrieb die Schrumpfung eines Oberlappens auf Nußgröße nach Bronchusstenose durch Drüsenkompression.

Massive Schrumpfungen gehen naturgemäß mit Deformierung und Dislokation der Segmente einher. Formveränderung und Wanderungsbewegung sind einerseits von der Schrumpfungsrichtung, bzw. vom vorherrschenden Schrumpfungszug, andererseits von der Fixation des Segmentes an seine Umgebung abhängig. Entsprechend der Traktionsrichtung des elastischen Gesamtspannungssystems der Lunge erfolgt die Retraktion von Segmenten meist hilipetal. Röntgenologisch können 2 Erscheinungsformen beobachtet werden: das sog. „Fächerphänomen" und die hilipetale rétraction en bloc (LÖFFLER, HAEFLIGER, MARK 1953). Beim sog. Fächerphänomen stellt sich in der sagittalen Röntgenaufnahme die Dislokation des schrumpfenden Segmentes oder Lappens — dem Schließen eines Fächers vergleichbar — in einer spontanen, mediastinalwärts gerichteten Drehbewegung mit dem Hilus als Fixpunkt dar; der Oberlappen klappt nach kranial, der Unterlappen nach caudal. Isolierte Schrumpfung des Mittellappens erfolgt unter dreieckiger Verschattung meist nach medial und hilipetal. Beide Bewegungs-

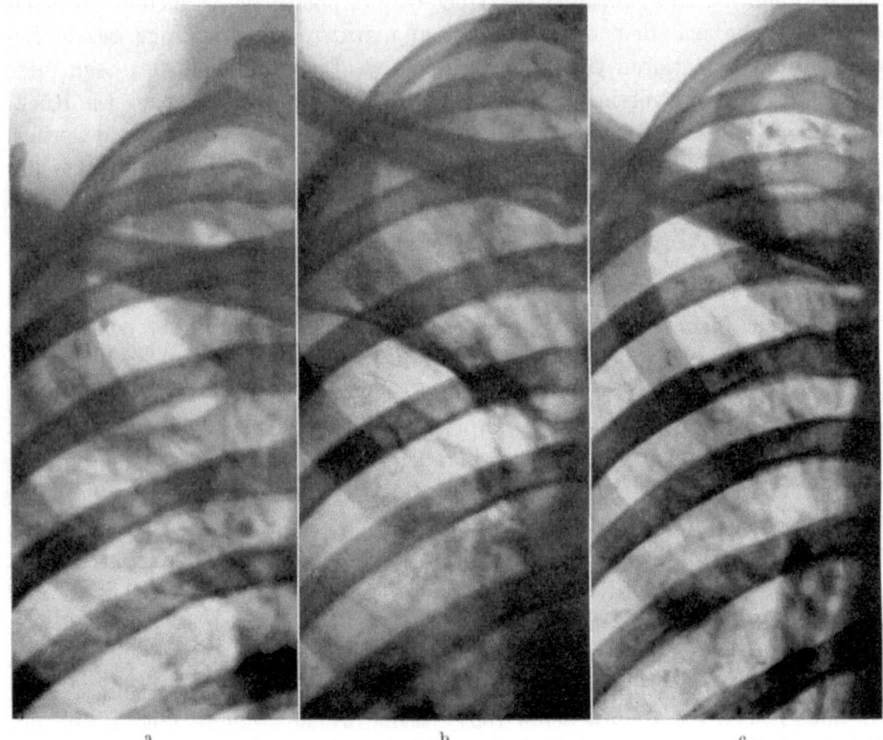

Abb. 103a. (Fall 62.) 27. 4. 36. Übersichtsbild. Großkavernöser Prozeß im rechten Oberlappen, 3 Kalkherde infraclaviculär.
Abb. 103b. 15. 12. 36. Übersichtsbild. Atelektatische Schrumpfung des Oberlappens mit Kavernenrückbildung; Verlagerung der Kalkherde retroclaviculär.
Abb. 103c. 6. 5. 39. Übersichtsbild. Kalkherde subapikal.

phasen sind Ausdruck der allgemeinen Raumverkleinerungstendenz schrumpfender Lungenabschnitte. Wenn nun, wie z. B. beim Pneumothorax, eine allseitige Entspannung des Parenchyms vorliegt, so resultiert eine vorwiegend hilipetale Schrumpfungsbewegung. Wir sehen die rétraction en bloc daher am häufigsten bei Pneumothoraxatelektasen. Der adhärente Kontakt durch Verwachsung der Pleurablätter hingegen führt zu einer Ablenkung der Schrumpfungsrichtung mit Drehbewegung um den Hilus. Praktisch entwickeln sich häufig Mischformen, bei denen es — je nach Richtung des vorherrschenden Schrumpfungszuges — zu atypischen Dislokationen kommt. Für die Erkennung der oft grotesk dislozierten Segmente und Lappen sind Tomographie und vor allem Bronchographie unerläßlich.

Das sog. Fächerphänomen bei atelektatischer Lappenschrumpfung läßt sich im folgenden Beispiel an der Wanderung von Kalkherden deutlich verfolgen.

Fall 62. M., Richard, 1905. In Abb. 103a stellt sich eine rechtsseitige kavernöse Oberlappentuberkulose dar. Unterhalb der Clavicula, in Höhe der 4. Rippe rückwärts, liegen drei sich in das Kavernenlumen projizierende Kalkflecken. Auf Abb. 103b hat sich der Oberlappen verdichtet, die Kaverne weitgehend zurückgebildet und die Ober-Mittellappengrenze nach kranial verlagert. Die Kalk-

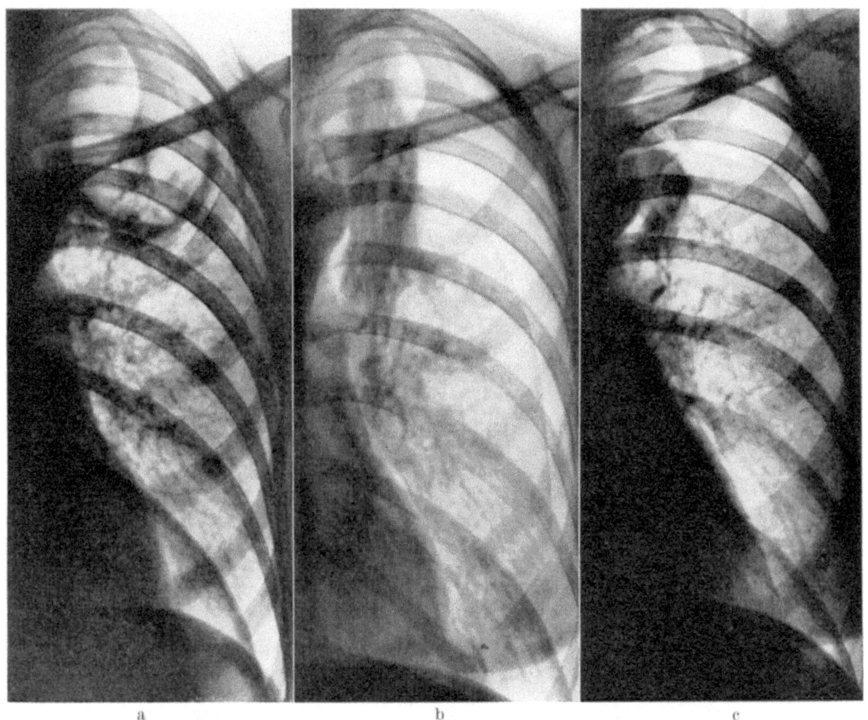

Abb. 104a. (Fall 63.) 16. 11. 51. Übersichtsbild. Faustgroße Kaverne im linken Oberlappen.
Abb. 104b. 24. 3. 52. Übersichtsbild. Zustand bei Pneumothorax. Atelektasierung der 3 oberen Segmente des linken Oberlappens unter Kavernenverkleinerung. Teilweise Fixation des Oberlappens durch strangförmige Verwachsungen.
Abb. 104c. 27. 8. 52. Übersichtsbild. Extreme Schrumpfung nach Verwachsungsdurchtrennung, Kavernenschluß.

flecken befinden sich nunmehr retroclaviculär. Im Verlaufe der weiteren Schrumpfung wandern sie bis unter die Spitze und liegen auf Abb. 103c paramediastinal. Diese auffallende Wanderung der Kalkflecken, deren Verbindungslinie jeweils tangential zu einem mit dem Hilus als Mittelpunkt gedachten Kreisbogen eingestellt ist, veranschaulicht die Drehbewegung des Oberlappens deutlich.

Ein Beispiel für die hilipetale rétraction en bloc bildet der nächste Fall.

Fall 63. L., Rosa, 1905. In Abb. 104a findet sich im linken Oberlappen eine kleinfaustgroße Kaverne; sie reicht von der Spitze bis zum oberen Rand der 2. Rippe vorne. Zwischen Kaverne und Hilus sind die spezifisch veränderten Ableitungsbronchen als Kavernenabflußbahn deutlich dargestellt. Bronchoskopisch war eine Schleimhauttuberkulose am verengten Orificium des Oberlappenbronchus vorhanden. Nach Pneumothoraxanlage kollabierte der linke

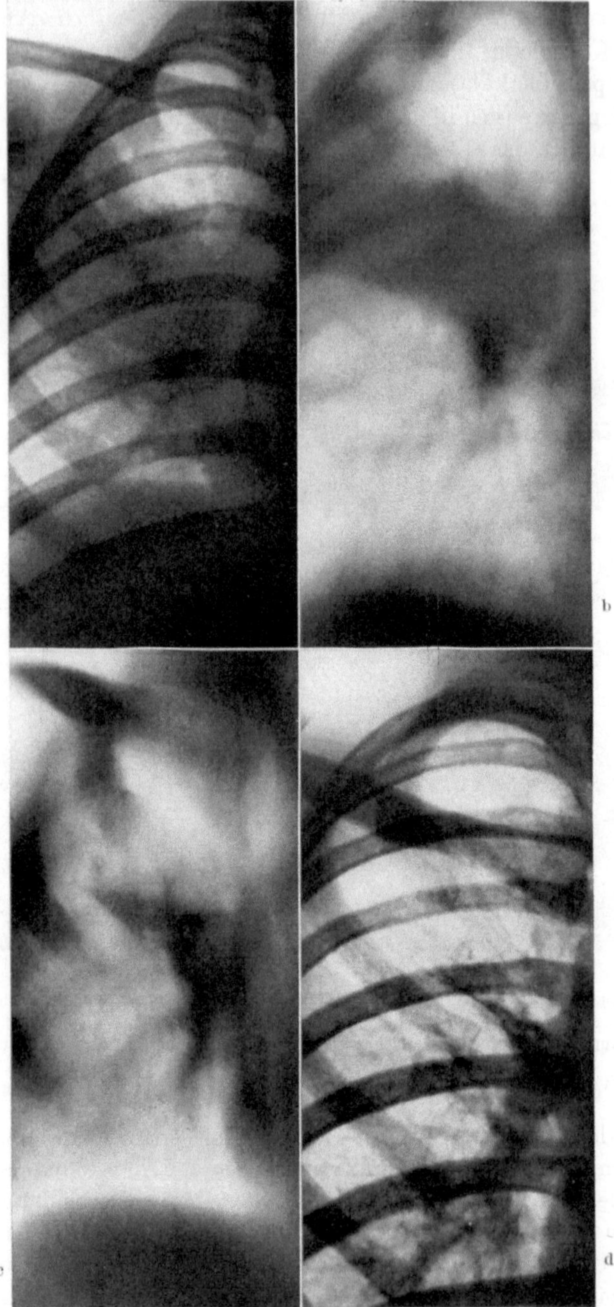

Abb. 105a. (Fall 64.) 15. 2. 45. Übersichtsbild. Dichte, unscharf begrenzte, schleierartige Verschattung im rechten Mittelfeld.

Abb. 105b. 6. 3. 45. Sagittaltomogramm, Schnitt 6 cm. Verschattung des axillaren rechten Oberlappensegmentes mit scharfer Grenze gegen den Mittellappen.

Abb. 105c. 18. 3. 46. Sagittaltomogramm, Schnitt $7^{1}/_{2}$ cm. Scharf begrenzte dreieckige Segmentverschattung mit wabigen Aufhellungen und Drüsenverkalkung.

Abb. 105d. 20. 6. 51. Übersichtsbild. Fortgeschrittener Schrumpfungszustand, Verlagerung des Mittellappenbronchus.

Oberlappen ohne seinen Lingulaanteil. In Abb. 104b ist dieser Zustand dargestellt: strangförmige Verwachsungen fixieren den Oberlappen an der Thoraxkuppel und halten die Kaverne ausgespannt. Nach thorakokaustischer Verwachsungsdurchtrennung bildet sich eine massive atelektatische Schrumpfung aus, die die Kaverne umfaßt und zum Verschwinden bringt. Die drei atelektasierten Oberlappensegmente retrahieren sich, wie Abb. 104c zeigt, zu einem nur noch nußgroßen, dem Aortenknopf anliegenden Schatten. Diese excessive multisegmentäre Schrumpfung mit Heilung der Kaverne kommt einer „Autosegmentektomie" gleich.

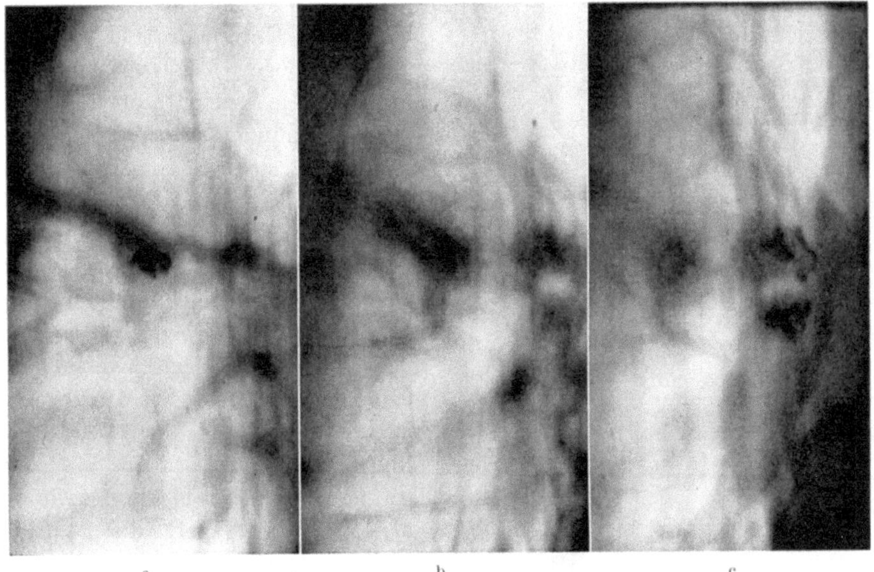

Abb. 106a. (Fall 65.) 9. 2. 53. Sagittaltomogramm, Schnitt 5 cm. Schmale Streifenverschattung im posterioren Segment des rechten Oberlappens mit Kalkeinlagerung.
Abb. 106b. 9. 2. 53. Sagittaltomogramm, Schnitt 6 cm. Schnitt durch den zugehörigen Segmentbronchus.
Abb. 106c. 9. 2. 53. Sagittaltomogramm, Schnitt 6¹/₂ cm. Zangenartige Anordnung von Drüsenkalk.

Die Schrumpfung von Segmenten und Lappen stellt sich röntgenologisch vielgestaltig dar. Das Zustandsbild wird nicht allein von der Gestalt der Segmente oder Lappen, sondern oft vielmehr von auf sie einwirkenden Zug- und Druckkräften bestimmt. Im allgemeinen lassen sich entsprechend der Eigenform von Segmenten und Lappen, zum Teil dreieckige, zum Teil streifen- bis bandförmige, zum Teil rundliche Schattenformen nachweisen. Radiäre Streifenschatten wurden fälschlicherweise häufig als Pleuritis mediastinalis oder interlobaris gedeutet (ESSER 1949, P. CH. SCHMID 1952). P. GALY (1954) hat darauf aufmerksam gemacht, daß sog. „foyers ronds" häufig atrophische, retrahierte Segmentatelektasen zugrunde liegen. Dreieckige bis bandförmige Bilder von Segmentschrumpfungen bei kindlicher Primärtuberkulose mit zum Teil narbigbronchiektatischen Veränderungen des Bronchus hat LOWYS (1952) als „images claires juxta-hilaires" bezeichnet. FRANK (1954) spricht von Retraktionscysten. Dem sog. SLUKAschen Dreieckschatten dürften nicht selten geschrumpfte Oberlappensegmente entsprechen.

Die folgenden Fälle zeigen verschiedene Formen von Segment- und Lappenschrumpfungen. Wir gehen auf diese Beispiele näher ein, weil die Kenntnis ihres Erscheinungsbildes für die Analyse von Rückbildungsformen bei Lungentuberkulose große Bedeutung hat.

Aus einer „epituberkulösen" Verschattung eines rechten axillaren Oberlappensegmentes entwickelt sich beim folgenden Beispiel im Verlaufe der Rückbildung ein schmaler, dem Hilus aufsitzender Dreieckschatten.

Fall 64. R., Madeleine, 1942. In Abb. 105a stellt sich eine homogene Verschattung zwischen Hilus und lateraler Brustwand im rechten Mittelfeld dar. Die tomographische Analyse auf Abb. 105b ergibt auf Schicht 6 cm eine bandförmige gegen Mittel- und Unterlappen scharf abgegrenzte homogene Verschattung, in die der zugehörige Segmentbronchus stenosiert einzumünden scheint. Ein Jahr später stellt sich im Tomogramm der Abb. 105c das Segment geschrumpft, scharf begrenzt mit wabig bronchiektatischen Aufhellungen und Kalkeinlagerung in den Drüsen dar. Auf Abb. 105d, gut 5 Jahre nach Abb. 105c, bildet das geschrumpfte axillare Segment ein schmales, feinstreifig auslaufendes „hiläres" Schattendreieck („image claire juxta-hilaire"). Unter ihm ist, erweitert und bogenförmig nach kranial verlagert, die Lichtung des Mittellappenbronchus eben erkennbar. Der schrumpfende Segmentprozeß ging also nicht nur mit Sekundärveränderungen im befallenen Segment selbst einher, sondern hatte auch Rückwirkungen auf Nachbarsegmente.

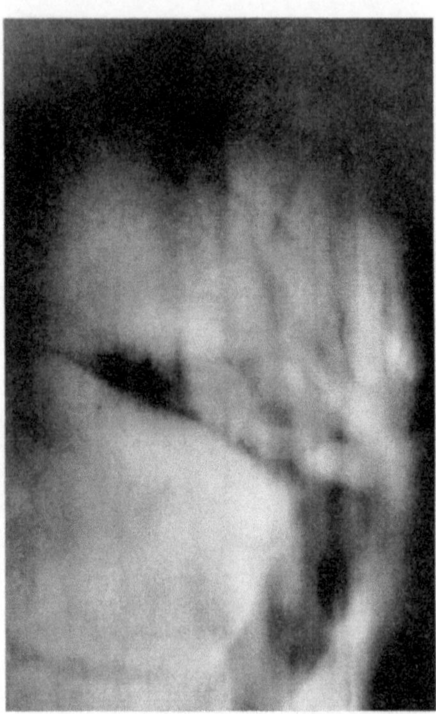

Abb. 107. (Fall 66.) 18. 9. 51. Sagittaltomogramm, Schnitt 8 cm. Dreieckförmige Schrumpfung des rechten anterioren Oberlappensegmentes mit ektatischer Bronchusdeformation.

Im nächsten Beispiel führt die Rückbildung eines Segmentprozesses bei Bronchialdrüsentuberkulose eines Kindes zu dem Bilde eines pseudointerlobären radiären Streifenschattens. Im Rückbildungszustand den Bronchus zangenartig umgreifende peribronchiale Drüsenkalkkonkremente legen die Annahme nahe, daß im aktiven Stadium dieses Prozesses eine Hilusdrüsenschwellung mit Bronchuskompression vorgelegen hat.

Fall 65. F., Ernst, 1945. In Abb. 106a erkennen wir auf Schnitt 5 cm einen schmalen Schattenstreifen mit scholliger Kalkeinlagerung. Dieser gehört, der Lage und Verlaufsrichtung des im Schnitt 6 cm (Abb. 106b) axillar ziehenden Bronchusastes nach zu schließen, dem posterioren Oberlappensegment an. Das Bronchuslumen ist zum Teil verschmälert, unregelmäßig konturiert und deformiert. In Abb. 106c, Tomogrammschnitt 6½ cm, erkennt man zwei unregelmäßige Kalkschollen, die den Bronchus am Abgang vom Oberlappenast einklemmen.

Das vollentwickelte Bild einer segmentären Schrumpfung mit bronchiektatischer Bronchusdeformation als Rückbildungsfolge einer Primärtuberkulose stellt sich im nächsten Beispiel dar.

Fall 66. W., Jakob, 1921. In Abb. 107 zeigt sich ein schmaler, nach lateral streifig auslaufender dreieckiger Schatten, der wahrscheinlich dem anterioren

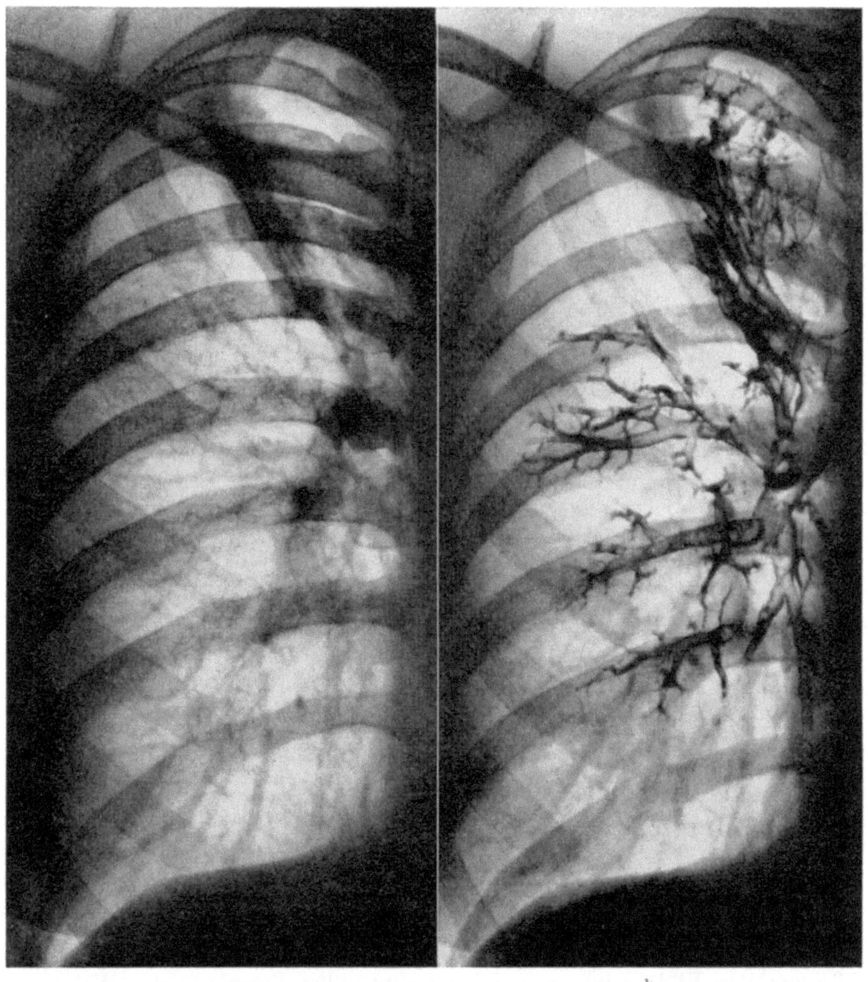

Abb. 108a. (Fall 67.) 7. 1. 53. Übersichtsbild. Streifiges „Indurationsfeld" im rechten Obergeschoß.
Abb. 108b. 12. 2. 53. Bronchogramm. Excessive Schrumpfung des rechten Ober- und Mittellappens nach kranial.

Oberlappensegment zugehört. Der axial nach lateral verlaufende Segmentbronchus ist deutlich ausgeweitet und unregelmäßig konturiert. Auch der apikale Nachbarsegmentbronchus ist in seinem orifiziellen Teil deformiert dargestellt.

Excessive Schrumpfung aller Segmente des Ober- und Mittellappens und Bündelung der Segmentbronchen finden sich im folgenden Beispiel. Auffällig ist dabei die Diskrepanz zwischen der röntgenologischen Darstellung im Übersichtsbild, bei der lediglich ein steilgestelltes, dichtstreifiges Indurationsfeld zu sehen ist, und der bronchographischen Analyse. Diese deckt einen massiven multisegmentären Schrumpfungsprozeß auf.

Fall 67. N., Katharina, 1925. In Abb. 108a bestehen rechts vom Hilus nach kranial ziehende, differenzierte, grobstreifige Verschattungen. Das Bronchogramm, Abb. 108b, hingegen läßt als Substrat dieses „Narbenfeldes" eine starke Schrumpfung von Ober- und Mittellappen mit Bündelung der Bronchen erkennen. Der Unterlappen ist überdehnt.

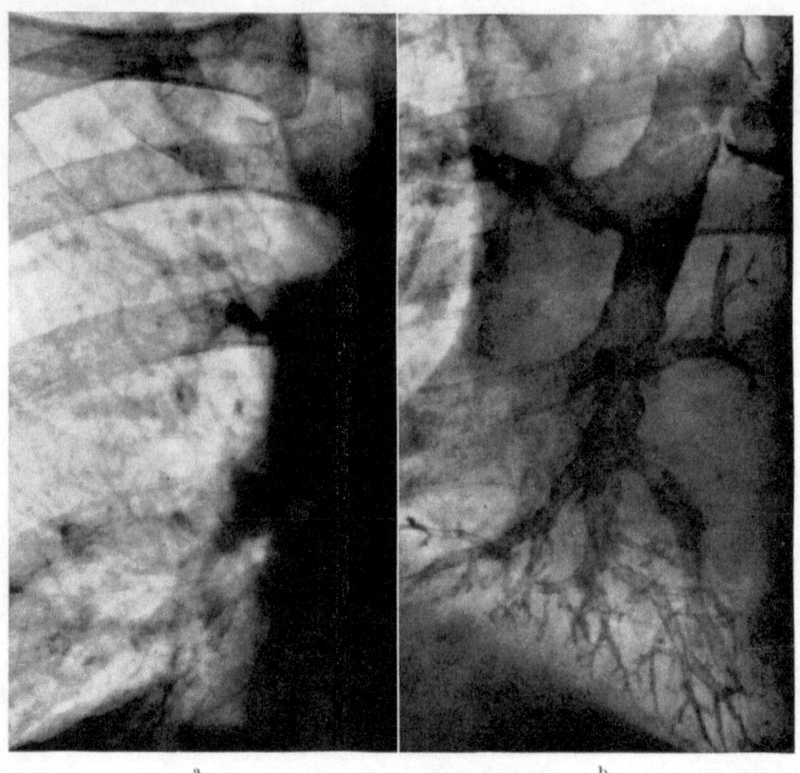

Abb. 109a. (Fall 68.) 6. 9. 52. Übersichtsaufnahme. Streifig-fleckige Verschattung im rechten Herz-Zwerchfellwinkel.

Abb. 109b. 4. 12. 52. Bronchogramm. Schrumpfung des rechten Unter- und Mittellappens.

Ein analoges Bild, jedoch mit Schrumpfung aller Segmente des Mittel- und Unterlappens, stellt das folgende Beispiel dar.

Fall 68. R., Josephine, 1894. Auf der Übersichtsaufnahme in Abb. 109a stellt sich im rechten Herz-Zwerchfellwinkel nach Art des CHAUFFARDschen Dreieckes eine mäßig dichte Verschattung mit streifigen Veränderungen dar. Das Bronchogramm in Abb. 109b zeigt den rechten Unterlappen, vor allem seine basalen Segmente, auf kleinen Raum zusammengeschrumpft; der Mittellappen liegt bandförmig dem Unterlappen eng an. Die Bronchen des Unterlappens sind in ihrer Gesamtheit dargestellt; der Mittellappenbronchus ist nur in seinem Anfangsteil gefüllt.

Die weitgehende Schrumpfung eines linken Oberlappens auf Mandarinengröße ist im nächsten Fall wiedergegeben. Das Beispiel demonstriert, ähnlich wie im Fall 63, zu welch excessiver Volumenverkleinerung selbst ganze Lungenlappen fähig sind.

Fall 69. E., Madeleine, 1923. Abb. 110 zeigt eine rundliche, kleinmandarinengroße dichte Verschattung, bei der es sich um den ganzen linken Oberlappen handelt. Abgang und Aufzweigung des Lappenbronchus sind durch schmale Aufhellungen innerhalb der Verschattung eben erkennbar. Daß tatsächlich der ganze Oberlappen retrahiert war, konnte bei seiner Resektion bestätigt werden.

Die histologische Untersuchung ergab, daß der kavernöse Ausgangsprozeß vollkommen abgeheilt war, eine „Autolobektomie" der operativen Lappenentfernung gleichsam vorausgegangen war. Die Alveolen waren fast vollständig kollabiert, die Alveolarsepten durch Proliferation kollagenen Bindegewebes verdickt. Tuberkulöses Granulationsgewebe war praktisch kaum mehr nachweisbar. Die distalen Bronchen waren erweitert, die proximalen Abschnitte der Segmentbronchen von kollagen-faserreichem Bindegewebe umschlossen, stenosiert, die Bronchialknorpel dachziegelartig übereinandergeschoben und ohne spezifisch-entzündliche Infiltrate. Der pathologisch-anatomische Befund zeigt also das Bild einer chronischen interstitiell-fibrosierenden Pneumonie mit hochgradiger Atelektase, Bronchiektasie der peripheren, Narben-

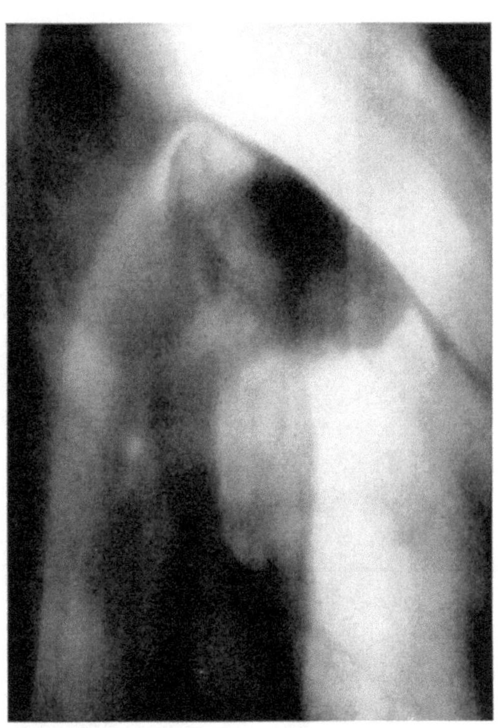

Abb. 110. (Fall 69.) 8. 1. 52. Sagittaltomogramm, Schnitt 6¹/₂ cm. Extreme Schrumpfung des linken Oberlappens auf Mandarinengröße. Pneumothorax.

stenose der zentralen Bronchialabschnitte und damit typische Veränderungen von Parenchym und Bronchus bei segmentären Schrumpfungsprozessen (posttuberkulöses Syndrom). (Huzly und Böhm 1955).

Das letzte Beispiel dieser Reihe demonstriert die oft groteske Veränderung der Anatomie der Lunge durch starke Schrumpfungsvorgänge.

Fall 70. A., Emil, 1917. In Abb. 111a ist die Trachea stark verkrümmt und nach links verlagert. Der Oberlappen der linken Lunge ist vollkommen atelektatisch geschrumpft, die Oberlappenbronchen deformiert und verengt. In der rechten Lunge findet sich ein weitgehend zerstörter Oberlappen, der Mittellappen enthält fleckig-streifige Schattenbildungen. Im Verlaufe von 4 Jahren (Abb. 111b) kommt es zur massiven Schrumpfung und Dislokation des rechten Oberlappens, der pflaumengroß vor der Wirbelsäule liegt. Die Trachea ist kolbig deformiert und in den linken Hemithorax verzogen. Die Schrumpfung des linken Oberlappens hat noch zugenommen: der Lappen ist nur noch apfelgroß.

Beide Oberlappen zeigen bronchiektatische Veränderung ihrer Äste. Rechts basal besteht außerdem eine Ergußverschattung.

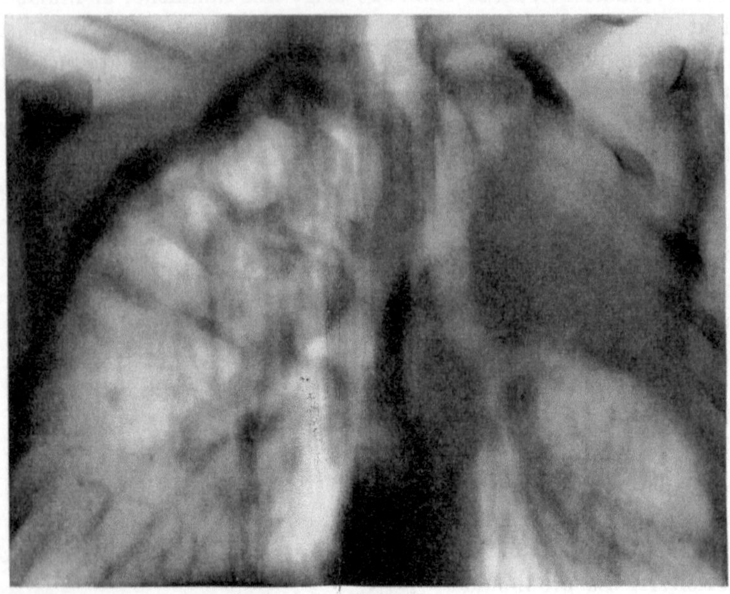

Abb. 111a. (Fall 70.) 18. 5. 49. Sagittaltomogramm, Schnitt 8 cm. Massive atelektatische Schrumpfung des linken Oberlappens; Verziehung der Trachea; kavernös-bronchiektatische Zerstörung des rechten Oberlappens.

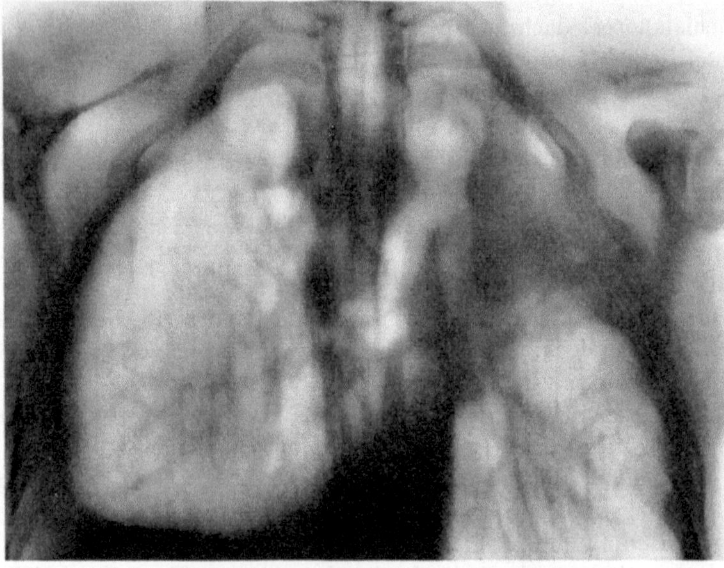

Abb. 111b. 26. 3. 53. Sagittaltomogramm, Schnitt 9 cm. Grotesker Schrumpfungszustand beider Oberlappen. Verlagerung der Trachea in den linken Hemithorax.

Sowohl selektive Schrumpfungs- wie auch kompensatorische Dehnungsfähigkeit einzelner oder mehrerer Segmente belegen das autonome Verhalten dieser Lungenabschnitte.

3. Segment und Rückbildung der Kaverne.

Die enge funktionelle und pathogenetische Zusammengehörigkeit von Bronchus und Parenchym läßt sich auch am Mechanismus der Kavernenentstehung und -rückbildung erkennen. Die Eröffnung des Herdes in den bronchialen Kanalweg und die Ausstoßung der erweichten Käsemassen leiten die Bildung der Kaverne ein. Der Kontakt des infektiösen Kavernensekretes mit der Schleimhaut des Drainage-bronchus kann die Erkrankung des Bronchus zur Folge haben. Die Bronchus-tuberkulose führt häufig zum Bronchusverschluß, der seinerseits die Voraussetzung

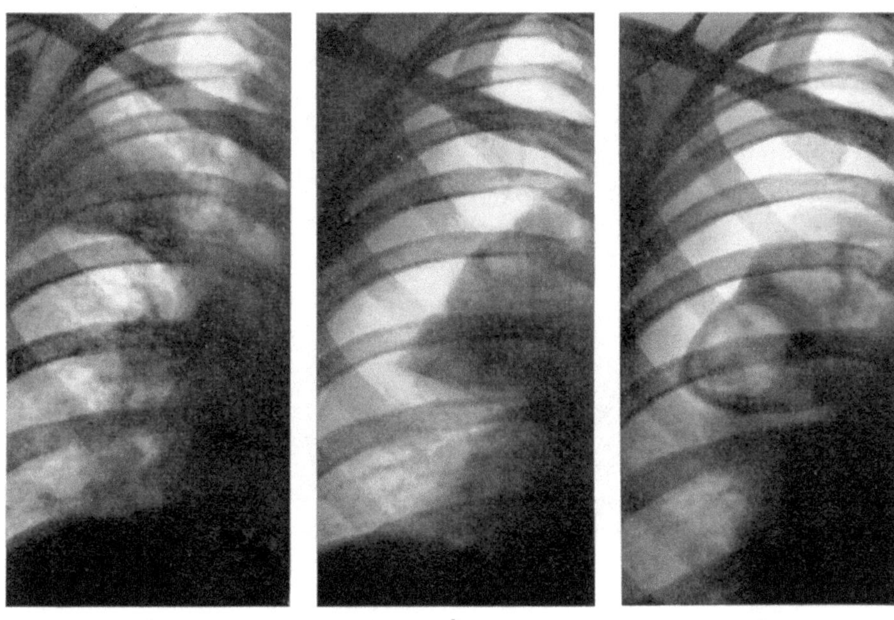

Abb. 112a. (Fall 71.) 17. 5. 49. Übersichtsaufnahme. Auf das rechte anteriore Oberlappensegment begrenzter exsudativ-kavernöser Prozeß.

Abb. 112b. 7. 7. 49. Übersichtsaufnahme. Massive Atelektasierung des rechten Oberlappens nach Pneumo-thoraxanlage, Verschwinden der Kaverne.

Abb. 112c. 17. 10. 49. Übersichtsaufnahme. Rekavernisierung; Lösung der Atelektase in den Nachbarsegmenten,

für die Rückbildung und Heilung der Kaverne bilden kann. Die Kavernenheilung steht also gleichsam am Ende eines Vorganges, bei dem der Bronchuszustand eine wichtige Rolle spielt. Eine ähnliche pathogenetische Einheit stellen Bronchus und Parenchym auch bei Entwicklung und Rückbildung der Atelektase dar, jedoch mit dynamisch umgekehrtem Verhalten. Bronchusverschluß führt zur Entstehung, Bronchusöffnung zur Lösung der Atelektase. Kaverne und Atelektase weisen also in ihrer pathogenetischen Bindung zum Bronchus ein divergentes Verhalten mit dissoziiertem Ablauf der Vorgänge auf. Denn während der Zustand des offenen Bronchus die Rückbildung der Kaverne verhindert, die der Atelektase hingegen fördert, ist der Bronchusverschluß die Voraussetzung zur Rückbildung der Kaverne und zur Entstehung der Atelektase. Diese dynamische Divergenz stellt sich im folgenden Beispiel dar.

Fall 71. H., Ida, 1921. Auf Abb. 112a findet sich im rechten Oberlappen ein unisegmentärer, wahrscheinlich im anterioren Segment lokalisierter, exsudativ-kavernöser Prozeß. Die Kaverne ist als nußgroße Aufhellung innerhalb der dreieckigen, nach caudal scharf, nach kranial unscharf abgesetzten Verschattung eben erkennbar. Das übrige Parenchym des Oberlappens ist belüftet und entfaltet. In Abb. 112b kommt es unter Pneumothoraxanlage, wohl infolge der Stenosierung des miterkrankten, sich retrahierenden Lappenbronchus zur Atelektasierung aller 3 Segmente des Oberlappens und zum Verschwinden des Kavernenlumens. In Abb. 112c löst sich durch Lockerung der Stenose die Atelektase teilweise, die Kaverne tritt erneut in Erscheinung.

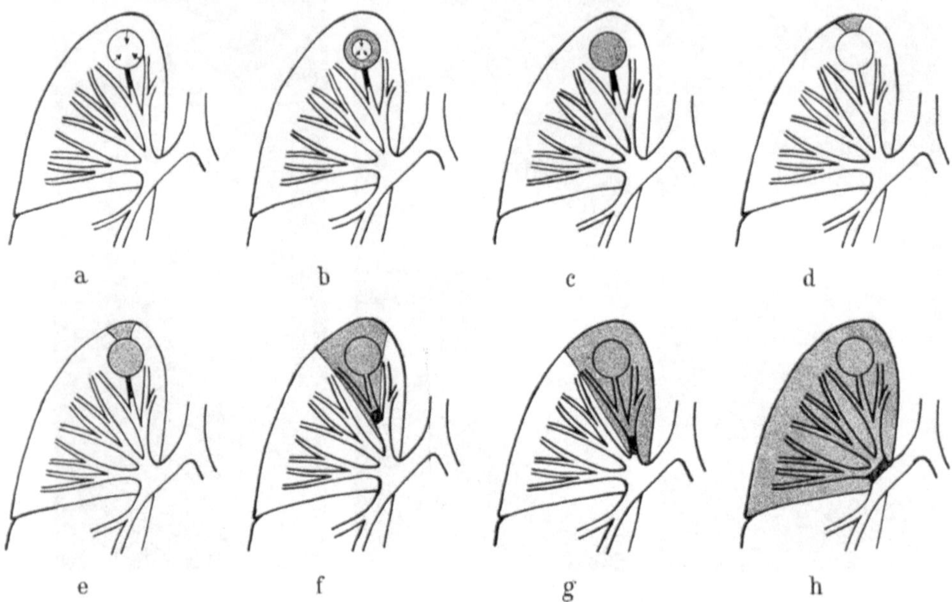

Abb. 113a—h. Bronchusverschluß und Kavernenrückbildung. Erklärung im Text.

So stellt sich die Kavernenrückbildung durch ihre kausale Bindung an den Bronchus bzw. den Bronchusverschluß als ein Vorgang im Segment dar. Je nach der Lage des Bronchusverschlusses im Verästelungsbereich des Bronchialbaumes ergeben sich verschiedene Rückwirkungen auf das kavernentragende Parenchym. Wir haben in der Auswirkung zwischen peripher und zentral gelegenen Bronchusstenosen zu unterscheiden. Die verschiedenen Möglichkeiten der Lokalisation sind in Abb. 113a—h schematisch zusammengestellt.

Besteht eine canaliculäre Stenose im kavernennahen Anteil des Ableitungsbronchus, kann es durch Resorption der Luft im Hohlraum zum einfachen Kavernenkollaps kommen (Abb. 113a); liegt eine perikavernöse Atelektase vor, so kann sie zur Deckung des Parenchymdefektes beitragen (Abb. 113b). Häufig tritt Auffüllung mit Sekret und Käse und Umwandlung der Kaverne in einen geschlossenen Herd (Wurm 1938) bzw. Rundherd (Haefliger 1948) ein (Abbildung 113c). Rundherdbildung kann mit kavernendistaler Atelektase (Abb.113d), wie Abb. 113e zeigt, kombiniert sein.

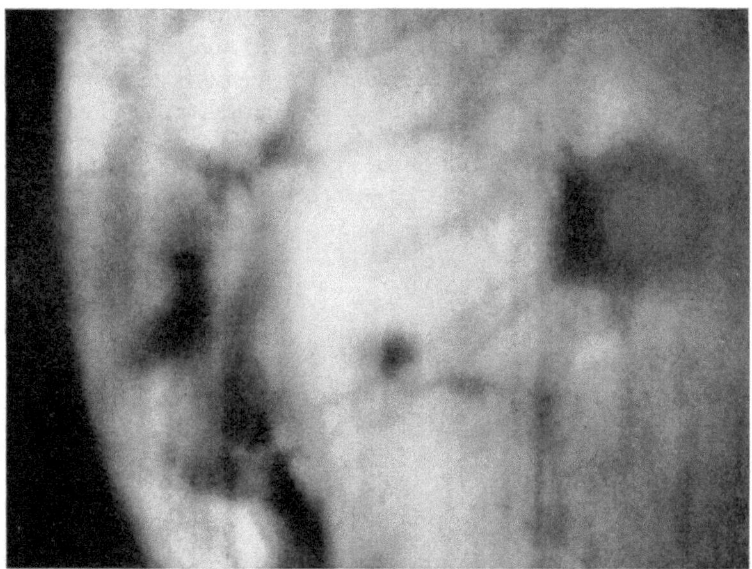

Abb. 114a. (Fall 72.) 11. 6. 53. Sagittaltomogramm, Schnitt 10¹/₂ cm. Kaverne mit deutlichem Ableitungsbronchus.

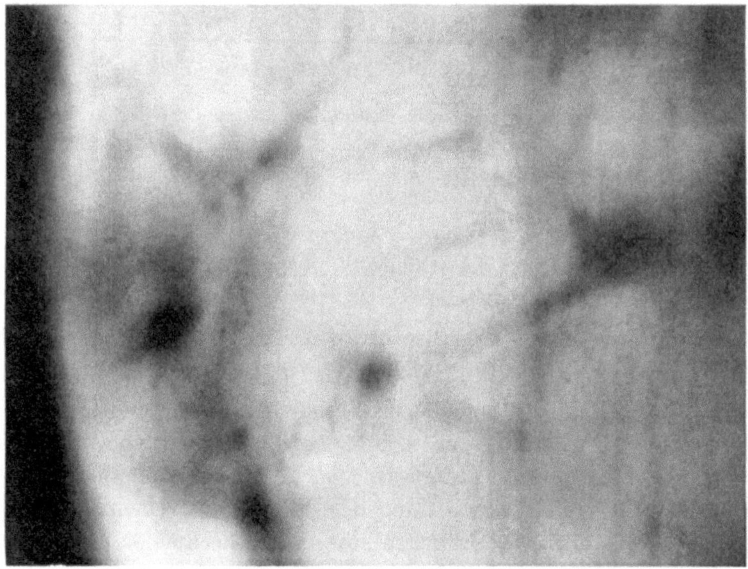

Abb. 114b. 10. 8. 53. Sagittaltomogramm, Schnitt 10¹/₂ cm. Obliteration des Ableitungsbronchus und Kavernenschluß.

Ist die Bronchusstenose in einem zentralen Bronchusabschnitt gelegen, so kommt es zu massiver Atelektasierung des ganzen kavernentragenden Parenchymbezirkes. Kavernenrückbildung und Atelektasierung erscheinen dann gekoppelt und koordiniert und die Atelektase unterstützt die Kavernenheilung (LÖFFLER, HAEFLIGER, MARK 1953). Atelektasierung und Retraktion des Segmentes schließen die Kaverne in sich ein und fördern den Kollaps der Höhle. Liegt die Stenosierung eines Subsegmentbronchus (Abb. 113f), eines Segmentbronchus (Abb. 113g) oder eines Lappenbronchus (Abb. 113h) vor, so kommt es zur Ausbildung von Atelektasen kavernentragender Subsegmente, Segmente oder Lappen. Der Bronchusverschluß kann mono- oder polystenotisch angelegt sein.

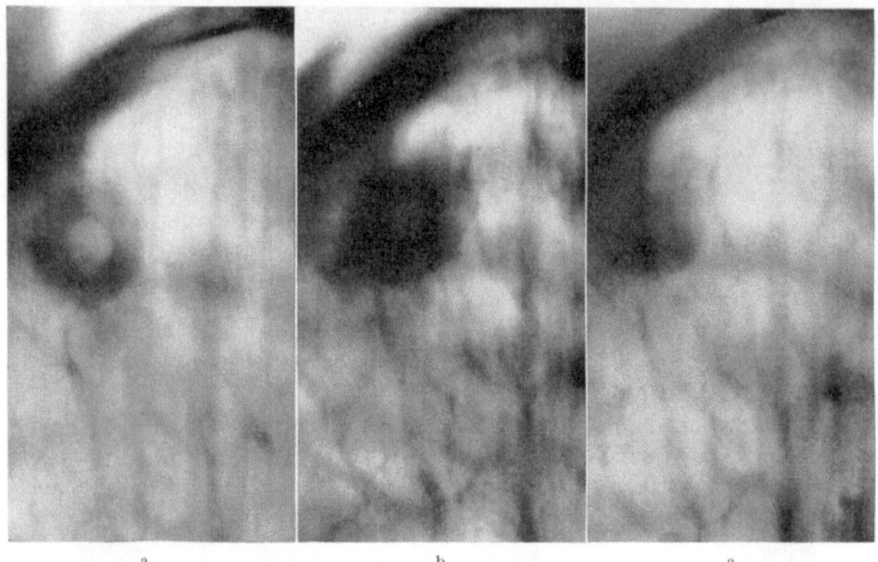

Abb. 115a. (Fall 73.) 11. 5. 44. Sagittaltomogramm, Schnitt 6 cm. Kaverne mit perikavernöser Atelektase.
Abb. 115b. 2. 9. 44. Sagittaltomogramm, Schnitt 6 cm. Umwandlung der Kaverne zum Rundherd.
Abb. 115c. 11. 12. 44. Sagittaltomogramm, Schnitt 6½ cm. Verkleinerung des Rundherdes und Bildung einer kavernendistalen Atelektase.

Verschiedene Formen von Kavernenrückbildungen im Segmentraum sind in den folgenden Beispielen dargestellt.

Rückbildung der Kaverne zum geschlossenen Herd zeigt der nächste Fall.

Fall 72. H., Berta, 1925. In Abb. 114a findet sich im anterioren Segment des linken Oberlappens eine nußgroße Kaverne mit breiter Wand. Der drainierende Bronchus ist in seinem ganzen Verlauf vom Hilus bis zur Kaverne deutlich dargestellt. Innerhalb von 2 Monaten entwickelt sich eine Bronchusobliteration mit Umwandlung der Kaverne zu einem bohnengroßen Rundherd (Abb. 114b). Der Bronchus ist nun als schmaler Streifenschatten angedeutet.

Fall 73. M., Olga, 1922. Auf Abb. 115a findet sich im apicalen Segment des rechten Oberlappens eine kirschengroße Kaverne mit breitem Ringwall (perikavernöse Atelektase) und Ableitungsbronchus. Im Verlauf der Rückbildung füllt sich die Kaverne; es entsteht ein Rundherd (Abb. 115b). Zwischen Kaverne und lateraler Pleuraoberfläche liegt ein wenig dichter dreieckiger Schattenbezirk;

der Ableitungsbronchus ist deutlich verengt. In Abb. 115c hat sich der Rundherd verkleinert, Dichte und Schärfe der kavernendistalen Atelektase haben zugenommen.

Die folgenden Fälle sind Beispiele für die Koordination von Kavernenrückbildung und Segmentatelektasierung.

Fall 74. M., Frieda, 1915. Abb. 116a stellt einen atelektatischen Prozeß des anterioren linken Oberlappensegmentes dar. Innerhalb des homogenen Schattens ist ein dattelgroßes Kavernenlumen ausgespart. Durch Schrumpfung verkleinern sich atelektatisches Segment und Kaverne gleichzeitig. Auf Abb. 116b ist die

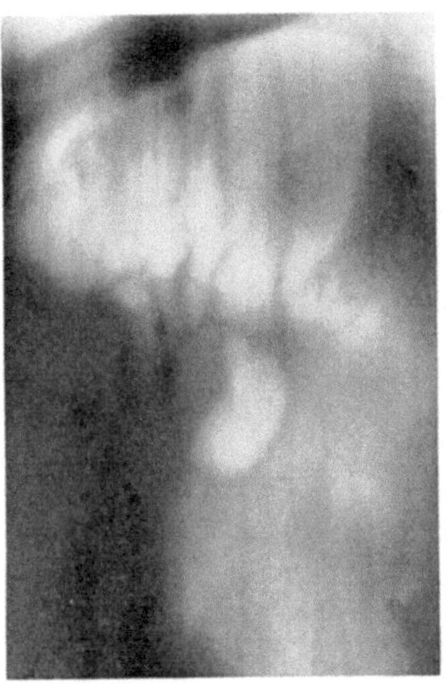
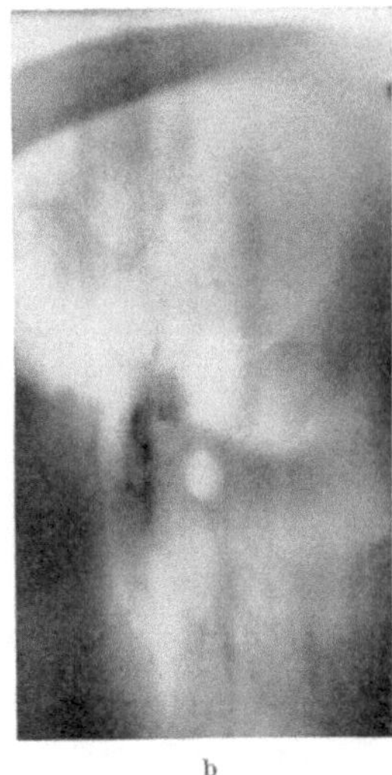
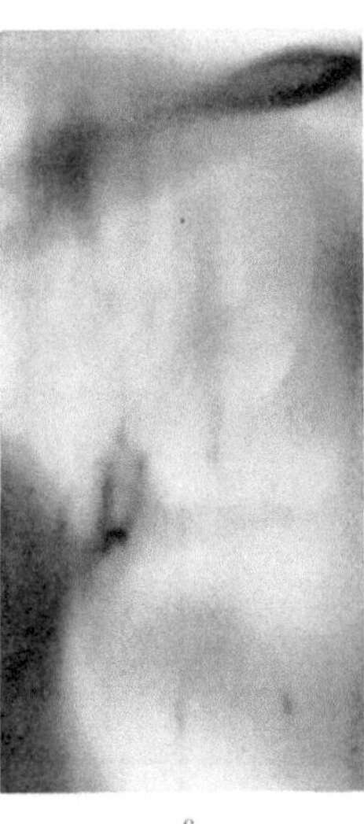

a   b   c

Abb. 116a. (Fall 74.) 25. 6. 52. Sagittaltomogramm, Schnitt 12 cm. Atelektatisch-kavernöser Prozeß des anterioren linken Oberlappensegmentes.
Abb. 116b. 18. 11. 52. Sagittaltomogramm, Schnitt 13 cm. Schrumpfung des Segmentes mit Kavernenverkleinerung.
Abb. 116c. 12. 10. 1953. Sagittaltomogramm, Schnitt 12 cm. Weitere Schrumpfung mit Kavernenschluß.

Kaverne noch erbsengroß; auf Abb. 116c stellt sich das Segment nur mehr als ein schmaler, zipfelförmiger Dreieckschatten dar, in dem die Kaverne nicht mehr zu erkennen ist.

Fall 75. K., Marie, 1924. Im posterioren Segment des rechten Oberlappens finden sich 2 Kavernen; das Segment ist mit lockeren, teilweise konfluierenden Herdbildungen durchsetzt (Abb. 117a und b). Unter Pneumothoraxbehandlung kommt es im Verlaufe von 7 Monaten zur Ausbildung zweier schmaler, bandförmiger Verdichtungsbezirke, die subsegmentalen Atelektasen entsprechen; die Kavernen sind nicht mehr nachweisbar (Abb. 117c).

Als Beispiel für akute Kavernenrückbildung bei Lappenatelektase diene der nächste Fall.

Fall 76. F., Lucia, 1927. Auf Abb. 118a bildet sich ein infiltrativ-kavernöser, rechtsseitiger Unterlappenprozeß ab; die Kaverne ist citronengroß. Einen Monat später entwickelt sich spontan eine scharf begrenzte, massive

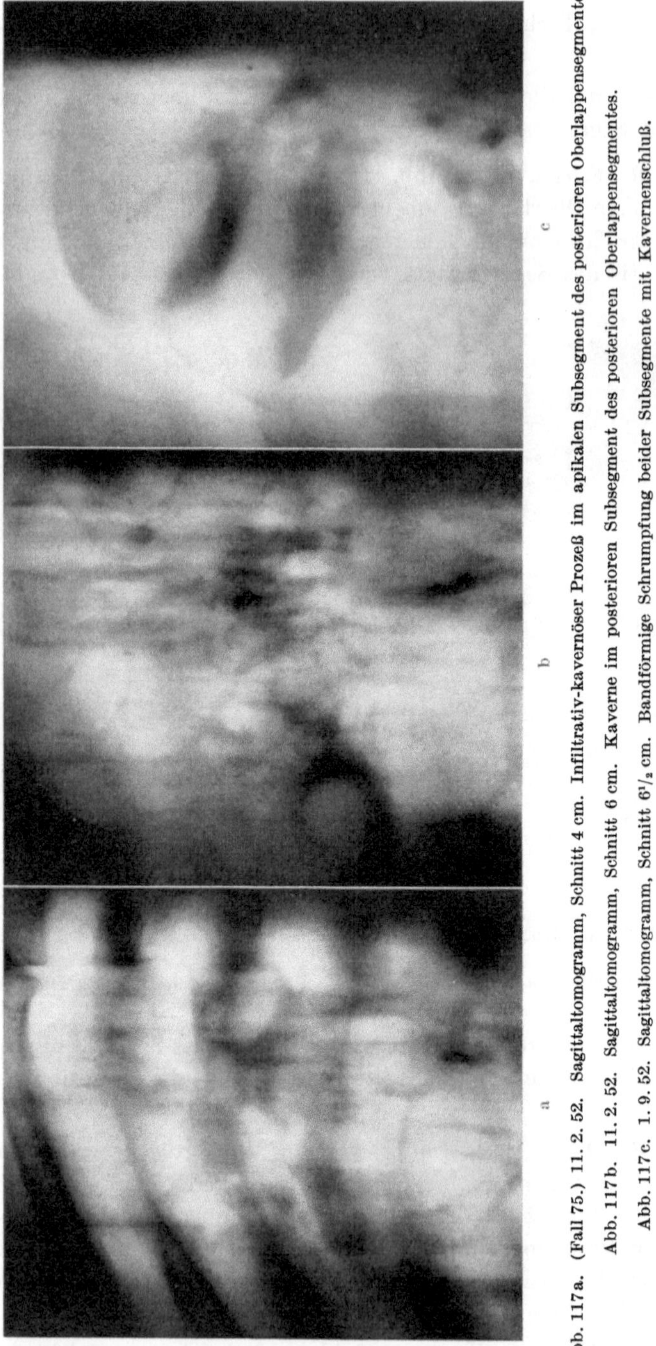

Abb. 117a. (Fall 75.) 11. 2. 52. Sagittaltomogramm, Schnitt 4 cm. Infiltrativ-kavernöser Prozeß im apikalen Subsegment des posterioren Oberlappensegmentes.
Abb. 117b. 11. 2. 52. Sagittaltomogramm, Schnitt 6 cm. Kaverne im posterioren Subsegment des posterioren Oberlappensegmentes.
Abb. 117c. 1. 9. 52. Sagittaltomogramm, Schnitt 6½ cm. Bandförmige Schrumpfung beider Subsegmente mit Kavernenschluß.

Atelektase des ganzen Unterlappens (Abb. 118b). Die Kaverne ist aus dem Röntgenbild ausgelöscht und läßt sich auch tomographisch nicht mehr auffinden (Abb. 118c).

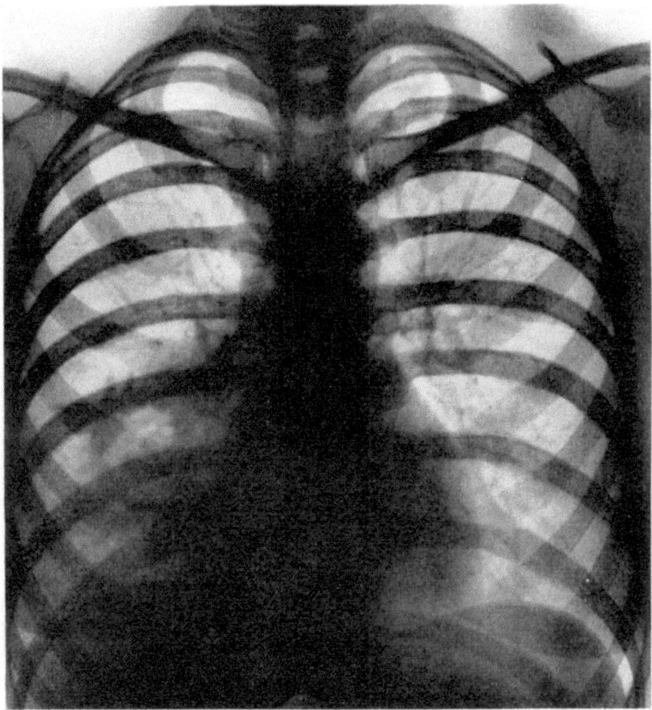

Abb. 118a. (Fall 76.) 30. 6. 47. Übersichtsbild. Groß-kavernöser infiltrativer Prozeß des rechten Unterlappens.

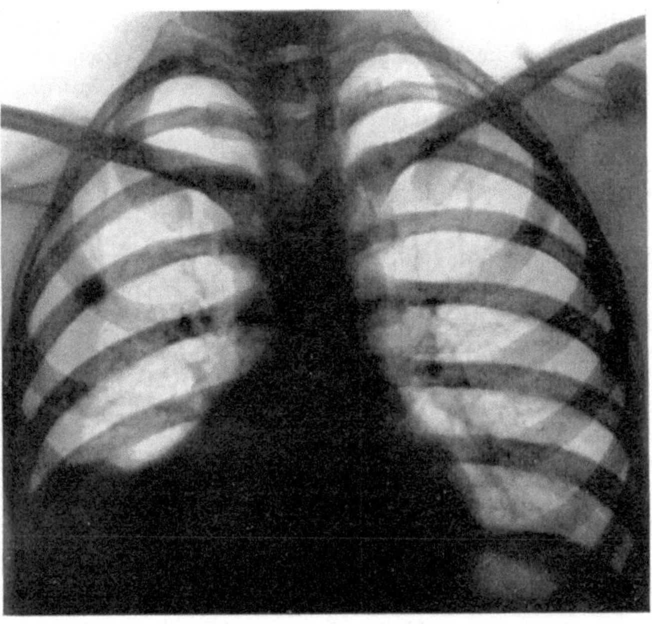

Abb. 118b. 30. 7. 47. Übersichtsbild. Massive Atelektase des Unterlappens mit Kavernenschluß.

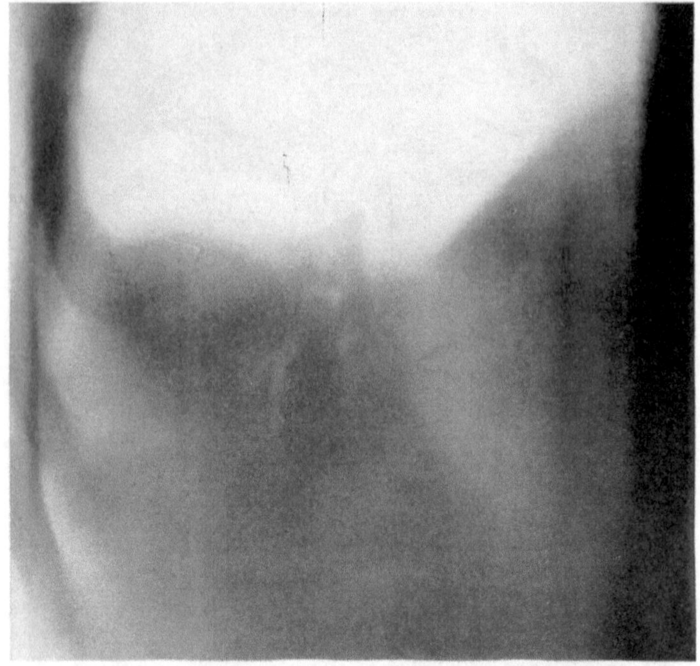

Abb. 118c. 5. 8. 47. Sagittaltomogramm, Schnitt 11 cm. Schnitt durch den atelektatischen Unterlappen;
verschmälerte Lichtungen der Unterlappensegmentbronchen angedeutet.

4. Vernarbung, Verkalkung und Segment.

Lassen Atelektasen, großflächig-infiltrative Prozesse oder ausgedehnt kleinherdiger Befall das Segment im röntgenologischen Erscheinungsbild auch auffälliger hervortreten, so kann, wie an Beispielen gezeigt werden soll, auch von der Vernarbungs- und Verkalkungsform tuberkulöser Prozesse auf das Segment als Raum des ursprünglichen Geschehens geschlossen werden.

Fall 77. S., Hansruedi, 1929. In Abb. 119a stellt sich im apikalen Segment des rechten Unterlappens ein infiltrativ-kavernöser Prozeß dar. Das Segment ist in seiner ganzen Ausdehnung locker befallen und tritt dadurch deutlich hervor. In Abb. 119b sind Kaverne und infiltrative Veränderungen teilweise zurückgebildet, das Segment gegenüber dem unveränderten Nachbarparenchym immer noch deutlich hervorgehoben und mit einer feinen Interlobärlinie vom Nachbarsegment abgegrenzt. In Abb. 119c lassen Anordnung und Begrenzung des feinstreifigen Indurationsfeldes auch jetzt noch Segmentbeziehungen eben erkennen.

Fall 78. S., Hermann, 1904. Auf Abb. 120a bildet sich ein bisegmentärer Prozeß des rechten Oberlappens ab. Das apikale Segment ist dicht infiltrativ, das anteriore locker befallen. Die Herdbildungen zeigen deutliche Konfluenz. Auf Abb. 120b erkennen wir an der Einziehung der Interlobärlinie, daß es im Verlaufe der Rückbildung zur Schrumpfung des Lappens gekommen ist. Das noch dicht verschattete apikale Segment zeigt die Lichtungen seiner Bronchen ausgespart. Im anterioren Segment ist die Rückbildung weiter vorgeschritten und es sind nur noch feinstreifige Veränderungen zu erkennen.

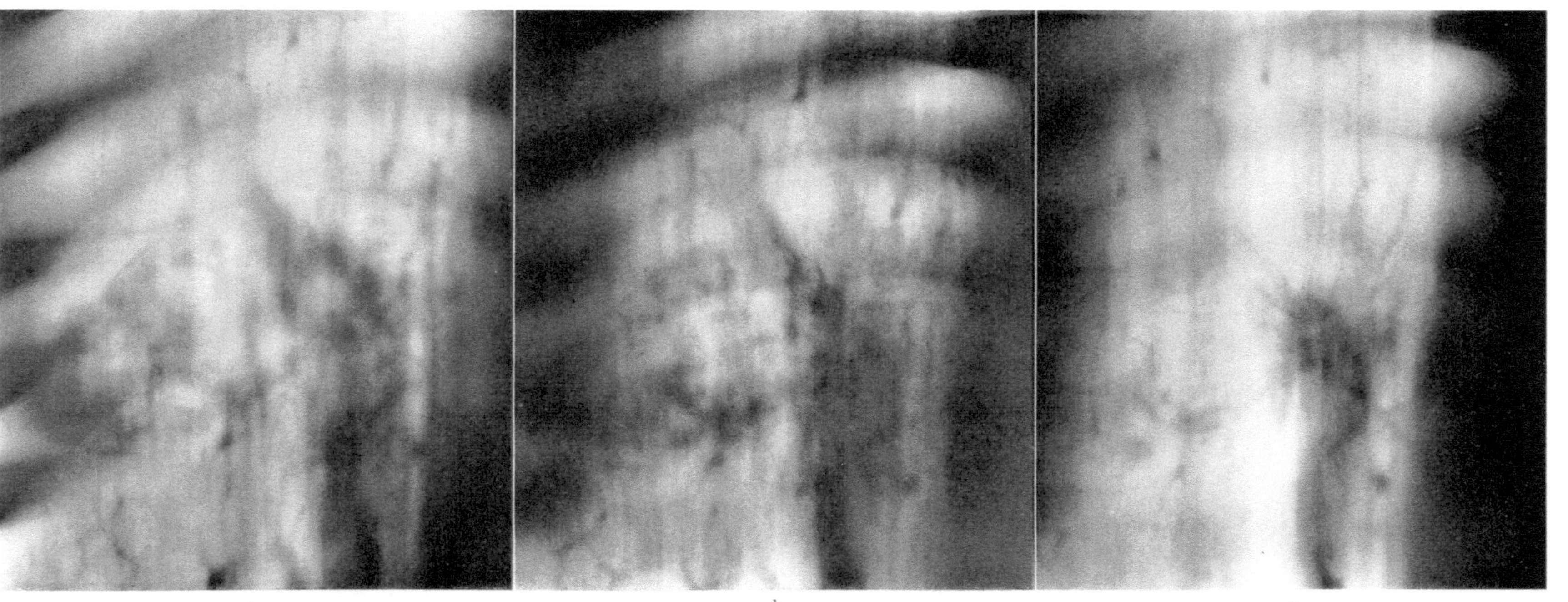

Abb. 119a. (Fall 77.) 9. 4. 52. Sagittaltomogramm, Schnitt 5 cm. Infiltrativ-kavernöser Prozeß im apikalen Segment des rechten Unterlappens.

Abb. 119b. 12. 6. 52. Sagittaltomogramm, Schnitt 5 cm. Rückbildung des Prozesses; weichstreifiges segmentäres Indurationsfeld.

Abb. 119c. 30. 1. 53. Sagittaltomogramm, Schnitt $5^{1}/_{2}$ cm. Feinstreifiges segmentäres Indurationsfeld.

Auch Verkalkungen, z. B. als Rückbildungsform bronchogener Metastasen-felder, können die segmentäre Begrenzung des Ursprungsprozesses zur Darstellung bringen. So erweist sich im folgenden Fall ein grobscholliger, dreieckiger Konglomeratkalkschatten als Restzustand einer, wahrscheinlich nach Drüseneinbruch entstandenen „epituberkulösen" Verschattung.

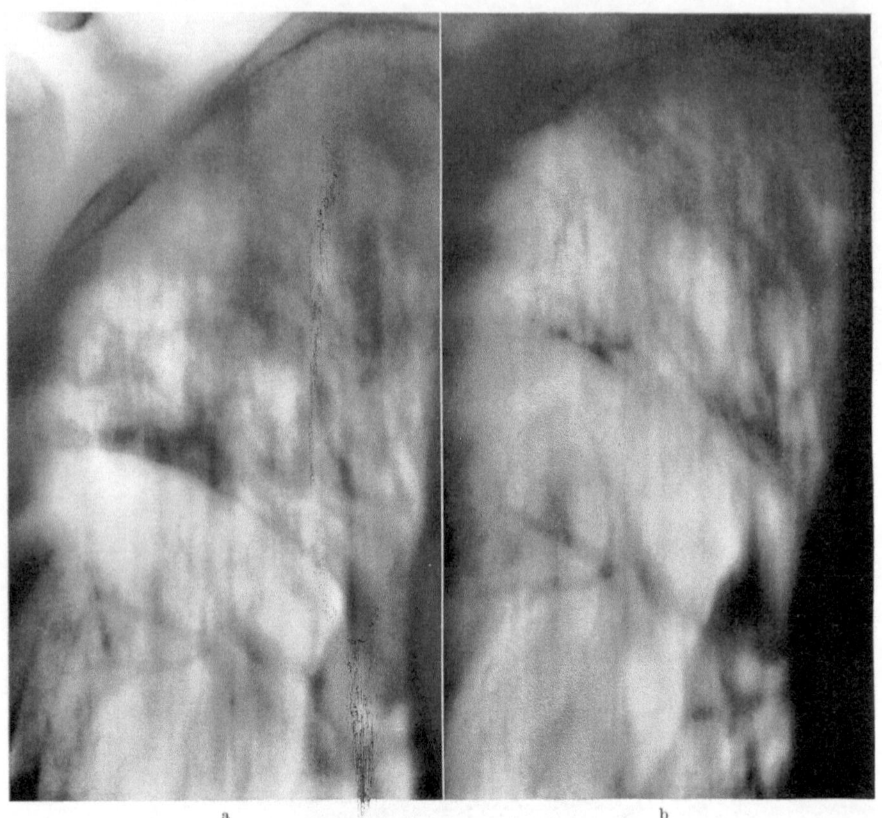

Abb. 120a. (Fall 78.) 21. 5. 53. Sagittaltomogramm, Schnitt 9 cm. Bisegmentärer infiltrativer Prozeß im rechten Oberlappen.
Abb. 120b. 29. 9. 53. Sagittaltomogramm, Schnitt 9 cm. Schrumpfung des Lappens, Rückbildung im anterioren Segment weitgehend, im apikalen wenig ausgesprochen.

Fall 79. G., Hansruedi, 1939. Auf Abb. 121a findet sich eine infiltrativ-kleinfleckige Lungentuberkulose mit Vergrößerung des Hilus. Im rechten Oberfeld besteht ein unscharf begrenzter, dreieckiger, dichterer Schatten, der dem posterioren Segment des rechten Oberlappens zugehört (Abb. 121b). Seine Form und Ausdehnung wird auch in der Rückbildung beibehalten; in Abb. 121c findet sich ein dreieckiger Konglomeratkalkherd mit segmentärer Begrenzung.

F. Die Bronchiektasie
als posttuberkulöses Segmentsyndrom.

Bronchiektasien bei Lungentuberkulose sind meist sekundär und die Folge chronisch-entzündlicher, destruktiver und regressiver, auf die Bronchialwand deformierend einwirkender Prozesse. Nach BRAUER (1926) bilden Schädigungen der Bronchialwand und des Wandtonus mit Elastizitätsverlust durch chronische Entzündung einerseits und Narbenzug von außen andererseits, die wichtigsten Auslösungsfaktoren. Mechanische Momente allein genügen jedoch meist nicht zur Erklärung der Genese von Bronchiektasien und schon BRAUER hat Funktionsstörung der Bronchen (Sekretstagnation) als weitere Ursache angenommen. Auf die große Bedeutung der Bronchostenose für die Entstehung von Bronchiektasien wurde von DUKEN (1927), KRAMPF (1928), HUIZINGA (1931) u. a. m. hingewiesen. Nach KRAMPF sind die unmittelbaren Folgen der Stenosierung Atelektase und bei ventilartiger Einengung Emphysem, die Spätfolgen Bronchiektasien. FLEISCHNER (1940) weist in pathologisch-anatomischen,

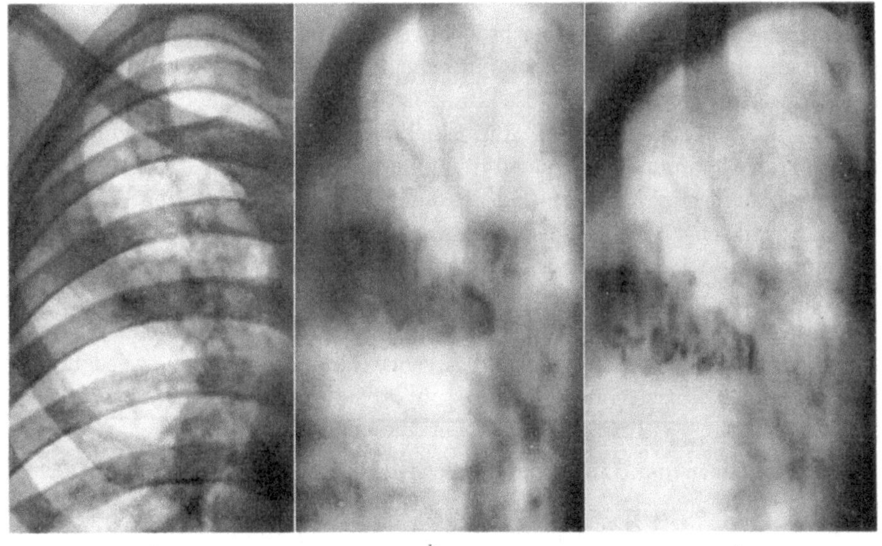

a   b   c

Abb. 121a. (Fall 79.) 13. 1. 44. Übersichtsbild. Unscharf begrenzter, fleckig-streifiger Prozeß im rechten Oberlappen.

Abb. 121b. 27. 1. 44. Sagittaltomogramm, Schnitt 5½ cm. Dreieckige, ziemlich scharf begrenzte, dichte Segmentverschattung mit beginnender Kalkeinlagerung.

Abb. 121c. 23. 10. 44. Sagittaltomogramm, Schnitt 5 cm. Schollige Segmentverkalkung.

klinischen und besonders röntgenologischen Untersuchungen auf die große Bedeutung der Störung der Selbstreinigungsfunktion der Lunge durch Bronchusstenosierung hin; Sekretretention, besonders in horizontal liegenden und absteigenden Ästen, und Infektion des retinierten Inhaltes wirken als „intrinsic factor", atelektatischer Zug des Gewebes auf die veränderte und geschwächte Bronchialwand als „extrinsic factor". Auch O. SIMON (1941) nimmt für die Pathogenese der Bronchiektasien das Zusammenspiel von extrabronchial angreifenden Zugkräften (Narbenschrumpfung) und endobronchialen Dehnungskräften (Sekretstauung) an. Für den Untergang der myoelastischen Wandelemente und die Zerstörung der Bronchialknorpel sollen nach verschiedenen Autoren außer der chronisch-entzündlichen Schädigung auch trophische Faktoren maßgebend sein. So kommt es nach AMEUILLE und LEMOINE (1934) durch Thrombose der

Bronchialarterie, nach Sunder-Plassmann (1935), Policard und Galy (1945) sowie Delarue (1946) durch Schädigung des vegetativen Nerven- und Ganglienapparates zu Ernährungsstörungen in der Bronchuswand.

Das Zusammentreffen der verschiedenen Ursachenkomponenten (Wandschädigung, Parenchymveränderung, mechanische und funktionelle Faktoren) führt in einem meist chronisch fortschreitenden Prozeß zur Deformation einzelner Äste oder Astgruppen des Bronchialbaumes. Entsprechend dem bronchosegmentären Lungenaufbau ist der Befall meist streng an den Segmentraum gebunden. Aus geringgradigen Anfangsveränderungen entstehen fortgeschrittenere Stadien chronisch-deformierender Bronchitis und schließlich voll entwickelte Bronchiektasie. Morphologisch können zylindrische, cystische, sackförmige und ampulläre Bronchiektasien unterschieden werden.

Tomographisch, vor allem aber bronchographisch stellen sich bei beginnenden Veränderungen Kaliberschwankung, unregelmäßige, wellige Konturierung, lokale Verengerung und Erweiterung, Rosenkranz- und Perlschnurbilder dar. Übergangsformen sind die sog. varicösen Bronchiektasien. Je nach Ausdehnung der Bronchiektasie kommt es zu segmentären und lobären Formen. Ausgeprägte Fälle zeigen traubenförmige, wabige, kolbige oder zylindrische Füllungsbilder. Das angloamerikanische Schrifttum spricht von „glove-finger", „bunch of grapes", „like a doves nest"; das französische nennt sie „en doigt de gant", „en grappes de raisin", „en nid de pigeon". Ektatisch deformierte Bronchien sind oft in segmentärer Anordnung gebündelt. Das Bild des erweiterten Bronchialbaumes, mit dem Fehlen von Verästelung und Alveolarfüllung, wird als „naked filling", „arbre en hiver" bezeichnet. Sekretstop läßt den Bronchus „abgebrochen" („broken bronchus", „branche cassée") erscheinen.

Bronchiektasien bei Lungentuberkulose sind meistens Sekundärfolgen und entstehen vorwiegend im Anschluß an primäre und phthisische Prozesse. In diesem Sinne können Bronchiektasien zum posttuberkulösen Segmentsyndrom gehören.

O. Wiese (1927), G. Simon und Redeker (1930), G. Simon und Blumenberg (1932), Wallgren (1935), R. W. Müller (1943), Görgényi-Göttche (1951) haben die Bildung lokalisierter Bronchiektasien nach Primärinfiltrierungen und in epituberkulösen Indurationsfeldern beschrieben. Bei Görgényi-Göttche handelte es sich fast ausschließlich um „besonders hartnäckige, schwere, umfangreiche und sogar größtenteils mit beträchtlicher Bazillenausscheidung verbundene Fälle. Das gemeinsame der Entstehungsvoraussetzung ist eine hartnäckige, vorwiegend pneumonische Infiltration". Nach ihm sind Bronchiektasien nach Epituberkulose meist sehr ausgedehnt und verursachen klinisch kaum Symptome; sie spielen im späteren Leben des Kindes gewöhnlich keine Rolle und sind zum Teil rückbildungsfähig. Jones, Peck und Willis (1946, 1950) konnten bei bronchographischer Nachuntersuchung von 34 Kindern nach epituberkulösen atelektatischen Verschattungen infolge Bronchialobstruktion zu 70% Bronchiektasien feststellen. Die Bronchiektasien wurden von hilusnahen Bronchuserkrankungen oder komprimierenden Hiluslymphknoten verursacht und zeigten in ihrer Ausdehnung segmentäre und lobäre Begrenzung. Viel seltener finden sich Bronchiektasien bei disseminierten Tuberkulosen. Bousson (1950) hebt die Bedeutung der Drüsenperforation für die Entstehung von Bronchiektasien hrevor. Die Ektasien seien hierbei meist zylindrisch, unilateral, uni- oder multisegmentär lokalisiert. Auch KRAAN und MULLER (1950), WISSLER (1950), ROGSTAD (1951), fanden Bronchusperforationen häufig von Bronchiektasienbildung gefolgt. JEUNE und Mitarbeiter (1951) sahen Bronchiektasen als Spätfolgen der Primärtuberkulose des Kindes bei Drüsenperforationen in 77%, bei schrumpfenden Atelektasen in 71%.

Nach tertiärer Lungentuberkulose treten Bronchiektasien sowohl bei aktiv-evolutiven, wie inaktiven Prozessen auf (MAGNIN und Mitarbeiter 1951). Der für die Entstehung der Bronchiektasien wichtige bronchitische Prozeß geht von der Kaverne aus. Oft besteht neben einer massiven spezifischen Erkrankung eine unspezifische Begleitbronchitis aller Schichten des Bronchus (Panbronchitis nach HUEBSCHMANN (1928), (panbronchite caséeuse éctasiante nach CHARCOT und GRANCHER (1878), DERSCHEID und TOUSSAINT (1939); sie führt zu ausgedehnter Zerstörung der Wand. Die Bronchiektasien stehen nicht nur genetisch, sondern auch örtlich in enger Beziehung zur Kaverne. Die segmentäre Verteilung der Bronchiektasien korrespondiert nach MAGNIN und Mitarbeiter (1951) mit der Verteilung der fibro-caseösen

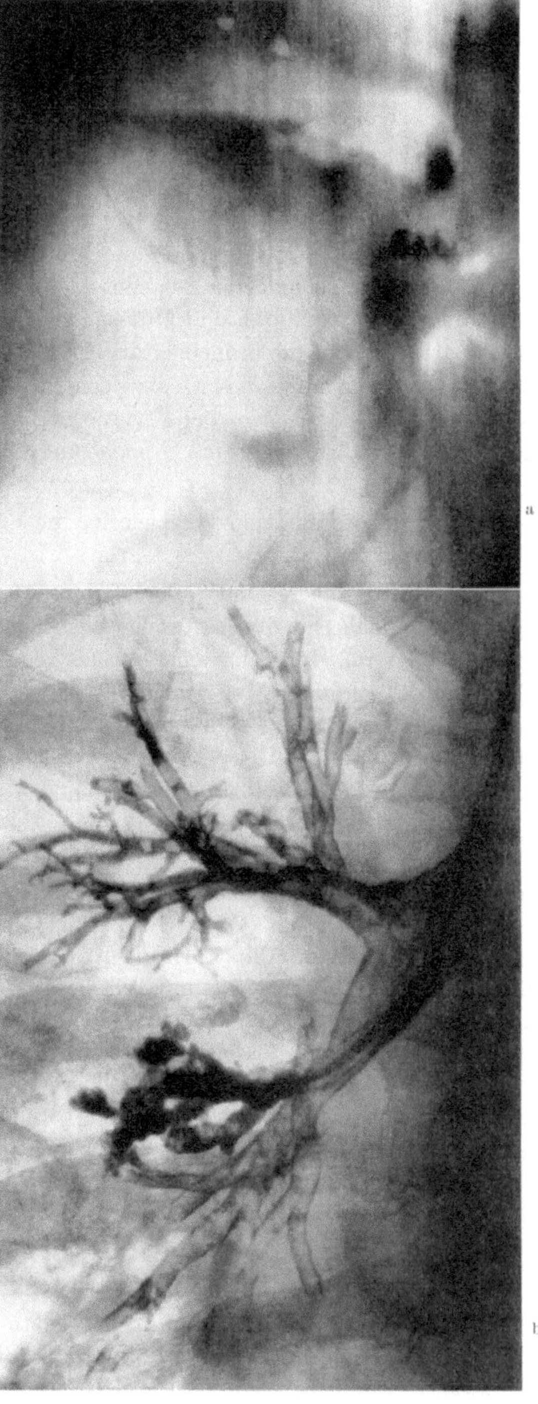

Abb. 122a. (Fall 80.) 21. 9. 53. Sagittaltomogramm, Schnitt 10 cm. Atelektase des rechten Mittellappens, Drüsenkalk parabronchial. Abb. 122b. 24. 9. 53. Bronchogramm. Isolierte ektatische Deformation der Mittellappenbronchen.

Parenchymläsionen. Es kann zur ektatischen Deformierung des Ableitungsbronchus (AMEUILLE 1923, 1924) oder zu Bronchiektasien in tiefer gelegenen, dem Kavernensegment benachbarten Segmenten kommen; MAGNIN und Mitarbeiter (1951) nennen sie „dilatations sous-cavitaires", „dilatations juxtacavitaires", GÜRICH (1953) parakavernöse Bronchiektasie.

Ein genetischer Faktor für die im Verlaufe der tertiären Tuberkulose auftretenden Bronchiektasien ist, neben Bronchusstenose und Atelektase, die cirrhotische Induration nach therapeutischem Kollaps. Über Bronchiektasienbildung nach Segment- und Lappenresektion infolge Umlagerung und Neueingliederung (bronchial rearrangement) der Segmente der Restlunge im Thoraxraum berichten neuerdings A. E. ETTINGER und Mitarbeiter (1952) sowie J. A. CRELLIN und Mitarbeiter (1954). Auf die bronchiektatische Degeneration atelektatischer Lungenbezirke haben wir hingewiesen. Bronchiektatische Destruktion nach Bronchustuberkulose und Atelektase bei kavernöser Phthise führen nicht selten zu ausgedehnten Zerstörungen von Lappen und ganzen Lungen (destroyed lobe, destroyed lung).

Die folgenden Fälle sind Beispiele für die Bronchiektasie als posttuberkulöse Veränderung.

Fall 80. K., Robert, 1895. Tomographisch findet sich in Abb. 122a eine homogene, annähernd dreieckförmige Verschattung; ihre Basis liegt am Hilus, die Spitze lateral. Im Hilus sind Verkalkungen sichtbar. Es handelt sich um eine atelektatisch-indurative Schrumpfung des Mittellappens („Mittellappensyndrom"). Das Bronchogramm, Abb. 122b, deckt isolierte Bronchiektasien im Mittellappen auf.

Parakavernöse Bronchiektasien finden sich im folgenden Beispiel.

Fall 81. Z., Werner, 1913. Abb. 123a zeigt einen Zustand nach Thorakoplastik und im rechten apikalen Oberlappensegment eine nußgroße Kaverne. In ihrer Umgebung, vor allem latero-caudal, finden sich unregelmäßig begrenzte Aufhellungen. Das tomographische Bronchogramm der gleichen Schnittiefe wie in Abb. 123a stellt in Abb. 123b die Kaverne ungefüllt, die darunterliegenden Bronchen zum Teil scharf, zum Teil unscharf begrenzt, ektatisch deformiert dar. Der pathologisch-anatomische Befund über den resezierten Oberlappen lautet: „Mandelgroße, starrwandige, teilweise epithelisierte tuberkulöse Kaverne im apikalen Segment des rechten Oberlappens, narbige Stenose der hilus- und kavernennahen Bronchen, schwere Bronchiektasien in den der Kaverne benachbarten Segmenten. Das Parenchym ist atelektatisch und mit einer breiten Pleuraschwarte umgeben" (Pathologisches Institut der Universität Zürich).

Die Entwicklung von Bronchiektasien in einer nach Kollapsbehandlung atelektasierten Lunge sehen wir im nächsten Beispiel.

Fall 82. M., Ruth, 1928. Den Ausgangsbefund bildet eine schwere infiltrativkavernöse Oberlappentuberkulose links mit Bronchustuberkulose (Abb. 124a). Resektionsbehandlung war wegen schlechtem Allgemeinzustand und extrapulmonaler Organerkrankung (Nephrektomie und Tuberkulose der Restniere) nicht möglich. Es wurde versucht, durch Thorakoplastik den progressiven Lungenprozeß aufzuhalten. Unmittelbar nach der Thorakoplastik (Abb. 124b) entstand,

wohl durch Knickung und Stenosierung des linken Hauptbronchus eine massive
Atelektase der gesamten linken Lunge. Innerhalb der Verschattung sind die
Äste des Unterlappenbronchus erweitert und wabig-unregelmäßig begrenzt
erkennbar. Weitere 2 Monate später sind durch Ausweitung und Vergrößerung

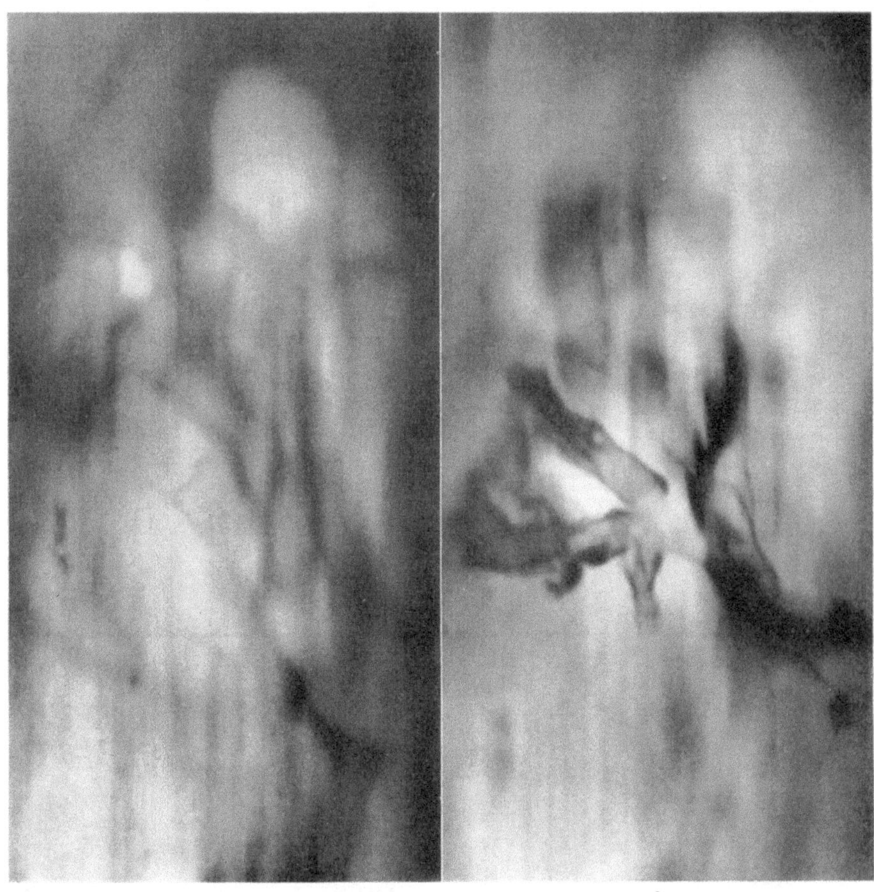

Abb. 123a. (Fall 81.) 18. 11. 53. Sagittaltomogramm, Schnitt 9 cm. Kaverne im apikalen Segment des rechten Oberlappens, Bronchiektasie in den Nachbarsegmenten.

Abb. 123b. 28. 1. 54. Bronchographisches Tomogramm, Schnitt 9 cm. Füllung der subkavitären Bronchiektasien.

deutliche Bronchiektasien entstanden (Abb. 124c). Ursache dieser Bronchiektasienbildung waren — neben der Erkrankung von Bronchus und Parenchym — auch mechanische und funktionelle Faktoren, wie Sekretretention
und -stagnation.

Daß Sekretansammlung und Störung der Exkretion zum Teil statischen Bedingungen unterworfen sind und daher vor allem die horizontalen und abwärts
verlaufenden Bronchusäste betroffen werden, zeigt das Röntgenbild des folgenden
Falles.

Fall 83. T., Erwin, 1931. Auf Abb. 125 ist der Bronchialbaum der linken
Lunge bei Fibroseropneumothorax dargestellt. Die Lunge ist von Schwarten

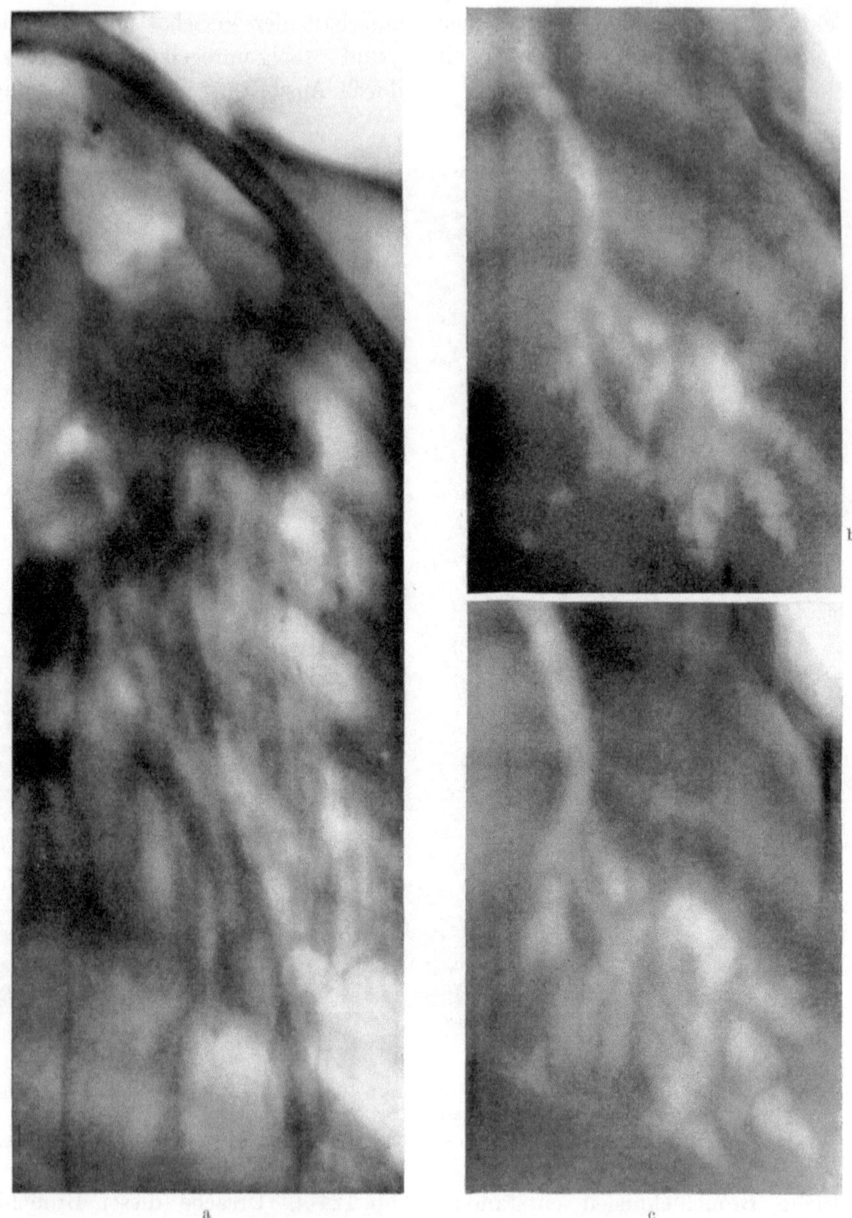

Abb. 124a. (Fall 82.) 1. 6. 53. Sagittaltomogramm. Schnitt 5 cm. Kavernös-atelektatische Verschattung der 3 oberen Segmente des linken Oberlappens (ohne Lingula).

Abb. 124b. 12. 11. 53. Sagittaltomogramm, Schnitt 5 cm. Status nach Thorakoplastik. Totalverschattung der linken Lunge. Bronchiektatische Deformierung der Unterlappensegmentbronchen.

Abb. 124c. 29. 1. 54. Sagittaltomogramm, Schnitt 5$^1/_2$ cm. Deutliche Verengerung des linken Hauptbronchus, Verschluß des Oberlappenbronchus, Verengerung des Unterlappenbronchus. Zunahme der bronchiektatischen Deformierung.

incarceriert und in der Beatmung behindert. Die aufsteigenden, gut drainierten Äste des Oberlappenbronchus sind gebündelt, in ihrer Struktur aber wenig verändert. Die Deformierung befällt geringgradig die horizontalen Äste (Bronchen

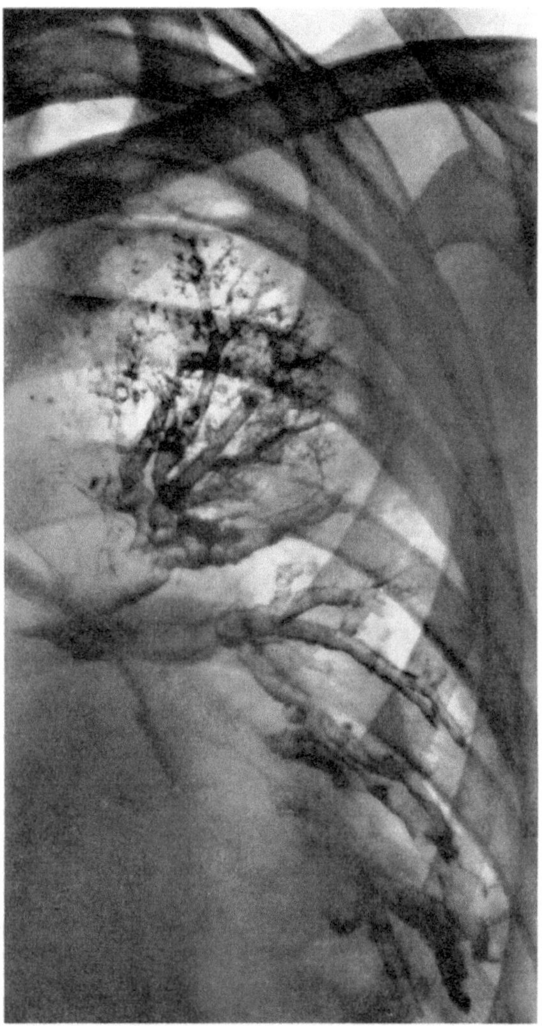

Abb. 125. (Fall 83.) 18. 2. 54. Bronchogramm. Ausgesprochene bronchiektatische Deformierung der Segmentbronchen des Unterlappens, weniger der Lingula und des anterioren Oberlappenbronchus.

des anterioren Oberlappensegmentes und der Lingula) und stark die schlecht drainierten Äste des Unterlappenbronchus.

Beim nächsten Beispiel finden sich Bronchiektasien innerhalb atelektatisch retrahierter Lungenabschnitte.

Fall 84. M., Margrit, 1931. In Abb. 126 zeigt das bronchographische Röntgenbild dem linken Herzrand anliegend einen dichten, scharf begrenzten Dreieckschatten. Innerhalb der Verschattung sind, bei getrennter Sondierung, das

Bronchialsystem der Lingula und des Unterlappens dargestellt. Die Bronchen des Unterlappens sind stark erweitert. Der nach basal verzogene Lingulabronchus ist weniger deformiert, zeigt aber ebenfalls unregelmäßige, astlose Füllung („naked filling"). Im pathologisch-anatomischen Präparat der resezierten Lunge fand sich eine massive Atelektase des Unterlappens mit vereinzelten kirschengroßen Käseherden und ein System stark erweiterter Bronchen, deren Wandung verdickt war und tuberkulöse Herde aufwies. Der Abgang des Unterlappenbronchus war eingeengt und vorwiegend produktiv-tuberkulös verändert. Bei der

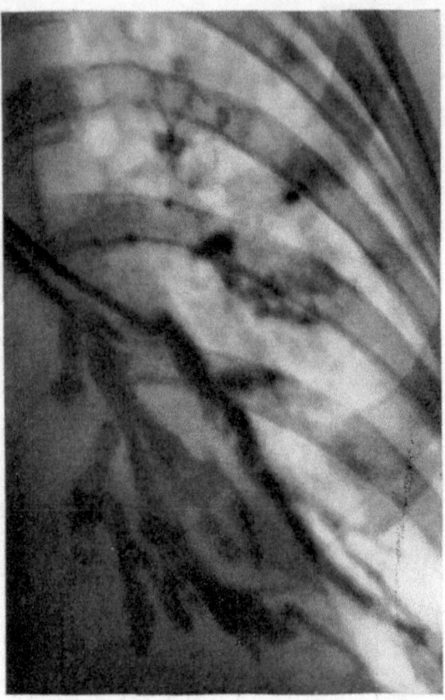

Abb. 126. (Fall 84.) 17. 7. 52. Bronchogramm. Bronchiektasie der Bronchen des linken Unterlappens und auch der Lingula.

Pneumonektomie zeigte sich, daß Bronchus und begleitende Gefäße von zahlreichen Lymphknoten umwachsen waren. Wahrscheinlich stehen bei der Genese dieses Prozesses Lymphknotentuberkulose und Bronchustuberkulose im Vordergrund.

Bilden diese Fälle Beispiele für sekundäre Bronchiektasien bei aktiven Prozessen, so zeigen die letzten Beispiele, daß auch bei weitgehend inaktiver Tuberkulose innerhalb indurativ-cirrhotischer Narbenfelder ausgedehnte Bronchiektasien segmentärer Begrenzung vorhanden sein können.

Fall 85. W., Paul, 1924. In Abb. 127a bildet sich auf der Übersichtsaufnahme ein lockeres Indurationsfeld zwischen rechtem oberem Hiluspol und lateraler Thoraxwand ab, das den Restzustand eines Prozesses im anterioren Oberlappensegment im Sinne des „image claire juxtahilaire" darstellt. Die tomographische Analyse deckt, wie Abb. 127b und 127c eindrücklich zeigen, in den entsprechenden Segmentbronchien Bronchiektasien auf.

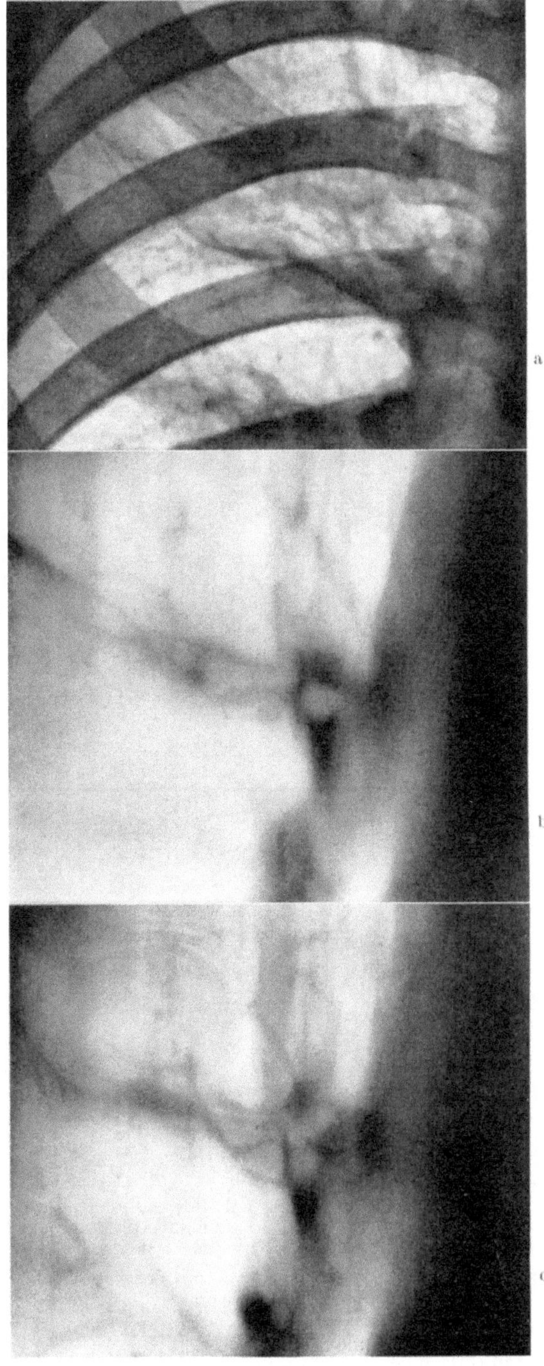

Abb. 127a. (Fall 85.) 26. 6. 48. Übersichtsbild. Feinstreifiges Indurationsfeld vom rechten oberen Hiluspol auslaufend. Der Durchleuchtungsbefund 1945 deckte sich mit diesem Übersichtsbild.

Abb. 127b. 9. 11. 45. Sagittaltomogramm, Schnitt 12 cm. Bronchuserweiterungen.

Abb. 127c. 9. 11. 45. Sagittaltomogramm, Schnitt 14 cm. Wabige Bronchiektasien.

Fall 86. N., Rosa, 1922. In Abb. 128a stellt sich auf dem Übersichtsbild eine vorwiegend cirrhotische, schrumpfende Tuberkulose der rechten Lunge mit Pleuraspitzenkuppe, streifig-fleckigen Spitzenveränderungen und subpleuralen

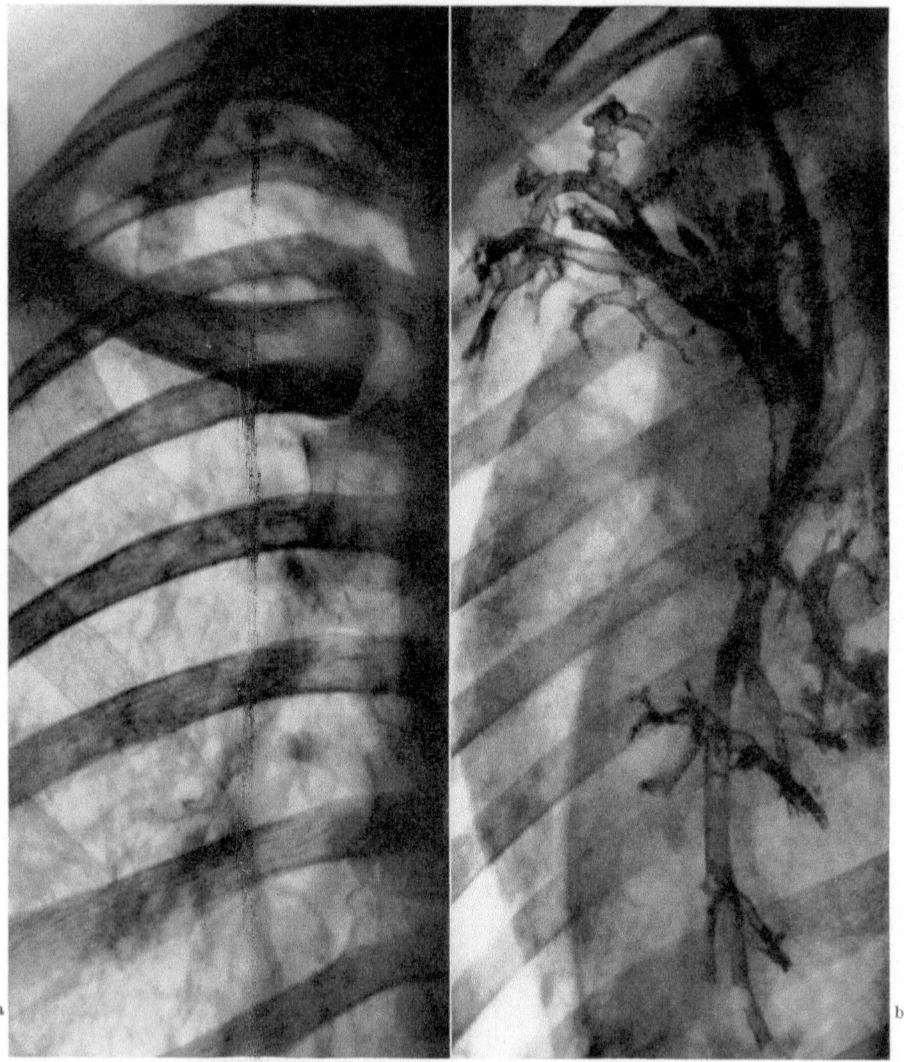

Abb. 128a. (Fall 86.) 21. 2. 53. Übersichtsbild. Cirrhotische rechtsseitige Obergeschoßtuberkulose mit Narbenfeld in der Lungenspitze.

Abb. 128b. 5. 3. 53. Bronchogramm. Schrumpfung des rechten Ober- und Mittellappens, Deformierung der Segmentbronchen.

apikalen Kalkherden dar. Die Lungengefäße sind deutlich gestreckt und der Hilus nach kranial verzogen. Die bronchographische Analyse (Abb. 128b) dieses Indurationsfeldes ergibt eine intensive Schrumpfung und Verlagerung aller Segmente des rechten Ober- und Mittellappens, deren Bronchen deutlich erweitert und zum Teil zylindrisch deformiert sind.

G. Segment und Therapie.

Die Erfolge der chemischen, antibiotischen und chirurgischen Behandlung dürfen nicht übersehen lassen, daß die Lungentuberkulose eine von Natur aus heilbare Krankheit sein kann. Schon LAËNNEC sagte darüber: „La guérison dans les cas de phtisie où l'organe n'a pas été entièrement envahi, ne présente, ce me semble, aucun caractère d'impossibilité, ni sous le rapport de la nature du mal, ni sous celui de l'organe affecté." Unter dem Eindruck der modernen Tuberkulosetherapie wird die Tatsache der spontanen Tuberkuloseheilung häufig vergessen oder doch zu wenig beachtet. Tuberkuloseärzten wie BREHMER, DETTWEILER, A. SPENGLER, TURBAN, STAUB war die natürliche Abwehrkraft des Körpers wesentlich besser bekannt als der heutigen Ärztegeneration. Sie sahen Rückbildung schwerster Phthisen mit massiver Infiltration und großkavernösem Zerfall und wußten, daß ausgedehnte Krankheit eine Heilung keineswegs ausschließt. Der Prozentsatz spontaner Heilung ist, wie aus den bekannten Untersuchungen von BRAEUNING und NEISEN (1933), G. BERG (1939), KREBS (1930), DÜGGELI (1943), ROSSEL und BIAUDET (1951) u. a. m. hervorgeht, allerdings relativ klein. Die Ursache für die begrenzte Heilungspotenz ist oft weniger in einer ungenügenden Abwehrleistung des Körpers zu suchen, als im mechanischen Problem der Kaverne. Die Heilung der Allgemeinkrankheit Tuberkulose kann nach dem Hinzutreten der Kaverne als „zweite Krankheit" (GRÄFF 1927) nur erfolgen, wenn es zur Deckung des Parenchymdefektes gekommen ist. Die Vernichtung des Kavernenhohlraumes gelingt um so schwieriger, je ausgedehnter der Zerfall ist; sie hängt teilweise von Faktoren ab, die über das natürliche Heilungsvermögen der Abwehrkräfte hinausgehen (Potenz zur Raumbesetzung des umgebenden Gewebes, intrakavitäre Druckverhältnisse, Zustand des Ableitungsbronchus usw.). Es war naheliegend, den Organismus bei der Kavernenvernichtung durch Kollapswirkung mechanisch zu unterstützen.

Wird die Tuberkulose durch konservative, spezifisch chemisch-antibiotische und chirurgische Behandlungsmaßnahmen auch wesentlich beeinflußt, so geht der Ablauf des Rückbildungs- und Heilungsvorganges doch stets über die Stadien der Resorption, produktiven Umwandlung, Induration, Vernarbung, Verkalkung und Schrumpfung. Aktive Herde involvieren, gelangen zur latenten Aktivität und schließlich zur Inaktivität und verändern damit auch ihre biologische Stellung. Die Heilung kann oft so vollkommen sein, daß dem abgeheilten Herd lediglich die geringe Reaktivationspotenz der Narbe zukommt.

Die Heilung der Lungentuberkulose benötigt relativ lange Zeit; Behandlungsplan und Beurteilung der Heilung müssen den Zeitfaktor berücksichtigen. Durch chemisch-antibiotische und chirurgische Therapie gelingt meist eine erhebliche Raffung des Heilungsablaufes; exsudative Phasen klingen rascher ab und produktive Umwandlung wird gefördert. Aber auch dieser Beschleunigung sind zeitliche Grenzen gesetzt und die Heilung der Tuberkulose bleibt stets ein chronischer Vorgang.

Konservativer Behandlung und Kollapstherapie ist die Tatsache eigen, daß der tuberkulöse Herd und seine Rückbildungsform im Organismus verbleiben. Die Resektion hat den Vorteil der Exstirpation des tuberkulösen Hauptherdes.

Die Indikation zur Resektion besteht in erster Linie für die aktive Evolutionsform; je mehr sie mit der Rückbildung an Aktivität verliert, um so belangloser wird das Herdresiduum und um so geringer die Notwendigkeit der Resektion und die Aussicht, durch sie für den Organismus Wesentliches zu gewinnen. Dem therapeutischen Ergebnis der Resektion sind Grenzen gesetzt; Nebenherde, die bei einer Großzahl von Tuberkulosen vorhanden sind und bei funktionell ökonomischer Resektion gleichzeitig nicht entfernt werden können, bleiben im Restparenchym zurück. Aus ihnen kann sich bei ungenügender Resistenzlage des Organismus und Schädigung des Herdterrains, vor allem durch die Segmentverlagerung im Thoraxraum, ein Rezidiv entwickeln. Auch die immunbiologische Auswirkung der Resektion ist noch ungenügend bekannt. Durch die Exstirpation des Hauptherdes könnte die Abwehrlage des Organismus auch ungünstig beeinflußt und die Evolutionstendenz der Tuberkulose auf Nebenherde verschoben werden. Der phasische Ablauf von der Durchseuchung zur Abseuchung, bzw. vom hämatogenen Geschehen zur eigentlichen Organphthise ist gesetzmäßig und immunbiologisch bedingt. Diese Tatsache, die nicht nur für die Lungentuberkulose, sondern auch für extrapulmonale Organerkrankungen, z. B. die Nierentuberkulose Gültigkeit hat, erfordert, daß eingreifende operative Maßnahmen in der tertiären Phase relativer Organimmunität erfolgen sollen; die hyperergische sekundäre Phase stellt für sie einen ungünstigen Zeitabschnitt dar. Zweifellos gibt es Tuberkulosen, die zur Heilung den Herd benötigen und gleichsam an ihm und seinem immunbiologischen Effekt zur Ausheilung kommen.

Der Einblick in das Segmentgeschehen bei Lungentuberkulose hat unsere Anschauung über die Prinzipien des Heilungsvorganges nicht geändert. Der Erkenntniszuwachs liegt in der Tatsache der engen Verbindung von Bronchus und Parenchym zu einer pathogenetischen Einheit segmentärer Begrenzung. Segmentparenchym und -bronchus sind in gleicher Weise Zentren tuberkulösen Geschehens, deren Eigengesetzlichkeit beim Problem der Heilung und der Indikation zur Therapie berücksichtigt werden muß. Während die Indikation zur chirurgischen Behandlung der Parenchymläsion durch die Resektion erweitert wurde, ist, vor allem durch die Bronchustuberkulose, die Anzeigestellung zur Kollapstherapie eingeschränkt worden. Die Bronchustuberkulose als komplizierende Organerkrankung verlangt eine Therapie, die sich mit derjenigen der Parenchymläsion nicht immer deckt. Die Tuberkulose der Bronchen übertrifft in der pathogenetischen Bedeutung oft die Parenchymerkrankung und kann im gesamtphthisischen Geschehen die Führung übernehmen. Als Schleimhauterkrankung zeigt sie in Evolution und Regression, wie auch in ihrem Verhalten gegenüber der Chemotherapie und Kollapsbehandlung andere Merkmale als der Parenchymherd. Ist die Vernarbung der Parenchymläsion in allen Fällen als Behandlungserfolg zu bewerten und daher erwünscht, gilt dies für die Bronchustuberkulose nur mit Vorbehalt. Wohl kann die Vernarbung der Bronchusläsion die Abheilung des Schleimhautprozesses bedeuten; eine irreversible narbige Bronchusstenose kann sich funktionell jedoch ungünstig auswirken und eine wesentliche Komplikation darstellen. Bei Segmenttuberkulosen sind Parenchym- und Bronchuserkrankung meist kombiniert; die Verbindung der beiden Erkrankungsformen mit ihrem oft gegensätzlichen Verhalten ist therapeutisch ein schwer zu lösendes Problem. Die Behandlung bedarf differenzierter Erwägungen und hat sich nach dem vorherrschenden Prozeß zu richten.

Mit dieser allgemeinen Erörterung des Heilungsvorganges und der Behandlung der Lungentuberkulose können nur einige, gegenwärtig aktuelle Probleme berührt werden.

Die Behandlung der Lungentuberkulose im allgemeinen und segmentärer Prozesse im besonderen stützt sich auf die konservative Ruhebehandlung, die spezifisch chemisch-antibiotische Therapie und die aktiven Verfahren des Kollapses und der Resektion.

Nach der Auffassung von H. ALEXANDER (1931), ist, solange konservative Behandlung Aussicht auf Erfolg bietet und in nützlicher Frist die Stabilisierung oder Heilung der Tuberkulose erwartet werden darf, ein Grund zu chirurgischem Vorgehen nicht vorhanden. Andererseits ist aktives Vorgehen indiziert, wenn dadurch die Heilungsmöglichkeit wesentlich erhöht werden kann. Die Festsetzung der Dauer der konservativen Behandlung und des abwartenden Verhaltens und die Bestimmung der Indikation und des Zeitpunktes zu aktiver Therapie sind Grundüberlegungen eines differenzierten, den Einzelfall berücksichtigenden Behandlungsplanes.

Die Chemotherapie stellt auch für die Segmenttuberkulose einen wesentlichen Fortschritt dar. Von ihr profitieren in erster Linie frische infiltrative und kavernöse Parenchymprozesse und frische bronchogene Segmentstreuungen aus Drüse, Kaverne oder Bronchus. Die Bronchialschleimhauttuberkulose spricht auf chemische und antibiotische Therapie im allgemeinen sehr gut an, namentlich wenn es sich nicht um Rezidive, sondern um frische Läsionen handelt. Das Problem der Behandlung der Bronchustuberkulose kann sehr häufig durch die spezifisch-medikamentöse Therapie allein gelöst werden und nur selten ist, vor allem bei bronchostenotischen Sekundärveränderungen, die Resektionsbehandlung notwendig. Das Versagen der Chemotherapie kann im Charakter sowohl des Parenchym- wie auch des Bronchusprozesses seine Ursache haben. Die Parenchymveränderungen sind oft zu massiv und zu verkäst, um genügend resorbiert und proliferativ-indurativ umgewandelt werden zu können. Kavernen schließen sich, wenn sie eine gewisse Größe überschritten haben, häufig nicht. Nach AUERBACH (1952), GALY und Mitarbeiter (1953) kann die Behandlung mit spezifischen Medikamenten oft zur verfrühten Epithelialisierung der ableitenden Bronchen führen, so daß die narbige Obliteration verhindert wird und die Abriegelung der Kaverne vom Luftwege ausbleibt. Noch ungünstiger wirken sich auf die Kaverne bronchostenotisch bedingte Ventilmechanismen aus. Besonders die durch Chemotherapie weitgehend gereinigte zartwandige Kaverne setzt der Blähung weniger Widerstand entgegen als die entzündlich infiltrierte starre Kavernenwand. (Cystisch geblähte Kavernen sind von französischen Autoren wie GALY und DELARUE 1951, E. BERNARD 1953 u. a. m. als „cavernes bulleuses" bezeichnet worden.) So kann die Behandlung mit Tuberculostatica häufig wohl eine weitgehende Rückbildung, nicht aber die Vernichtung der Kaverne erreichen. In diesen Fällen ist sie lediglich Vorbereitung zu Kollaps- oder Resektionsbehandlung.

Für die Kollapsbehandlung der Lungentuberkulose ist — wie für jedes aktiv-chirurgische Eingreifen — Stabilisierung des Prozesses Voraussetzung. Der

Interventionsmodus richtet sich nach der Tuberkuloseform. Auf die verschiedenen
Verfahren soll im einzelnen nicht eingegangen werden. Im allgemeinen ist
reversibler Kollaps (Pneumothorax, Pneumolyse) bei frischeren, infiltrativ-kaver-
nösen Formen mäßiger Ausdehnung, bei denen auch nach Sistierung der Pneu-
mothoraxbehandlung solide Vernarbung zu erwarten ist, indiziert. Irreversibler
Kollaps (Thorakoplastik, Plombe) kommt vor allem bei kavernös-cirrhotischen
Spitzenprozessen und Tuberkulosen auch größerer Ausdehnung, bei denen nur
der Dauerkollaps Stabilisierung und Heilung zu geben vermag, zur Anwendung.
Auf wenige Segmente beschränkte Tuberkuloseformen eignen sich am besten zur
Kollapsbehandlung. Bedingung bildet die Kollapsfähigkeit des tuberkulösen
Gewebes; sie ist vom Zustand des Parenchyms wie des Bronchus abhängig.
Die früher wichtigste Kollapsmethode, der Pneumothorax, ist vor allem durch
bronchostenotisch bedingte Komplikationen in Mißkredit gekommen. Wir sind
auf die Bronchustuberkulose und ihre Sekundärfolgen, wie Atelektase und
Bronchiektasie, oben eingegangen. Der Pneumothoraxbehandlung von Segmentprozessen soll stets die bronchoskopische Exploration vorausgehen; wir teilen
die Auffassung I. HAYES (1948): „Bronchoscopy is practically a sine qua
non before attempting pneumothorax therapy and this form of collaps is con-
traindicated in the presence of stenosing lesion of a main or secondary bronchus.“ Antibiotische Vorbehandlung und bronchoskopische Exploration ver-
ringern die Zahl der Komplikationen bei Pneumothorax ganz wesentlich
und können die Methode rehabilitieren. Bronchustuberkulose schränkt nicht
nur die Indikationsbreite des Pneumothorax, sondern — wenn auch weniger
streng — die der übrigen Kollapsverfahren ein. Der durch keine Komplikation
behinderte Kollaps unterstützt Schrumpfung und Retraktion und fördert so
die Abheilung. Sowohl der die ganze Lunge entspannende Pneumothorax, wie
auch der auf den Herd gezielte Kollaps bei Thorakoplastik und Plombe können
sich auf befallene Segmente selektiv auswirken. Kollaps und Schrumpfung
führen nicht selten auch bei reversiblen Kollapsverfahren zu definitiver Segment-
ausschaltung.

Die Resektion von Lungensegmenten und damit die Exstirpation des tuberkulösen Hauptherdes stellt einen wesentlichen Fortschritt in der Behandlung der
Lungentuberkulose dar. CHURCHILL und BELSEY (1939) wiesen als erste die Rese-
zierbarkeit der Segmente nach und bezeichneten sie als die eigentlichen chirurgischen Einheiten. Die Überlegenheit des Resektionsverfahrens gegenüber der
Kollapsmethode steht für gewisse Formen der Lungentuberkulose fest. Die
Excision kann angezeigt sein bei stenosierender Bronchustuberkulose mit ihren
atelektatisch-bronchiektatischen Auswirkungen auf das Segment, bei Zerstörung
von Segment, Lappen oder Lungenflügel, bei großer, geblähter und therapie-
resistenter Kaverne (Restkaverne) und schließlich bei massiven umschriebenen
Käseherden (Tuberkulom). Für diese Formen bedeutet die Resektion die aus-
sichtsreichste Behandlung und die Indikation ist in diesem Sinne absolut. Die
relative Indikation, speziell zur Segmentresektion, stellt sich für Formen geringer
Aktivität und Ausdehnung, bei denen der Eingriff wegen erhöhter Rezidivgefahr
indiziert erscheint. Daß für die Indikation zur Segmententfernung nicht allein
Aktivitätsgrad und Evolutionstendenz zu berücksichtigen sind, sondern ebensosehr
die Rezidivtendenz, zeigen die früher erwähnten Untersuchungen von E. WEBER

(1954). Das Rezidiv bei Lungentuberkulose erfolgt in überwiegender Häufigkeit in loco aus „abgeheilten" Restherden. Der ausgedehnte Prozeß und die Kaverne sind auch nach ihrer Rückbildung mit erheblicher Rezidivgefahr belastet. Nach BERNOU und TRICOIRE (1949) geht die Exacerbationstendenz sogar der Größe der Kavernennarbe parallel. Den Vorteilen der Resektion stehen verschiedene Nachteile gegenüber. Die Belastung des Patienten durch den Eingriff ist meist höher als bei der Kollapstherapie. Zudem können nach der Operation Nebenherde in den Restsegmenten durch vicariierende Überdehnung aktiviert werden. Auch sind die Auswirkungen auf Parenchym und Bronchus durch die Dislokation der Segmente nach Resektion schwer vorauszusehen und zum Teil noch nicht zu beurteilen. Immunbiologisch könnte die Segmentverlagerung aus dem weniger zur Phthise disponierten vorderen und unteren Thoraxraum in die gefährdeteren hinteren und oberen Abschnitte nicht belanglos sein.

Die Methode der Resektion ist aus dem Behandlungsplan der Lungentuberkulose nicht mehr wegzudenken. Ihr Indikationsbereich hängt von den Sofortergebnissen, von den Dauerresultaten, die heute noch nicht überblickt werden können, und den jeweiligen übrigen therapeutischen Möglichkeiten ab. Es liegt im Charakter der Tuberkulose, daß sie, auch wenn ihr Sitz zur Hauptsache in einem Organ ist, eine Krankheit des Gesamtorganismus bleibt. In diesem Sinne darf sie nicht als eine „Amputationskrankheit" angesehen werden. Andererseits kann die operative Entfernung maßgebender, biologisch im Vordergrund stehender Herde für den Organismus oft die Sanierung bedeuten. Die Segmenttuberkulose ist nicht allein vom Gesichtspunkt der chirurgischen Intervention aus zu betrachten, denn sie reicht in ihrer Bedeutung weit über den engen Rahmen chirurgischer Behandlung hinaus. Sie hat in ihren vielseitigen, pathogenetische, formalen und räumlichen Beziehungen und im Gesamtrahmen der Tuberkulose bewertet zu werden.

Literatur.

AEBY, CHR.: Die Gestalt des Bronchialbaumes und die Homologie der Lungenlappen beim Menschen. Med. Cbl. **16**, 290 (1878).

AEBY, CHR.: Der Bronchialbaum des Säugetieres und des Menschen, nebst Bemerkungen über den Bronchialbaum der Vögel und Reptilien. Leipzig: W. Engelmann 1880.

AEBY, CHR.: Der Bronchialbaum. Stuttgart 1901.

ALBERTINI, A. v.: Diskussionsbemerkung. Schweiz. med. Wschr. **1951**, 1283.

ALEXANDER, H., u. A. BEEKMANN: Röntgenatlas der Lungentuberkulose des Erwachsenen. Tbk.bibl. **1929**, Nr 32.

ALEXANDER, H.: Das tuberkulöse Frühinfiltrat, insbesondere die Frage seiner Behandlung. (Nach dem Material der Jahre 1926—1933.) Z. Tbk. **68**, 12 (1933).

ALEXANDER, H.: Zum Problem der tuberkulösen Kaverne. Beitr. Klin. Tbk. **86**, 424 (1935).

ALEXANDER, H.: Über Fragen der kindlichen Lungentuberkulose. Epituberkulose oder Infiltrierung? Z. Tbk. **83**, 83 (1939).

ALEXANDER, H., P. HUEBSCHMANN, F. LANGEBECKMANN, F. MICHELSSON, G. SCHRÖDER u. H. SCHULTE-TIGGES: Die Tuberkulose des Menschen. Leipzig: J. A. Barth 1939.

ALEXANDER, H.: Lungenatelektase. Zbl. Tbk.forsch. **55**, 313 (1942).

ALEXANDER, H.: Atelektase der Lunge. Stuttgart: G. Thieme 1951.

ALIBERT: La tuberculose pulmonaire de l'adolescent. Thèse Paris 1932.

AMEUILLE, P., et LEVESQUE: La bronche de drainage des cavernes tuberculeuses. Bull. Soc. Méd. Paris **39**, 612 (1923). Ref. Zbl. Tbk.forsch. **20**, 466 (1923).

AMEUILLE, P., et J. E. WOLF: J. Méd. franç. **13**, Nr 1 (1924). Zit. nach J. E. WOLF, Beitr. Klin. Tbk. **66**, 700 (1927).

198   Literatur.

AMEUILLE, P., et J.-M. LEMOINE: Bronchiectasie et thrombose de l'artère bronchique. Bull.
    Soc. méd. Hôp. Paris **1934**, 1649. — Ref. Zbl. Tbk.forsch. **42**, 314 (1935).
ARNSTEIN, A.: Indurative und Zerfallsvorgänge in den medistinalen Lymphknoten im höheren
    Alter mit Schädigung der benachbarten Organe. Beitr. Klin. Tbk. **85**, 197, 343 (1934).
ASCHOFF, L.: Zur Nomenklatur der Phthise. Z. Tbk. **27**, 28 (1917).
ASCHOFF, L.: Zit. nach H. H. WEBER, Beitr. Klin. Tbk. **84**, 99 (1934).
AUERBACH, O.: Tuberculosis of the trachea and the major bronchi. Amer. Rev. Tbc. **60**, 604
    (1949).
AUERBACH, O., H. L. KATZ and M. J. SMALL: The effect of streptomycin therapy on the
    broncho cavitary junction and its relation to cavity healing. Trans. Nat. Tbc. Assoc.
    1952, 217.
BAARSMA, P., M. DIRKEN and E. HUIZINGA: Collateral ventilation in man. J. Thorac. Surg.
    17, 252 (1948). Ref. Amer. Rev. Tbc. **61**, (Abstr.) 26 (1950).
BACKMAN, G.: Gefäße der Lungen und Modus der Abzweigungen der Bronchien. Uppsala
    Läk.för. Förh. **29**, 345 (1924). Ref. Zbl. Tbk.forsch. **24**, 226 (1924).
BACKMAN, G.: Lungenvenen der Wirbeltiere. Lunds. Univ. Aarsscr. **33** (1937). Zit. nach
    V. HAYEK 1953.
BACMEISTER, A.: Die mechanische Disposition der Lungenspitzen und die Entstehung der
    Lungentuberkulose. Mitt. Grenzgeb. Med. u. Chir. **23**, 583 (1911).
BACMEISTER, A.: Die Entstehung der Lungenphthise auf Grund experimenteller Unter-
    suchungen. Mitt. Grenzgeb. Med. u. Chir. **26**, 630 (1913).
BALTISBERGER, W.: Über die glatte Muskulatur der menschlichen Lunge. Z. Anat. **61**, 75
    (1921). Zit. nach H. H. KALBFLEISCH, Beitr. Klin. Tbk. **102**, 258 (1949/50).
BARRAUD, A., u. Mitarb.: Lehrbuch der Hals-, Nasen-, Ohren- und Mundkrankheiten. Basel:
    S. Karger 1947.
BAUMANN, A.: Röntgenanatomische Studie der Variationen des Bronchialbaumes. Diss.
    Zürich 1953.
BEHR, E., u. E. HUIZINGA: Die Verteilung der Lungensegmente. Neederl. Tijdschr. Geneesk.
    1938, 3209. Ref. Zbl. Tbk.forsch. **49**, 322 (1939).
BEHRENS, W.: Anatomischer Beitrag zur Frage der Atelektase. Schweiz. med. Wschr.
    1950, 69.
BEITZKE, H.: Warum beginnt die chronische Lungentuberkulose in der Spitze? Beitr. Klin.
    Tbk. **57**, 351 (1924).
BEITZKE, H.: Pathologische Anatomie des Tracheobronchialdrüsendurchbruchs. Erg. Tbk.-
    forsch. **12**, 17 (1954).
BERG, G.: The prognosis of open pulmonary tuberculosis (A clinical-statistical analysis). Acta
    tbc. scand. (København.) Suppl. **4** (1939). Ref. Z. Tbk. **85**, 166 (1940).
BERNARD, E., et J. CARRAUD: Variétés d'aspect et conditions d'apparition d'images bulleuses
    au cours du traitement de la tuberculose pulmonaire par les antibiotiques. Revue de la
    Tbc. **17**, 1021 (1953).
BERNOU, A., et J. TRICOIRE: Le prognostic des cicatrices cavitaires d'après leur aspect
    radiologique. Revue de la Tbc. **13**, 778 (1949).
BERTIE et CARBONEL: Étude de la topographie des lésions tuberculeuses dans 62 cas de
    formes unilaterales. Marseille méd. **1930**. Zit. nach A. DUFOURT 1953.
BJÖRK, V. O., u. E. F. SALÉN: Die Blutzirkulation in der atelektatischen Lunge. J. Thorac.
    Surg. **20**, 933 (1950). Ref. Zbl. Tbk.forsch. **59**, 210 (1951/52).
BLADES, B.: The segments of the lung from the standpoint of surgical proceedures. Zit. nach
    A. F. FOSTER-CARTER u. CLIFFORD HOYLE, Dis. Chest. **11**, 511 (1945).
BLAHA, H.: Schichtbilder von Bronchialveränderungen bei der Lungentuberkulose. Stuttgart:
    Georg Thieme 1954.
BLAJAT PENA, J.: Anatomia y fisiopathologia de las zonas pulmonares. Publ. Inst. anti-
    tuberculoso „Francisco Moragas", Barcelona **6**, 35 (1945). Ref. Amer. Rev. Tbc. **55**, 88
    (1947).
BOLT, W., u. H. RINK: Selektive Angiographie der Lungengefäße bei Lungentuberkulose.
    Schweiz. Z. Tbk. **8**, 380 (1951).
BOLT, W., A. STANISCHEFF u. ZORN: Die selektive Angiographie der Lungengefäße. Münch.
    med. Wschr. **1951**, 306.

BOLT, W., H. W. KNIPPING u. H. RINK: Funktionsfragen bei der operativen Behandlung der Lungentuberkulose. Thoraxchirurgie 1, 167 (1953).

BOLT, W.: Zum Lungenkreislauf unter Berücksichtigung der Lungenfunktionsprüfung. Beitr. Klin. Tbk. 110, 39 (1953).

BOUCHER, H.: Primo-inféction tuberculeuse dans l'armée et endoscopie bronchique (A propos de 100 observations recueillies dans l'armée.) Revue de la Tbc. 15, 712 (1951).

BOUSSON: Les bronchiéctasies consécutives à la primo-infection tuberculeuse de l'enfant. Rôle des ruptures ganglionaires. Thèse Lyon 1949. Ref. Revue de la Tbc. 14, 599 (1950).

BOYDEN, E. K.: A synthesis of the prevailing pattern of the bronchopulmonary segments in the light of their variations. Dis. Chest 15, 657 (1949). Ref. Rev. de la Tbc. 13, 692 (1949).

BRAEUNING, H., u. A. NEISEN: Die Prognose der offenen Lungentuberkulose. Tbk. bibl. 1933, Nr 52.

BRAEUNING, H.: Gilt noch die Lehre vom Frühinfiltrat? Z. Tbk. 81, 355 (1938).

BRAEUNING, H.: Der Beginn der Lungentuberkulose beim Erwachsenen. Leipzig: Georg Thieme 1938.

BRAUER, L.: Pathologie und Therapie der Bronchiektasien. Zbl. Tbk.forsch. 25, 486 (1926).

BRAUER, L.: Zit. nach O. GÖRGÉNYI-GÖTTCHE 1951.

BRAUS, H.: Zit. nach H. R. SCHINZ, W. E. BAENSCH, E. FRIEDEL u. E. UEHLINGER (1952).

BROCK, R. C.: The anatomy of the bronchial tree. London: Oxford University Press 1947.

BROCK, R. C.: Post-tuberculous broncho-stenosis and bronchiectasis of the middle lobe. Thorax (Lond.) 5, 5 (1950). Ref. Zbl. Tbk.forsch. 57, 93 (1950).

BRONKHORST, W.: Neue Deutung der Kavernenheilung. Beitr. Klin. Tbk. 72, 36 (1929).

BRONKHORST, W., u. C. DIJKSTRA: Das neuromuskuläre System der Lunge. Beitr. Klin. Tbk. 94, 445 (1940).

BRÜGGER, H.: Über Lymphknotenkavernen am Lungenhilus. Tuberkulosearzt 1949, 563.

BRÜGGER, H.: Die anatomischen Grundlagen der großen gutartigen Lungenverschattungen bei der kindlichen Primärtuberkulose. Beitr. Klin. Tbk. 103, 153 (1950).

BRÜNINGS, W. u. W., ALBRECHT: Direkte Endoscopie der Luft- und Speisewege. In Neue deutsche Chirurgie Bd. 16, Stuttgart: Enke 1915. Ref. Zbl. Tbk.forsch. 10, 120 (1916).

BRUN, J., et R. PATIN: Les infiltrats de dissémination bronchogène au cours de la phtisie tertiaire. Poumon 9, 547 (1953).

BRUNNER, A.: Die Bronchustuberkulose vom Standpunkt des Chirurgen. Schweiz. Z. Tbk. 4, 218 (1947).

BRUNNER, A.: Chirurgische Behandlung der Lungentuberkulose. Therapiewoche 4, 1 (1950/51) (Kongreßber.).

BRUNNER, A.: Die Lungenresektion bei Lungentuberkulose Schweiz. Z. Tbk. 9, 523 (1952).

BRUNNER, A.: Les indications et les résultats des traitements chirurgicaux des dilatations bronchiques. Bronches 4, 282 (1954).

BRUNNER-SCHARPF, W.: Die Resektionsbehandlung des Tuberkuloms. Schweiz. Z. Tbk. 10, 243 (1953).

BUCKLES, M. G., and W. B. NEPTUNE: Tuberculous bronchitis in pulmonary resection. Amer. Rev. Tbc. 61, 185 (1950).

BUGHER, J. C., J. LITTIG and J. CULP: Tuberculous tracheobronchitis. Its pathogenesis. Amer. J. Med. Sci. 193, 515 (1937). Ref. Zbl. Tbk.forsch. 47, 177 (1938).

CARDIS, F.: La réaction d'immobilisation et l'atélectasie du poumon. J. méd. Leysin 1934.

CARDIS, F.: L'atélectasie peut-elle résulter de la contraction du poumon? Bull. Soc. méd. Hôp. Paris 52, 259 (1936). Ref. Zbl. Tbk.forsch. 44, 676 (1936).

CARDIS, F., et F. TOURY: A propos de la localisation des lésions de petite étendue dans la tuberculose de l'adulte et du pronostic d'après leur topographie. Rev. méd. Suisse rom. 1938, 11. Ref. Schweiz. med. Wschr. 1939, 845.

CHURCHILL, E. D., and R. BELSEY: Segmental pneumonectomy in bronchiectasis. The lingula segment of the left upper lobe. Ann. Surg. 109, 481 (1939). Ref. Zbl. Tbk.forsch. 50, 752 (1939).

COCCHI, U.: Die Lungensegmente und die Segmentpneumonien. Fortschr. Röntgenstr. 75, Suppl. 57 (1951).

CORYLLOS, P. N., and G. L. BIRNBAUM: Obstructive massive atelectasis of the lung. Arch. Surg. 16, 501 (1928). Ref. Zbl. Tbk.forsch. 30, 910 (1929).

CRELLIN, J. A., J. STAUFFER LEHMANN, D. MASON and J. L. CURRY: Bronchography studies in bronchiectasis before and after resection. Amer. Rev. Tbc. **69**, 657 (1954).

DÄNZER, R.: Die Darstellung der Segmentbronchien mit Joduron B. Acta davosiana 11, 1 (1951/52).

DELARUE, J.: Remarques sur la signification, la pathogénie et la physiopathologie de la dilatation des bronches. Ann. Méd. **4**, 434 (1946). Ref. Rev. de la Tbc. **11**, 456 (1947).

DERSCHEID, G., et P. TOUSSAINT: La tuberculose broncho-trachéolaryngée des tuberculeux pulmonaire adultes. Rev. belge Tbc. **30**, 220 (1939).

DÉVÉ, F.: Les lobes surnumméraires du poumon; le lobe postérieure, le lobe cardiaque. Bull. méd. Soc. anat. **75**, 341 (1900).

D'HOUR, H., J. DEVIN et P. LANGERON: Orifices bronchoscopiques et anatomie bronchique du lobe supérieure droit. Rev. de la Tbc. **10**, 81 (1946).

DI RIENZO, S.: Bronchial dynamic. Radiology **53**, 168 (1949).

DI RIENZO, S.: Radiologic exploration of the bronchus. III. Springfield, Ill.: Ch. C. Thomas 1949.

DI RIENZO, S.: Physiopathologie des Hustens. Fortschr. Röntgenstr. **78**, 1 (1952).

DÖLKER, B.: Segmentdiagnostik bei Lungentuberkulose und ihre Beziehungen zur Kollaps-induration. Schweiz. Z. Tbk. **11**, 47 (1954).

DORMER, B. A., J. FRIEDLÄNDER and F. J. WILES: Bronchography in pulmonary tuber-culosis. Amer. Rev. Tbc. **52**, 21 (1945).

DUFOURT, A., DESPIERRES et EMERY: Atélectasies de cause pleurals. J. méd. Lyon **1946**, 867. Ref. Revue de la Tbc. **1946**, 852.

DUFOURT, A.: Traité de phtisiologie clinique. Paris: Vigot frères 1953.

DUFOURT, A., u. A. DEPIERRE: Klinik des Tracheobronchialdrüsendurchbruchs. Erg. Tbk.-forsch. **12**, 47 (1954).

DÜGGELI, O.: Lungenatelektase unter besonderer Berücksichtigung der Atelektase als Be-gleiterscheinung des tuberkulösen Primärkomplexes. Beitr. Klin. Tbk. **97**, 219 (1942).

DÜGGELI, O.: Das Schicksal des Offentuberkulösen. Helv. med. Acta, Suppl. **11** (1943).

DUKEN, J.: Die Besonderheiten der röntgenologischen Thoraxdiagnostik im Kindesalter als Grundlage für die Beurteilung der kindlichen Tuberkulose. Jena: G. Fischer 1924. Ref. Zbl. Tbk.forsch. **24**, 212 (1925).

DUKEN, J.: Klinische und experimentelle Studien zur Pathogenese und Diagnostik der Bronchiektasie im Kindesalter. Z. Kinderheilk. **44**, 1 (1927). Ref. Zbl. Tbk.forsch. **28**, 568 (1928).

ELIASBERG u. NEULAND: Die epituberkulöse Infiltration der Lunge bei tuberkulösen Säug-lingen und Kindern. Jb. Kinderheilk. **93**, 88 (1920); **94**, 102 (1921).

ELLIS, M.: The mechanism of the rhythmic changes in the calibre of the bronchi during respiration. J. of Physiol. **87**, 298 (1936).

ENGEL, ST.: Die Lunge des Kindes. Stuttgart: G. Thieme 1950.

ENGELHARDT: (a) Pflügers Arch. **244**, 536 (1941). (b) Sitzgsber. physik.-med. Soz. Erlangen **72**, 189 (1941). Zit. nach E. STUTZ, Beitr. Klin. Tbk. **105**, 221 (1951).

ESSER, C.: Lungensegmente. Fortschr. Röntgenstr. **71**, 395 (1949).

ESSER, C.: Topographische Ausdeutung der Bronchien im Röntgenbild. Fortschr. Röntgen-str. (Erg.bd.) **66** (1951).

ESSER, C.: Die Diagnostik der Lungensegmente, ihre Röntgendarstellung und plastische Formerfassung. Ärztl. Wschr. **1954**, 869.

ETTINGER, A., A. BERNSTEIN and F. M. WOODS: Bronchial rearrangement and bronchiectasis following pulmonary resection. Radiology **59**, 668 (1952). Ref. Amer. Rev. Tbc. **6** (Abstr.) 18 (1953).

EVEN et J. LECOEUR: Les images radiologiques segmentaires et systématisées pulmonaire. Semaine Hôp. **1946**, 743. Ref. Rev. de la Tbc. **10**, 332 (1946).

EWART, W.: The bronchi and pulmonary bloodvessels. Their anatomy and nomenclature, with a criticisme of Prof. Aeby's views on the bronchial tree of mammalia and of man. London: J. A. Churchill 1889. Zit. nach FOSTER-CARTER. Dis. Chest **11**, 511 (1945).

FELIX, W.: Die Anatomie der Lungen und Brustfelle, in F. SAUERBRUCH: Die Chirurgie der Brustorgane. Bd. 1. Berlin: Springer 1920 u. 1928.

FISCHER, F. K.: Die Darstellung des Bronchialbaumes mit wasserlöslichem Kontrastmittel. Schweiz. med. Wschr. **1948**, 1025.

FISCHER, F. K., u. K. MÜLLY: Beitrag zur Technik der Bronchographie mit wasserlöslichem Kontrastmittel Joduron B. Schweiz. med. Wschr. **1948**, 1033.

FISCHER, F. K.: Bronchialerkrankungen. In SCHINZ, BAENSCH, FRIEDL, UEHLINGER. Lehrbuch der Röntgendiagnostik. Stuttgart: G. Thieme 1952.

FLEISCHNER, F.: Die Röntgendiagnose der Lungentuberkulose. In W. NEUMANN, Die Klinik der Tuberkulose Erwachsener, 2. Aufl. Wien: Springer 1930.

FLEISCHNER, F.: Die Grenzen des Normalen und Pathologischen im Lungenröntgenbilde. Röntgenpraxis **3**, 913 (1931).

FLEISCHNER, F.: Atelektase und Lungentuberkulose. Beitr. Klin. Tbk. **85**, 313 (1934).

FLEISCHNER, F.: Pathogenesis of bronchiectasis. Amer. Rev. Tbc. **42**, 297 (1940).

FLEISCHNER, F.: Pathogenesis of bronchiectasis. Radiology **53**, 818 (1949). Ref. Fortschr. Röntgenstr. **73**, 509 (1950).

FOSTER-CARTER, A. F.: The anatomy of the bronchial tree. Brit. J. Tbc. **36**, 19 (1942).

FOSTER-CARTER, A. F., and CLIFFORD HOYLE: The segmentes of the lung. Dis. Chest 11, 511 (1945).

FOURESTIER, M.: Dilatation bronchique segmentaire en regard de ganglions calcifiés probablement d'origine tuberculeuse. Vérification bronchoscopique, tomographique et lipiodolée. Rev. Tbc. **10**, 425, (1946).

FRANK, K.: Über Retraktionscysten im Ausheilungsstadium der Primärtuberkulose. Beitr. Klin. Tbk. **111**, 293 (1954).

FREUND, W. A.: Thorax-Anomalien als Prädisposition zur Lungenphthise und Emphysem. Berl. klin. Wschr. **1902**, 1, 29.

FROSTE, N.: Bronchoscopy in pulmonary tuberculosis. Acta tbc. scand. (Københ.) Suppl. **23** (1950).

GALY, P. et J. DELARUE: Étude anatomique, classification, origine et histogénèse des „kystes aériens" du poumon. J. franç. Méd. et Chir. thorac. **6**, 519 (1951).

GALY, P., M. BÉRARD, J. M. ROMAIN et R. TOURAINE: Les pièces d'exérèse de poumons opaques tuberculeux. Rev. de la Tbc. **1951**, 28.

GALY, P., M. BÉRARD, R. ARRIBEHAUTE, R. G. TOURAINE et DE SAINT-FLORENT: Cavernes bulleuses. Documentation anatomo-clinique. Rev. de la Tbc. **17**, 1037 (1953).

GALY, P.: L'influence de la structure segmentaire du poumon sur l'évolution de la tuberculose. Schweiz. Z. Tbk. **11**, 264 (1954).

GEHLEN, H. VAN: Der Acinus der menschlichen Lunge als elastisch-muskulöses System. Gegenbaurs Jb. **85**, 186 (1940). Ref. Zbl. Tbk.forsch. **53**, 466 (1941).

GHON, A.: Der primäre Lungenherd der Kinder. Berlin u. Wien: Urban & Schwarzenberg 1912.

GHON, A.: Verh. dtsch. path. Ges. (19. Tagg) **1923**. Zit. nach L. DE VELASCO, Beitr. Klin. Tbk. **81**, 675 (1932).

GIESE, W.: Zit. nach E. UEHLINGER, Beitr. Klin. Tbk. **110**, 128 (1953).

GÖRGÉNYI-GÖTTCHE, O.: Über Epituberkulose. Ann. paediatr. (Basel) **1949**, 173, 356.

GÖRGÉNYI-GÖTTCHE, O., u. D. KASSAY: Zur Bedeutung der Bronchialperforation bei der Tuberkulose der endothorakalen Lymphknoten. Schweiz. med. Wschr. **1950**, 1213.

GÖRGÉNYI-GÖTTCHE, O.: Tuberkulose im Kindesalter. Wien: Springer 1951.

GRÄFF, S.: Die Bedeutung der Kaverne für den Verlauf und für die Einstellung zur Therapie der Lungentuberkulose. Z. Tbk. **47**, 177 (1927).

GRAHAM and HUTCHINSON: Collapsus au cours de la primo-inféction de l'enfant. Arch. Dis. Childh. **1947**, 162. Zit. nach A. DUFOURT 1953.

GRAHAM, E. A., T. H. BURFORD and MAYER: Middle lobe syndrome. Post-graduate Med. J. **4**, 29 (1948).

GRANDGÉRARD, R., et P. WEBER: Les secteurs bronchiques de ventilation pulmonaire et leur projection radiologiques. Arch. Électr. méd. **45**, 176 (1936).

GRETHMANN, W.: The architecture of the terminal sections of the bronchi of the human lung. Amer. Rev. Tbc. **31**, 261 (1935). Ref. Zbl. Tbk.forsch. **42**, 576 (1936).

GROSSE-BROCKHOFF, F.: Einführung in die pathologische Physiologie. Berlin: Springer 1950.

GUGLIELMO, DI, L.: Le zone polmonari. Ed. scient. italiane Napoli, 1949.

Gürich, W.: Über parakavernöse Bronchiektasen. Beitr. Klin. Tbk. **108**, 244 (1953).

Haefliger, E.: Die Form der Lungentuberkulose im Röntgenbild in ihrer Beziehung zu Schub und Rückbildung. Basel: Benno Schwabe & Co. 1944.

Haefliger, E.: Die Rückbildung der Kaverne über den Rundherd. Schweiz. Z. Tbk. **5**, 106 (1948).

Haefliger, E.: Bronchus und Kavernenheilung. Schweiz. Z. Tbk. Suppl. **4**, 109 (1950).

Haefliger, E.: Zur Entstehung der Lungentuberkulose. Schweiz. Z. Tbk. **8**, 229 (1951).

Haefliger, E.: Die Bedeutung der hämatogenen Streuung für die Entwicklung der Lungentuberkulose. Schweiz. Z. Tbk. **9**, 102 (1952).

Haefliger, E.: Spezielle Röntgenologie der Lungentuberkulose. Basel: Benno Schwabe & Co. 1954.

Haefliger, E., u. G. Mark: Die Bedeutung der Lungensegmente für die klinische Pathologie der Tuberkulose. Schweiz. Z. Tbk. **11**, 247 (1954).

Haefliger, E., u. R. Bischoff: Das röntgenologische Erscheinungsbild der in das Lungenparenchym streuenden Bronchus- und Hilusdrüsentuberkulose. Im Druck.

Hart, C.: Die mechanische Disposition der Lungenspitzen zur tuberkulösen Phthise. Stuttgart: Enke 1906.

Haubrich, R.: Zur Frage der Bewegung der Lungengefäße im Herzkymogramm, Fortschr. Röntgenstr. **76**, 1 (1952).

Hayek, H. v.: Zur Frage der Lungenmuskulatur, Klin. Wschr. **1950**, 268.

Hayek, H. v.: Die menschliche Lunge. Berlin: Springer 1953.

Hayes, J. N.: Present status of therapeutic pneumothorax. Amer. Rev. Tbc. **58**, 476 (1948), **62**, 90 (1950).

Hedvall, E.: Tuberculosis incipiens. Acta med. scand. (Stockh.) Suppl. **181** (1946).

Hein, J., u. K.-G. Stepf: Zum Problem des sogenannten neurovegetativen Lungentonus. Schweiz. Z. Tbk. **9**, 1 (1952).

Henke, F., u. O. Lubarsch: Handbuch der speziellen pathologischen Anatomie und Histologie. Berlin 1930.

Henningsen, W.: Ergebnisse der tomographischen Lagebestimmung von Kavernen. In Hein-Kremer-Schmidt, Kollapstherapie der Lungentuberkulose. Leipzig: G. Thieme 1938.

Henningsen, W.: Ergebnisse der Lagebestimmung von tuberkulösen Kavernen. Beitr. Klin. Tbk. **96**, 23 (1941).

Herrnheiser, G.: Zur Strukturanalyse der Lunge. Fortschr. Röntgenstr. **49**, 294 (1934).

Herrnheiser, G.: Die Lungentuberkulose im Röntgenbild. IV. internat. Radiologenkongr., Zürich, Bd. II. Leipzig: G. Thieme 1934.

Herrnheiser, G.: Die Topik der Versorgungsgebiete der Lungenarterien und Bronchien erster Ordnung. Fortschr. Röntgenstr. **53**, 251 (1936).

Herrnheiser, G., u. A. Kubat: Systematische Anatomie der Lungengefäße. Z. Anat. **105**, 570 (1936). Ref. Zbl. Tbk.forsch. **45**, 120 (1937).

Herrnheiser, G.: Röntgenanatomie der Lunge. Fortschr. Röntgenstr. **74**, 623 (1951).

Hilding, A. C.: Ann. Otol. **54**, 725 (1945). Zit. nach E. Huizinga u. C. G. Smit, Collapsus du poumon. Bronches, Paris 1, 281 (1951).

His, W.: Zur Bildungsgeschichte der Lungen beim menschlichen Embryo. Arch. Anat. u. Physiol. **89** (1887).

Homma, H.: Gezielte lobäre und segmentale Bronchographie. Radiol. Austr. **5**, 33 (1952). —

Hoppe, R., u. W. Maassen: Die gezielte Bronchographie mit Métras-Kathetern und einem wasserlöslichen Kontrastmittel bei Lungentuberkulose. Tuberkulosearzt **4**, 708 (1950).

Hoppe, W.: Klinik der segmentalen Verlaufsform der Lungentuberkulose. Z. Tbk. **103**, 331 (1953).

Huebschmann, P.: Pathologische Anatomie der Tuberkulose. Berlin: Springer 1928.

Huebschmann, P.: Miliartuberkulose und Gefäßherd. Beitr. Klin. Tbk. **88**, 773 (1936).

Huebschmann, P.: In H. Alexander, P. Huebschmann u. Mitarb., Die Tuberkulose des Menschen. Leipzig: J. A. Barth 1939.

Huebschmann, P.: Diskussionsbemerkung. Beitr. Klin. Tbk. **110**, 148 (1953).

Huizinga, E.: Acta oto-laryng. (Stockh.) **16**, 141 (1931). Zit. nach E. Huizinga u. G. Smelt 1949.

HUIZINGA, E.: Über den Bau des Bronchialbaumes. Z. Hals- usw. Heilk. **43**, 141 (1937) Ref. Zbl. Tbk.forsch. **48**, 513 (1938).

HUIZINGA, E., u. E. BEHR: On the division of the lungsegments. Acta radiol. (Stockh.) **21**, 314 (1940).

HUIZINGA, E., and G. J. SMELT: Bronchography. v. GORKUM, ASSEN, NETHERLANDS 1949.

HUIZINGA, E.: La Bronchosténose. Bronches, Paris **1**, 71 (1951).

HUIZINGA, E., et C. G. SMIT: Collapsus du poumon. Bronches, Paris **1**, 281 (1951).

HUIZINGA, E.: La motilité de la paroi bronchique. Bronches, Paris **2**, 26 (1952).

HUSTEN, K.: Über den Lungenacinus und den Sitz der acinösen phthisischen Prozesse. Beitr. path. Anat. **68**, 496 (1921). Ref. Zbl. Tbk.forsch. **17**, 43 (1922).

HUZLY, A.: Bronchoskopie, Bronchographie und Bronchusspülung, unter besonderer Berücksichtigung der Tuberkulose. Tuberkulosearzt **7**, 1 (1953).

HUZLY, A., u. F. BÖHM: Bronchus und Tuberkulose. Stuttgart: Georg Thieme, 1955.

JACKSON, CHEVALIER L.: Bronchoscopy in the treatment of pulmonary disease. Internat. Clin. **2**, Ser. 41, 151 (1931). Ref. Zbl. Tbk.forsch. **36**, 164 (1932).

JACKSON, CH. L., and J. F. HUBER: Correlated applied anatomy of the bronchial tree and lungs with a system of nomenclature. Dis. Chest. **9**, 319 (1943).

JACKSON, CH. L., and L. JACKSON: Disease of the nose, throat and ear. Philadelphia 1945.

JACOBAEUS, H. C.: Über Lungenkollaps. Verh. dtsch. Ges. inn. Med. **1932**, 161. Ref. Zbl. Tbk.forsch. **38**, 600 (1933).

JEUNE, P. MOUNIER-KUHN, BETHENOD et POTHON: Les condensations lobaires et segmentaires de la primo-infection tuberculeuse de l'enfant. Données bronchoscopiques; essai d'interprétations radiologique et pathogenique. Semaine Hôp. **33**, 1414 (1951).

JEUNE et P. MOUNIER-KUHN: La fistulation ganglionaire au cours de la primo-infection. Semaine Hôp. **33**, 1428 (1951).

JEUNE, BÉRAUD, MOUNIER-KUHN et NORMAND: Les bronchiéctasies consécutives à la tuberculose de primo-infection chez l'enfant. A propos de 30 observations personelles. Semaine Hôp. **1951**, 1242. Ref. Revue de la Tbc. **15**, 655 (1951).

JONES, E. M., W. M. PECK and H. S. WILLIS: Bronchiectasis following primary tuberculosis. Amer. J. Dis. Childr. **72**, 296 (1946). Zit. nach JONES, PECK, WOODRUFF, WILLIS, Amer. Rev. Tbc. **61**, 387 (1950).

JONES, E. M., W. M. PECK, C. E. WOODRUFF and H. S. WILLIS: Relationships between tuberculosis and bronchiectasis. Amer. Rev. Tbc. **61**, 387 (1950).

JONES E. M., T. N. RAFFERTY and H. S. WILLIS: Tuberculose primaire compliquée de tuberculose bronchique avec atélectasie (épituberculose). Amer. Rev. Tbc. **46**, 392 (1946). Zit. nach A. DUFOURT 1953.

KALBFLEISCH, H. H.: Allgemeinpath. Schriftenreihe. **1941**, H. 2; **1942**, H. 3/4; **1947**, H. 6. Zit. nach H. H. KALBFLEISCH, Beitr. Klin. Tbk. **102**, 258 (1949/50).

KALBFLEISCH, H. H.: Über die funktionalen Lungensegmente und andere Zeichen nervaler Einwirkungen bei der chronischen Lungentuberkulose und anderen Lungenkrankheiten, erschlossen aus pathologisch-anatomischen Befunden. Beitr. Klin. Tbk. **102**, 258 (1949/50).

KARTAGENER, M.: Zur Pathogenese der Bronchiektasien. I. Mitt. Bronchiektasien bei Situs viscerum inversus Beitr. Klin. Tbk. **83**, 489 (1933). — II. Mitt. Familäres Vorkommen von Bronchiektasien. Beitr. Klin. Tbk. **84**, 73 (1943).

KARTAGENER, M.: Zur Pathogenese der Bronchiektasien. IV. Internat. Radiologenkongr. Zürich, Bd. 2, S. 230, 1934.

KARTAGENER, M., u. H. WEBER: Pflichtmäßige Röntgenreihendurchleuchtungen. Erfahrungen des ersten Semesters an den neu immatrikulierten Studierenden der ETH, Zürich. Schweiz. med. Wschr. **1934**, 460.

KASSAY, D.: A tüdö segmentumai. Budapest 1950.

KAYSER-PETERSEN, J. E., u. K. H. GRENZER: Fürsorgerische Beobachtungen über die Anfänge der Lungentuberkulose. Tbk. bibl. **1939**, Nr 70.

KLEINSCHMIDT, H.: Klinik und Diagnose der perifokalen Entzündung.. Beitr. Klin. Tbk. **65**, 369 (1927).

KOCH, O.: Zur Pathologie der Tuberkulose des lymphatischen Systems. Tuberkulosearzt, **6**, 7 (1952).

Könn, G.: Diskussionsbemerkung. Tuberkulosearzt **7**, 171 (1953).

Kourilsky, R., S. Kourilsky, E. Decroix et C. Lifshitz: Les infections broncho-pulmonaires segmentaires. Semaine Hôp. **1949**, 3386. Ref. Amer. Rev. Tbc. **61**, 74 (1950).

Kourilsky, R., M. Bidermann et S. Ettedgui: Étude radiotomographique et bronchoscopique de 71 cas de primoinfection tuberculeuse. Rev. de la Tbc. **15**, 817 (1951).

Kovats jr., F., u. Z. Zsebök: Röntgenanatomische Grundlagen der Lungenuntersuchung. Akadémiai Kiadö Budapest 1953.

Kraan, J. K., and S. Muller: Perforation of tuberculous glands into a bronchus. Acta tbc. scand. (København.) **24**, 88 (1950).

Kramer, R., and A. Glass: The bronchoscopic localisation of lung abscess. Ann. of Otol. **41**, 1210 (1932).

Krampf, F.: Pathologisch-anatomische, klinische und experimentelle Untersuchungen über Lungenschrumpfung. Z. Tbk.forsch. **51**, 35 (1928).

Krebs, W.: Die Fälle von Lungentuberkulose in der aargauischen Heilstätte Barmelweid aus den Jahren 1912—1927. Beitr. Klin. Tbk. **74**, 345 (1930).

Kremer, W., u. W. Luedke: Röntgenstereoskopie bei Lungenkrankheiten. Tbk.bibl. **1931**, Nr 40.

Kremer, W., u. G. v. d. Weth: Der Wert der Röntgenkymographie des Atemzuges für die Indikationsstellung zur Phrenikusexairese. Z. Tbk. **71**, 261 (1934).

Kuss, G.: De l'hérédité parasitaire de la tuberculose humaine. Thèse Paris 1898.

Laguesse, E., et A. d'Hardivillier: Sur la topographie du lobule pulmonaire. Bibliogr. Anat. (Paris) **6**, 125 (1898).

Lamy, Jammet, Lemoine et Paly: Catarrhe bronchique segmentaire. Soc. méd. Hôp. Paris **18/19**, 298 (1946). Ref. Rev. de la Tbc. **10**, 333 (1946).

Laurell, H.: Die Disposition des Lungenobergeschoßes zur Tuberkuloseerkrankung, ein zentrales Problem der Tuberkuloseforschung. Acta radiol. (Stockh.) **18**, 341 (1937). Ref. Zbl. Tbk.forsch. **46**, 450 (1937).

Lecœur, J.: Les maladies des bronches. Paris: Vigot frères 1950.

Leitner, St. J.: Klinische Therapie der Lungentuberkulose. In E. Hesse, St. J. Leitner, H. Roth, H. Wissler u. B. Fust, Therapie der Lungentuberkulose. Bern: H. Huber 1953.

Le Tacon, J., J. Fourchon et G. Lancestre: Localisation des bronchectasies de la tuberculose pulmonaire tertiaire. Bronches **4**, 381 (1954).

Lewke, J.: Beobachtungen über den Durchlüftungsmechanismus der menschlichen Lunge und über den bronchogenen Ausbreitungsweg der Lungentuberkulose. Z. inn. Med. **5**, 13 (1950).

Lezius, A.: Die Lungenresektion. Stuttgart: G. Thieme 1953.

Löffler, W.: Über Atelektase. Fortschr. Tbk.forsch. Basel, Suppl. Bronchus et Pulmo 1950.

Löffler, W., E. Haefliger u. G. Mark: Massive Atelektase und Kavernenheilung. Beitr. Klin. Tbk. **109**, 227 (1953).

Loeschcke, H.: Die Morphologie des normalen und emphysematösen Acinus der Lunge. Beitr. path. Anat. **68**, 213 (1921). Ref. Zbl. Tbk.forsch. **16**, 304 (1922).

Loeschcke, H.: Über das Wesen der Lungenspitzendisposition zur tuberkulösen Erkrankung. Beitr. Klin. Tbk. **64**, 344 (1926).

Loeschcke, H.: Störungen des Luftgehaltes der Lunge. In: Henke-Lubarsch, Handbuch der speziellen pathologischen Anatomie und Histologie, Bd. III/1. Berlin: Springer 1928.

Lowys, P., et M. Nahum: Les images claires juxta-hilaires du poumon. Séquelles de la tuberculose chez l'enfant. Poumon **5**, 383 (1952).

Lucien, M.: Bronches intra-pulmonaires. In: E. Testut et Latarjet, Trait d'anatomie humaine, Bd. III, S. 948. Paris: G. Doin 1930. Zit. nach H. Warembourg u. P. Graux 1953.

Lucien, M., et P. Weber: Variations dans la segmentation pulmonaire. Poumon droit présentant trois lobes surnuméraires: lobe apical, lobe postérieur, lobe axillaire ou parabronchique externe. Ann. d'Anat. path. **11**, 850 (1934).

Lucien, M., et P. Weber: Le territoire parabronchique interne (lobe infra-cardiaque) des poumons humains. Étude anatomique et topographique. Bull. Assoc. Anat. **29**, 376 (1934). Ref. Zbl. Tbk.forsch. **43**, 354 (1936).

Lucien, M., et P. Weber: La systématisation pulmonaire chez l'homme. Archives d'Anat. **21**, 109 (1936). Zit. nach H. Warembourg u. P. Graux 1953.

Lukas, W.: Kavernendistale und perikavernöse Schattenbezirke von Segmentcharakter und ihre Darstellung mit Hilfe der Kavernoskopie. Beitr. Klin. Tbk. **106**, 123 (1951/52).

Maassen, W.: Ein neues Prinzip für die Kontrastmittelapplikation bei der Bronchographie: Der Doppelblockerkatheter. Fortschr. Röntgenstr. **80**, 229 (1954).

Macklin, C. C.: X-ray studies on bronchial movement. Amer. J. Anat. **35**, 303 (1925).

Macklin, C. C.: The musculature of the lungs. Physiologic. Rev. **9**, 1 (1929).

Magnin, F., J. Le Tacon, Mme Hanisch et Ferroldi: Rapport entre les bronchiectasies et les lésions pulmonaires de la tuberculose tertiaire. Rev. de la Tbc. **15**, 345 (1951).

Malmros, H., u. E. Hedvall: Studien über die Entstehung und Entwicklung der Lungentuberkulose. Tbk.bibl. 1938, Nr 68.

Mark, G.: Die Methode der schrägen Tomographie und ihre Bedeutung für die Lagebestimmung von Lungenprozessen. Fortschr. Röntgenstr. **79**, 567 (1953).

Mark, G.: Die Bedeutung der Bronchustuberkulose für die Pneumothoraxindikation. Schweiz med. Wschr. **1953**, 622.

Mathey, J., et G. Oustrières: Complications broncho-pulmonaires des exereses pulmonaires (Exceptées les fistules bronchiques). Bronches, Paris **3**, 217 (1953).

Melnikoff, A.: Die chirurgische Anatomie der intrapulmonalen Gefäße und der Respirationswege. Arch. klin. Chir. **124**, 460 (1923). Ref. Zbl. Tbk.forsch. **21**, 8 (1924).

Melnikoff, A.: Die Varianten der intrapulmonalen Gefäße des Menschen. Z. Anat. **71**, 185 (1924). Ref. Zbl. Tbk.forsch. **22**, 361 (1924).

Medlar, E. M.: The pathogenesis of minimal pulmonary lesions. Amer. Rev. Tbc. **58**, 583 (1948).

Métras, H., et M. Grégoire: Anatomie de l'arbre bronchique. Poumon **3**, 221 (1947).

Meyenburg, H. v.: Diskussionsbemerkung. Schweiz. med. Wschr. **1951**, 1283.

Meyer, A., J.-M. Dubois de Montreynaud et J. Sestier: Quelques aspects radiologiques des segments pulmonaires normaux et pathologiques. Poumon **5**, 257 (1949).

Miller, W. S.: The lung. Springfield, Ill.: Ch. C. Thomas **1950**.

Moellendorff, W. v.: Lehrbuch der Histologie, 26. Aufl. Jena: G. Fischer 1949.

Müller, R. W.: Atelektasen bei Hilusdrüsentuberkulose. Beitr. Klin. Tbk. **91**, 273 (1938).

Müller, R. W.: Über die „Epituberkulose". Beitr. Klin. Tbk. **99**, 195 (1943).

Müller, R. W.: Lungensegmente und kindliche Tuberkulose. Tuberkulosearzt **5**, 209 (1951).

Müller, R. W.: Der Tuberkuloseablauf im Körper. Stuttgart: G. Thieme 1952.

Nager, F. R. Die perorale Endoscopie im Dienste der Lungenpathologie. Schweiz. med. Wschr. **1931**, 519.

Neergaard, K. v.: Eine neue Auffassung der Retraktionskraft der Lunge und ihre Bedeutung für den Kollapszustand. Verh. dtsch. Ges. inn. Med. **1929**, 249. Ref. Zbl. Tbk.forsch. **32**, 10 (1930).

Negus, V. E.: Zit. nach E. P. Steinmann in p_H-Messungen im Bronchialbaum. 1953.

Neil, J. H., W. Gilmour, F. J. Gwynne: The broncho-pulmonary segments. Med. J. Austral. **2**, 165 (1937). Zit nach A. F. Foster-Carter, u. Clifford Hoyle, Dis. Chest **11**, 511 (1945).

Neil, J. H., W. Gilmour, F. J. Gwynne, W. Maine and W. A. Fairclough: Anatomy of the bronchial tree and its clinical application. Ann. cf Otol. **46**, 338 (1937). Ref. Zbl. Tbk.forsch. **48**, 18 (1938).

Nicol, K.: Die Entwicklung und Einteilung der Lungenphthise. Beitr. Klin. Tbk. **30**, 230 (1914).

Nissen, Rudolf: Die Bronchusunterbindung, ein Beitrag zur experimentellen Lungenpathologie und -chirurgie. Dtsch. Z. Chir. **179**, 160 (1923). Ref. Zbl. Tbk.forsch. **21**, 17 (1924).

Opitz, H.: Die Infektiosität der Kindertuberkulose unter besonderer Berücksichtigung der Bakterienausscheidungen bei gutartigen und unscheinbaren intrathorakalen Prozessen. Erg. Tbk.forsch. **5**, 199 (1933).

Orsós, F.: Die generelle mechanische Disposition der Lungenkuppen zur Tuberkulose. Beitr. Klin. Tbk. **70**, 504 (1928).

Orth, J.: Ätiologisches und Anatomisches über die Lungenschwindsucht. 1887.

Pagel, W., u. F. Henke: Handbuch der speziellen pathologischen Anatomie und Histologie, Bd. 3, 2. Teil. Berlin 1930.

PASTEUR, W.: Massive collapse of the lung. Brit. J. Surg. 1914. Ref. Zbl. Tbk.forsch. 8, 744 (1914).

PIERRET, R. P., A. COULOUMA, A. BRETON et L. DEVOS: A propos du problème topographique de la pneumonie: 6 pneumonies de Fowler. Echo Méd. du Nord, 29. août 1937. Zit. nach C. SORS in: Les broncho-pneumopathies segmentaires chez l'enfant et chez l'adulte. 1953.

PIERRET, R. P., A. COULOUMA, A. BRETON et L. DEVOS: La zone dorsal du poumon ou zone axillo-sus-épineuse. Étude anatomique et clinique. (L'intérêt de la connaissance dans l'interprétation de la pneumonie dite „du sommet"). Paris méd. 1938, 500. Ref. Zbl. Tbk.forsch. 49, 191 (1939).

PIERRET, R. P., A. COULOUMA, A. BRETON et L. DEVOS: Les zonites tuberculeuses. A propos du problème topographique de la tuberculose pulmonaire: images radiologiques triangulaires, observés au cours de plusieurs cas de tuberculose pulmonaire. Revue de la Tbc. 4, 657 (1938). Ref. Zbl. Tbk.forsch. 49, 408 (1939).

PIERRET, R. P., A. COULOUMA, A. BRETON et L. DEVOS: Étude anatomique de la zone dorsal moyenne du poumon (Lobe moyenne postérieure de Dévé, sommet de Fowler). Ann. d'Anat. path. 15, 233 (1938). Ref. Zbl. Tbk.forsch. 49, 18 (1939).

POLGAR, F.: Ist das Zwerchfell ein Respirationsmuskel? Acta radiol. clin. (Basel) 15, 110 (1946).

POLICARD, A.: Le poumon. Paris: Masson & Cie. 1938.

POLICARD, A., et P. GALY: Les bronches. Paris: Masson & Cie. 1945.

POLICARD, A.: Précis d'histologie physiologique, 5. Aufl. Paris: G. Doin 1950.

PROETZ, A.: Zit. nach E. P. STEINMANN 1953.

RANKE, K. E.: Primäraffekt, sekundäre und tertiäre Stadien der Lungentuberkulose. Dtsch. Arch. klin. Med. 119, 201, 297 (1916); 129, 224 (1919).

REDEKER, F.: Über die exsudativen Lungeninfiltrierungen der primären und sekundären Tuberkulose. Beitr. Klin. Tbk. 59, 588 (1924).

REDEKER, F., u. O. WALTER: Entstehung und Entwicklung der Lungenschwindsucht des Erwachsenen. Leipzig: C. Kabitzsch 1928.

REDEKER, F.: Zur Einordnung der atelektatischen Vorgänge im Ablauf des Tuberkuloseschubes. Z. Tbk. 84, 170 (1940).

REINBERG, S. A.: Röntgenstudien über die normale und pathologische Physiologie des Tracheobronchialbaumes. Fortschr. Röntgenstr. 33, 661 (1925). Ref. Zbl. Tbk.forsch. 25, 464 (1926).

REINBERG, S. A.: Über Bronchostenosen und ihre Komplikationen bei Bronchialdrüsentuberkulose. IV. Internat. Radiologenkongreß, Zürich 1934, Bd. 2, S. 233 und Ref. Zbl. Tbk.forsch. 41, 376 (1935).

REINDERS, D.: Über Form und Größe der Frühkaverne. Z. Tbk. 51, 438 (1929).

REINHARDT, E.: Beiträge zur Kenntnis der Lunge als neurovascularen und neuromuskularen Organs nach Beobachtungen an der Lunge des lebenden Kaninchens. Virchows Arch. 292, 322 (1934). Ref. Zbl. Tbk.forsch. 41, 43 (1935).

REINHARDT, E.: Lungenkreislauf und Lungenmuskulatur bei Atelektase und Emphysem. Verh. dtsch. Ges. Kreislaufforsch. 8, 173 (1935).

REINHARDT, E.: Allgemeinpath. Schriftenreihe 1941, H. 1. Zit. nach H. H. KALBFLEISCH 1949/50.

REISNER, D.: Incipiency and evolution of pulmonary tuberculosis. Amer. Rev. Tbc. 57, 207, 229 (1948).

REKTORZIK, E.: Über accessorische Lungenlappen. Wbl. Ges. Ärzte Wien 17 (1861).

RENAULT, P., et J. CHRÉTIEN: La tuberculose des bronches. Paris: Maloine 1954.

RICH, A. R.: The pathogenesis of tuberculosis. Springfield: Ch. C. Thomas 1944.

RIECKER, O. E.: Die Bronchologie. Ihre Arbeitsmethoden und Möglichkeiten. Arch. Ohrusw. Heilk. 161, 1 (1952).

RINDFLEISCH, E.: Lehrbuch der pathologischen Gewebelehre. Leipzig 1878.

RIST, E., et J.-M. LEMOINE: Les bronchites segmentaires. Bull. Soc. méd. Hôp. Paris 1944, 36.

RIST, E., P. AMEUILLE et J.-M. LEMOINE: Bronchite segmentaire. Presse méd. 1947, 173.

ROBBINS, L. L., and C. H. HALE: The Roentgen appearance of lobar and segmental collaps of the lung. III. Collapse of an entire lung or the major part thereof. Radiology 45, 23 (1945). V. Collapse of the right middle lobe. Radiology, 45, 260 (1945). VI. Collapse of the upper lobe. Radiology 45, 347 (1945). Ref. Amer. Rev. Tbc. 55, 89, 90 (1947).

ROGSTAD, K.: Lymphadenitis tuberculosa bronchostenotica. Acta tbc. scand. (København.) 25, 304 (1951).

ROMBERG, E. v.: Entstehung und Entwicklung der Tuberkulose neuerer Forschung. Tagg. Dtsch. Pathol. Ges., Wien. Zbl. Tbk.forsch. 31, 413 (1929).

ROSENBACH, O.: Die Relaxation des Lungengewebes, Dtsch. Arch. klin. Med. 18, 68 (1876).

ROSSEL, G., et E. BIAUDET: Le destin des tuberculeux pulmonaires soignés aus Sanatorium populaire neuchâtelois de 1921—1941. (Étude statistique). Schweiz. Z. Tbk. 8, Suppl. (1951).

RÖSSLE, R.: Die pathologisch-anatomischen Grundlagen der Epituberkulose. Virchows Arch. 296, 1 (1935). Ref. Zbl. Tbk.forsch. 44, 151 (1936).

ROTACH, F.: Die Beurteilung der tuberkulösen Lungenherde im Tomogramm. Schweiz. Z. Tbk. 2, 233 (1945).

ROTACH, F.: Die Bedeutung der Tomographie bei der nichtkavernösen Lungentuberkulose. Schweiz. med. Wschr. 1945, 1029.

ROTACH, F.: Les résultats de la localisation par tomographie des cavernes tuberculeuses. Poumon 3, 147 (1947).

ROTACH, F.: Die Anwendung der Tomographie zur Beurteilung der kindlichen Lungentuberkulose. Helv. Paed. Acta 3, 23 (1948).

ROTHLIN, E., u. E. UNDRITZ: Über die elektive Lokalisation der spezifischen Herde in der postprimären Tuberkulose innerhalb einzelner Organe. Verh. schweiz. naturforsch. Ges. Sils 1944, 169—173.

ROTHLIN, E., u. E. UNDRITZ: Beitrag zur Lokalisationsregel der Tuberkulose. Schweiz. Z. Path. u. Bakter. 15, 690 (1952).

ROUVIÈRE, H.: Anatomie des lymphatiques de l'homme. Paris: Masson & Cie. 1932.

ROUX, J., et PH. JOSSERAND: La tuberculose trachéobronchique chez l'enfant à Cannes. Rev. mens. Maladies de l'enfance 24, 12 (1906). Ref. Zbl. Tbk.forsch. 1, 225 (1907).

RUBIN, E. H., u. M. RUBIN: Der geschrumpfte rechte Mittellappen mit Berücksichtigung des sog. Mittellappensyndroms. Dis. Chest 18, 2, 127 (1950). Ref. Tuberkulosearzt 5, 238 (1951).

RÜTTIMANN, A., u. F. SUTER: Das Tuberkulom der Lunge. Schweiz. med. Wschr. 1953, 591.

RUOSS, E.: Zur Kenntnis der Segment-Anatomie der Lunge. Diss. Zürich 1955.

SAMSON P. C., and T. H. BURFORD: Total pulmonary decortication. J. Thorac. Surg. 16, 127 (1947). Ref. Amer. Rev. Tbc. 56 (Abstr.), 134 (1947).

SCHINZ, H. R.: Moderne Bronchographie. Schweiz. Z. Tbk. Suppl. 4, 91 (1950).

SCHINZ, H. R., W. E. BAENSCH, E. FRIEDL u. E. UEHLINGER: Lehrbuch der Röntgendiagnostik, 5. Aufl. Stuttgart: G. Thieme 1952.

SCHMID, P. CH.: Über die segmentale Anordnung schrumpfender Lungenabschnitte mit Bronchektasenbildung. Fortschr. Röntgenstr. 73, 689 (1950).

SCHMID, P. CH.: Lungenverschattungen, die das Bild einer Pleuritis mediastinalis oder interlobaris vortäuschen können. Dtsch. med. Wschr. 1952, 772.

SCHMID, P. CH.: Zur Differentialdiagnose paramediastinaler Verschattung des rechten Oberlappens und der Pleuritis mediastinalis superior. Fortschr. Röntgenstr. 81, 629 (1954).

SCHMIDT, W.: Der künstliche Pneumothorax. In HEIN-KREMER-SCHMIDT, Kollapstherapie der Lungentuberkulose. Leipzig: G. Thieme 1938.

SCHORNO, Eduard: Die Lappen und Segmente der Rinderlunge und deren Vascularisation. Diss. Zürich 1955.

SCHRÖTTER, H., v.: Klinik der Bronchoskopie. Jena: G. Fischer 1906. Ref. Z. Tbk. 11, 85 (1907).

SCHÜRMANN, P.: Über einige Besonderheiten im anatomischen Bild der Tuberkulose bei protrahierter progressiver Durchseuchung. Beitr. Klin. Tbk. 62, 591 (1926).

SCHÜRMANN, P.: Zur Frage der Gesetzmäßigkeit im Ablauf der Tuberkulose unter besonderer Berücksichtigung der Lehre Rankes. II. Mitt. Beitr. path. Anat. 83, 551 (1930). Ref. Z. Tbk. 56, 358 (1930).

SCHWARTZ, PH.: Die automatische, endogene, lymphadenobronchogene Reinfektion in der Anfangsperiode der Lungenphthise und ihre typischen Folgen. Schweiz. med. Wschr. 1949, 454, 467.

SCHWARTZ, PH.: Einbrüche tuberkulöser Lymphknoten in das Bronchialsystem und ihre pathogenetische Bedeutung. Beitr. Klin. Tbk. 103, 192 (1950).

Schwartz, Ph.: Die intrathorakale Lymphknotentuberkulose und ihre Bedeutung für die Entstehung der Lungenschwindsucht. Fortschr. Tbk.forsch. 5, 255 (1952).

Schwartz, Ph.: Die lymphadenogenen Bronchialschädigungen und ihre Bedeutung für die Entwicklung der Lungenschwindsucht. Beitr. Klin. Tbk. 110, 106 (1953).

Sicard, J. A., et Forestier: Méthode générale d'exploration radiologique par l'huile iodée (lipiodol). Bull. Soc. méd. Hôp. Paris 38, 463 (1922). Ref. Zbl. Tbk.forsch. 18, 258 (1922).

Simon, G.: Über Beziehungen zwischen Bronchiektasien und Tuberkulose. Med. Klin. 1930, 852. Ref. Zbl. Tbk.forsch. 33, 833 (1930).

Simon, G., u. F. Redeker: Praktisches Lehrbuch der Kindertuberkulose, 2. Aufl. Leipzig: C. Kabitzsch 1930.

Simon, G., u. W. Blumenberg: Beitrag zur Entstehung der Bronchiektasien. Bronchiektasien und Tuberkulose. Beitr. Klin. Tbk. 80, 234 (1932).

Simon, O.: Tuberkulose und Atelektase. Erg. Tbk.forsch. 10, 333 (1941).

Sors, D.: Les broncho-pneumopathies segmentaires chez l'enfant et chez l'adulte. Paris: Foucher 1953.

Soulas, A.: Topographie bronchique et pulmonaire. J. franç. Méd. et Chir. thorac. 2, 123 (1948).

Soulas, A., et P. Mounier-Kuhn: Bronchologie. Paris: Masson & Cie. 1949.

Starling, E. H.: Principles of physiology. London 1933.

Steiner, P. M.: Les sténoses tuberculeuses des grosses bronches. Schweiz. Z. Tbk. 3, Suppl. 1 (1946).

Steiner, P. M.: La tuberculose trachéo-bronchique. Fortschr. Tbk.forsch. 2, 430 (1948).

Steiner, P. M.: A propos des fistules intrabronchiques des adénites hilaires tuberculeuses. Schweiz. med. Wschr. 1949, 116.

Steiner, P. M.: Adénites hilaires tuberculeuses et pathologie des bronches. Bronches, Paris 1, 39 (1951).

Steinmann, B.: Über Segmentdiagnostik der Lungen in der Praxis mit spezieller Berücksichtigung der Bonchiektasen. Praxis (Bern) 1955, 549.

Steinmann, E. P.: Über die klinische Bedeutung der respiratorischen Bifurkationsbewegungen bei Lungenerkrankungen. Schweiz. med. Wschr. 1949, 1120.

Steinmann, E. P.: p_H-Messungen im Bronchialbaum. Pract. otol. etc. (Basel) 5/6, 27 (1953).

Steinmann, E. P.: Die Temperatur-Verhältnisse im Bronchialbaum. Pract. oto-rhino-laryng. 16, 22 (1954).

Stivelman, B. P.: The rôle of atelectasis in pulmonary tuberculosis. Amer. Rev. Tbc. 30, 60 (1934). Ref. Zbl. Tbk.forsch. 41, 358 (1935).

Stivelman, B. P.: Radiol.-Kongr. Zürich 1934, Bd. 2, 42 1934.

Stöcklin, H.: Diskussionsbemerkung. Schweiz. med. Wschr. 1939, 505.

Sturm, A.: Die Wirkung des Pneumothorax auf den vegetativ-nervösen Lungentonus. Med. Klin. 1946, 33.

Sturm, A.: Der Lungenkrampf. Kontraktionsatelektase durch pulmonalen Spasmus. Dtsch. med. Wschr. 1946, 201, 255. Ref. Tuberkulosearzt 1947, 53.

Sturm, A.: Die klinische Pathologie der Lunge in Beziehung zum vegetativen Nervensystem. Stuttgart 1948.

Sturm, A.: Ist die Lunge kontraktil? Schweiz. med. Wschr. 1951, 859.

Sturm, A.: Über Lungensegmente und Neuropathologie. Tuberkulosearzt 5, 465 (1951).

Stutz, E.: Bronchographische Beiträge zur normalen und pathologischen Physiologie der Lungen. Fortschr. Röntgenstr. 72, 127, 309, 447 (1949).

Stutz, E.: Bronchographische Studien zur normalen und pathologischen Physiologie der Lungen. Tuberkulosearzt 4, 203 (1950).

Stutz, E.: Bronchographische Untersuchungen zur normalen und pathologischen Physiologie der menschlichen Lunge. Z. Tbk. 99, 35 (1951).

Stutz, E.: Über die Funktion der Lungenmuskulatur. Beitr. Klin. Tbk. 105, 221 (1951).

Stutz, E.: Physiopathologie des Hustens. Bemerkungen zur Arbeit von S. di Rienzo. Fortschr. Röntgenstr. 79, 187 (1953).

Stutz, E., u. H. Vieten: Die Bronchographie. Stuttgart: Georg Thieme 1955.

Sunder-Plassmann, P.: Über pathologische Veränderungen des intramuralen Ganglienapparates bei Bronchiektasen. 59. Tagg Dtsch. Ges. für Chirurgie, Berlin 1935. Ref. Zbl. Tbk.forsch. 43, 158 (1936).

Suter, F., u. H. Iselin: Hat die tuberkulöse Hiluslymphknotenperforation beim Erwachsenen praktische Bedeutung? Schweiz. med. Wschr. **1952**, 273.

Tanner, E.: Röntgenologische Erscheinungen der Bronchustuberkulose beim Erwachsenen. Schweiz. Z. Tbk., Suppl. 4, 72 (1950).

Tendeloo, N. Ph.: Studien über die Ursachen der Lungenkrankheiten. Wiesbaden 1902.

Tendeloo, N. Ph.: Die Bedeutung der Atmungsgröße für die Entstehung und Ausdehnung, bzw. Heilung der Lungentuberkulose. Beitr. Klin. Tbk. **11**, 229 (1908).

Terplan, K.: Anatomical studies on human tuberculosis. Amer. Rev. Tbc. **42**, Suppl. 2 (1940).

Töndury, G.: Zur Segment-Anatomie der Lungenlappen. Schweiz. Z. Tbk. **11**, 227 (1954).

Töndury, G.: Angewandte und topographische Anatomie. Zürich 1954.

Triglianos, A.: Atlas de Bronchologie. Paris: Vigot frères 1954.

Tucker, G.: Bronchoscopic observations on obstructive pulmonary atelectasis. Arch. of Otolaryng. **13**, 315 (1931). Ref. Zbl. Tbk.forsch. **36**, 165 (1932).

Uehlinger, E., u. R. Blangey: Anatomische Untersuchungen über die Häufigkeit der Tuberkulose. Vergleich mit den Untersuchungen von Naegeli in den Jahren 1896—1898. I. Mitt. Beitr. Klin. Tbk. **90**, 339 (1937).

Uehlinger, E.: Lungentuberkulose. In Schinz, Baensch, Friedl, Uehlinger, Lehrbuch der Röntgendiagnostik, 5. Aufl., Bd. 3, S. 2227. Stuttgart: G. Thieme 1952.

Uehlinger, E.: Die Epidemiologie des Bronchialdurchbruches tuberkulöser Lymphknoten. Beitr. Klin. Tbk. **110**, 128 (1953).

Uehlinger, E.: Die pathologische Anatomie der tuberkulösen Späterstinfektion. Erg. Tbk.forsch. **11**, 1 (1953).

Uehlinger, E.: Lungensegment und Lungentuberkulose. Schweiz. Z. Tbk. **11**, 237 (1954).

Velasco de, L.: Untersuchungen über die bronchogene Tuberkulose in der ersten Kindheit. Beitr. Klin. Tbk. **81**, 675 (1932).

Viallier: Étude sur le point de départ et l'évolutivité des lésions de la tuberculose pulmonaire chronique. Thèse Lyon 1939.

Vieten, H.: Die gezielte Bronchographie mit wasserlöslichen Kontrastmitteln. Fortschr. Röntgenstr. **72**, 270 (1949/50).

Wallgren, A.: Asthma und Tuberkulose bei Kindern. Acta paediatr. (Uppsala) 4 (1925).

Wallgren, A.: Primary pulmonary tuberculosis in childhood. Amer. J. Dis. Childr. **49**, 1105 (1935). Ref. Zbl. Tbk.forsch. **43**, 399 (1936).

Warembourg, H., et P. Graux: Pathologie des zones pulmonaires. Paris: Masson & Cie. 1947.

Warembourg, H., et P. Graux: Pathologie et structure pulmonaires. Paris Masson & Cie. 1953.

Weber, E.: Beitrag zur Frage des Rezidivs bei Lungentuberkulose. Diss. Zürich 1954.

Weber, H. H.: Röntgen-Kymographie der normalen und pathologischen Atmung. Schweiz. med. Wschr. **1932**, 857.

Weber, H. H.: Atemmechanische Röntgenstudien. Beitr. Klin. Tbk. **84**, 99 (1934).

Weber, H. H.: Atemmechanische Röntgenstudien am Menschen im Kopfstand. Radiol. clin. (Basel) **20**, 413 (1951).

Weber, H. H.: Bronchographie und Lungenfeinstruktur. Fortschr. Röntgenstr. **75**, 259 (1951).

Weber, H. W.: Über die anatomischen Grundlagen und die Bedeutung der Lungensegmente. Tuberkulosearzt 4, 254 (1950).

Weigert, C.: Über Venentuberkel und ihre Beziehungen zur tuberkulösen Blutinfektion. Virchows Arch. 88, 307 (1882). Zit. nach W. Roloff, Tuberkulose-Lexikon 1949.

Weigert, C.: Bemerkungen über die Entstehung der akuten Miliartuberkulose. Dtsch. med. Wschr. **1897**, 761, 780. Zit. nach W. Roloff, Tuberkulose-Lexikon 1949.

Wernli-Haessig, A.: Thoraxdurchleuchtung und -Aufnahme. Schweiz. med. Wschr. **1936**, 116.

Wernli-Haessig A,.: Beitrag zur Prognose der offenen Lungentuberkulose. Schweiz. Z. Tbk. **5**, 127 (1948).

Wernli-Haessig, A.: Über die Spätkomplikationen des künstlichen Pneumothorax. Schweiz. Z. Tbk. 7, 331 (1950).

Wernli-Haessig, A.: Die Heilung des Lungentuberkulösen. Erg. Tbk.forsch. **11**, 431 (1952).

Westermark, N.: Entwicklung und Vorkommen von Atelektase bei Lungentuberkulose. Acta radiol. (Stockh.) **16**, 531 (1935). Ref. Zbl. Tbk.forsch. **43**, 774 (1936) und Verh. 4.Internat. Kongr. Radiol. Bd. 2, S. 42, 1934.

14

Westermark, N.: The motility of the bronchial wall. Bronches, Paris 2, 12 (1952).

Weth, v. d., G.: Das Röntgenbewegungsbild der Brustorgane. Beitr. Klin. Tbk. 85, 469 (1934).

Wiese, O.: Die Bronchiektasien im Kindesalter. Berlin: Springer, 1927.

Wissler, H.: Die Bedeutung der durch tuberkulöse Bronchialdrüsen hervorgerufenen Bronchusveränderungen für den Ablauf der Tuberkulose im Kindesalter. Schweiz. med. Wschr. 1950, 831.

Wurm, H.: Die pathologisch-anatomischen Grundlagen der Kollapsbehandlung der Lungentuberkulose. In Hein-Kremer-Schmidt, Kollapstherapie der Lungentuberkulose. Leipzig: G. Thieme 1938.

Wurm, H.: Pathologische Anatomie der Heilungsvorgänge bei der tuberkulösen Lungenkaverne. In Hein-Kremer-Schmidt, Kollapstherapie der Lungentuberkulose. Leipzig: G. Thieme 1938.

Wurm, H.: Allgemeine Pathologie und pathologische Anatomie der Tuberkulose des Menschen. In: Die Tuberkulose. Ein Handbuch in 5 Bänden, Bd. 1. Leipzig: G. Thieme 1943.

Wurm, H.: Diskussionsbemerkung. Beitr. Klin. Tbk. 110, 146 (1953).

Wurm, H.: Tuberkulose und Atelektase. Erg. Tbk.forsch. 12, 121 (1954).

Wyss, O. A. M.: La motilité de la paroi bronchique. Bronches, Paris 2, 101 (1952).

Wyss, O. A. M.: Prinzipielle Betrachtungen über die Funktionsweise der Bronchialmuskulatur. Schweiz. med. Wschr. 1952, 89.

Zdansky, E.: Über die Bedeutung der entzündlichen segmentförmigen Lungenprozesse. Radiol. Clin. 21, 289 (1952).

Zenker, R., G. Heberer u. H. H. Löhr: Die Lungenresektion. Anatomie, Indikationen, Technik. Berlin: Springer 1954.

Ziegler, E.: Lehrbuch der speziellen pathologischen Anatomie, 5. Aufl., Bd. 2, 646, 1887.

Sachverzeichnis.

Bei Seitenverweisen auf Textstellen sind die Zahlen gewöhnlich, bei Verweisen auf Abbildungen *kursiv* gesetzt.